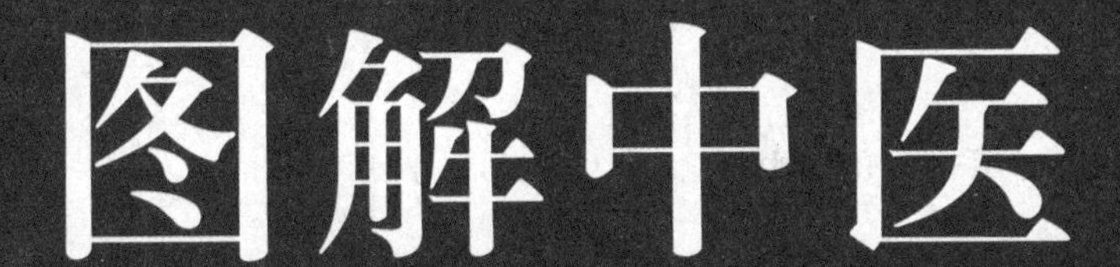

图解中医

看中医如何诊病

臧俊岐◎主编

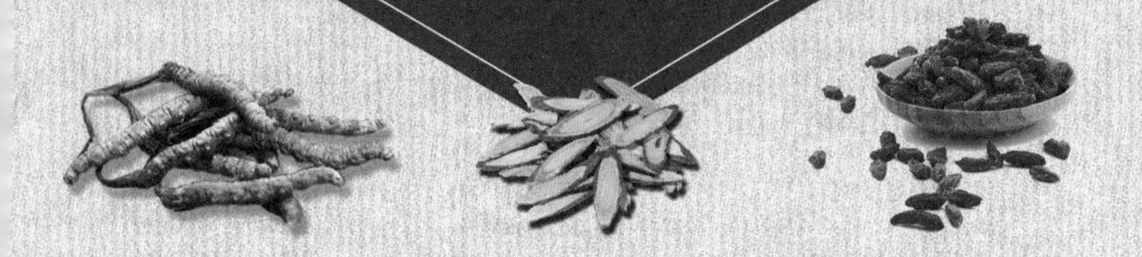

江西科学技术出版社
江西·南昌

图书在版编目（CIP）数据

图解中医：看中医如何诊病 / 臧俊岐主编. -- 南昌：江西科学技术出版社，2019.5（2024.5 重印）
ISBN 978-7-5390-5972-3

Ⅰ. ①图… Ⅱ. ①臧… Ⅲ. ①中医学－图解 Ⅳ. ①R2-64

中国版本图书馆CIP数据核字(2018)第162311号

选题序号：ZK2018185
图书代码：B18113-101
责任编辑：宋涛 周楚倩

图解中医：看中医如何诊病
TUJIE ZHONGYI：KAN ZHONGYI RUHE ZHENBING
臧俊岐 主编

摄影摄像 深圳市金版文化发展股份有限公司
选题策划 深圳市金版文化发展股份有限公司
封面设计 深圳市金版文化发展股份有限公司
出 版 江西科学技术出版社
社 址 南昌市蓼洲街2号附1号
邮编：330009 电话：（0791）86623491 86639342（传真）
发 行 全国新华书店
印 刷 深圳市雅佳图印刷有限公司
开 本 720mm×1020mm 1/16
字 数 150 千字
印 张 13
版 次 2019年5月第1版 2024年5月第2次印刷
书 号 ISBN 978-7-5390-5972-3
定 价 45.00元

Preface

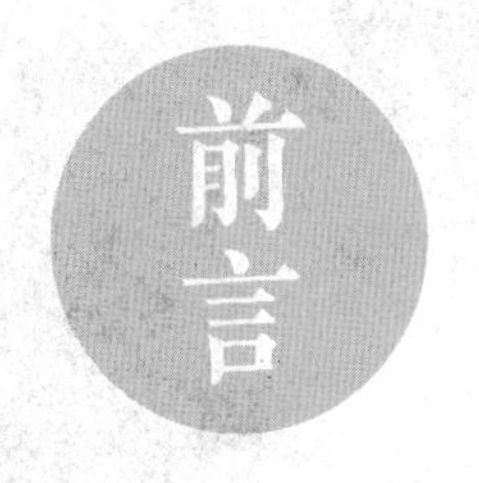

前言

近几年，随着养生热潮的发酵，中医这样的中国传统疗法也被越来越多的人认可与喜爱，但是很多人对中医不甚了解，可能只知道望闻问切等很基础的知识。中医疗法的本质跟西医不同，西医疗法的本质是杀死造成疾病的病原体或病毒，而中医疗法则是促进身体的新陈代谢、提升免疫力。例如在知名的感冒药——葛根汤中所使用的药材其实都没有抗菌或抗病毒的作用，它的配方是加强发汗力，靠稍微出汗来提升免疫力，进而驱走感冒，让患者痊愈。

中医学以阴阳五行作为理论基础，将人体看成是气、形、神的统一体，通过"望闻问切"四诊合参的方法，探求病因、病性、病位，分析病机及人体内五脏六腑、经络关节、气血津液的变化，判断邪正消长，进而得出病名，归纳出证型，以辨证论治原则，制定"汗、吐、下、和、温、清、补、消"等治法，使用中药、针灸、推拿、按摩、拔罐、气功、食疗等多种治疗手段，使人体达到阴阳调和而康复。

中医是一门高深的学问，一时半会儿也不能参透，但是通过本书，可以学习一些中医基础的内容，每个人都可以简单操作。本书分为五个章节：第一章为中医基础理论入门，首先让读者了解中医学的基础知识；第二章为中医诊断入门，让读者了解中医是从哪些方面以及如何诊断疾病的；第三章为中药的入门，让读者了解如何使用中药更健康；第四章为经络穴位的基础知识，经络穴位理论可以说是最独特、最神奇，也最源远流长的一部分，历代医家都对经络的使用推崇备至；第五章为常见疾病的治疗方法，蕴含了中药治疗以及穴位治疗。

本书通俗易懂、严谨科学，并采用了图文并茂的形式，清晰地将每个穴位展现给读者，以方便大家取穴理疗。希望可以为众多中医爱好者提供有效的帮助。

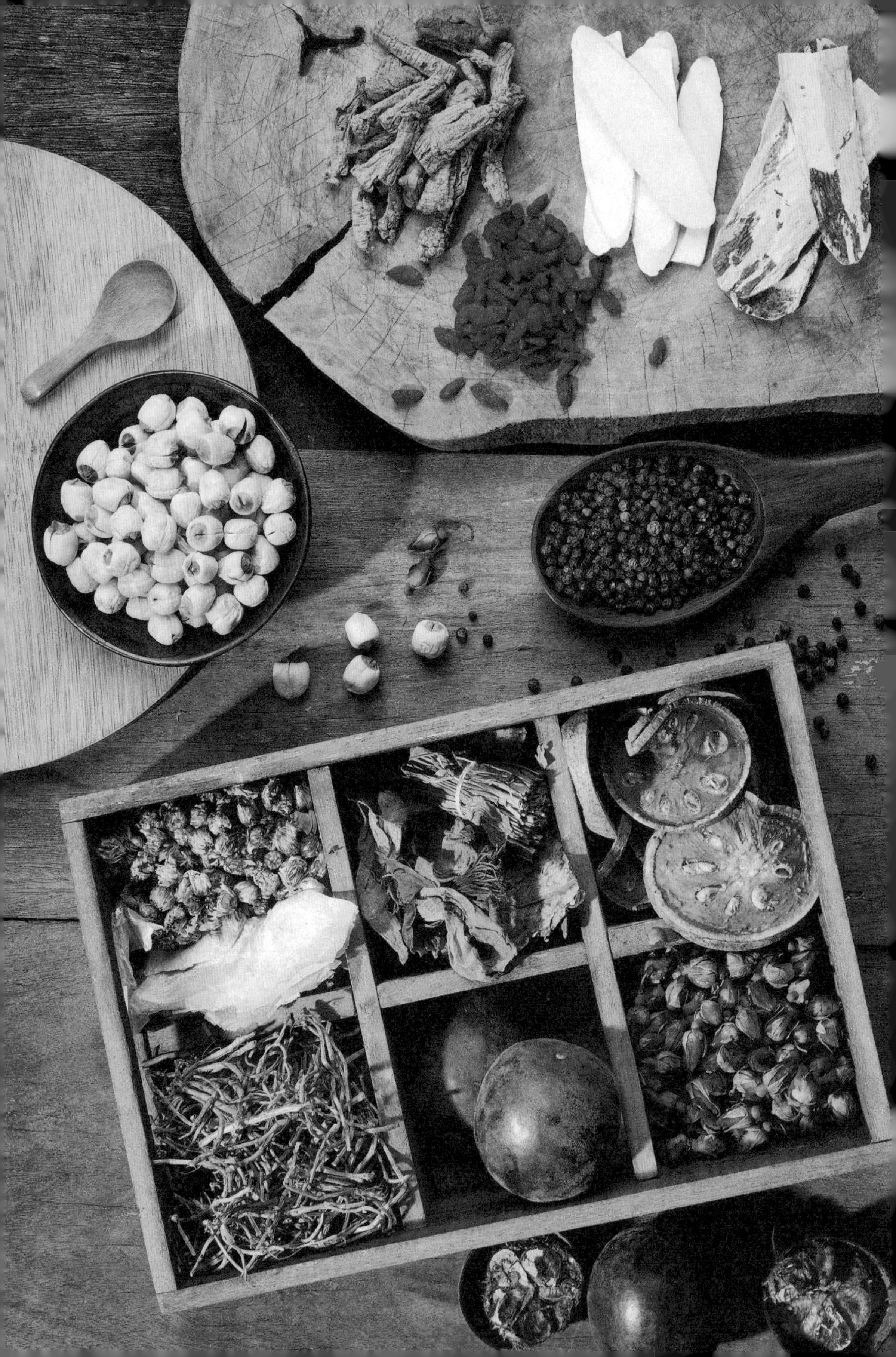

Contents

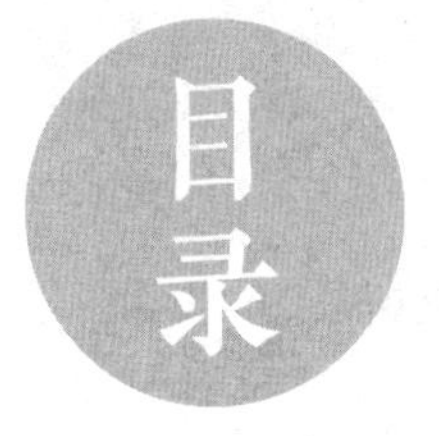

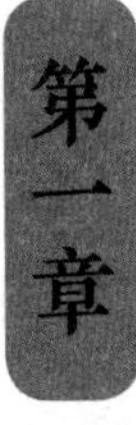

中医入门：基础理论一点通

Contents

Contents

第三章 中药学入门：治未病的良方

Contents

第四章 中医经穴入门：神奇的经络学说

Contents

Contents

第一章

中医入门：基础理论一点通

中医是研究人体生理、病理以及疾病的诊断和防治等的一门学科，诞生于原始社会，春秋战国时期中医理论已基本形成，之后历代均有总结发展。每个中医初学者学习中医的第一步就是要了解中医的基础理论。中医学以阴阳五行作为理论基础，通过『望闻问切』四诊合参的方法，探求病因、病性、病位，分析病机及人体内五脏六腑、经络关节、气血津液的变化。快翻开本章了解一下中医入门的基础理论吧。

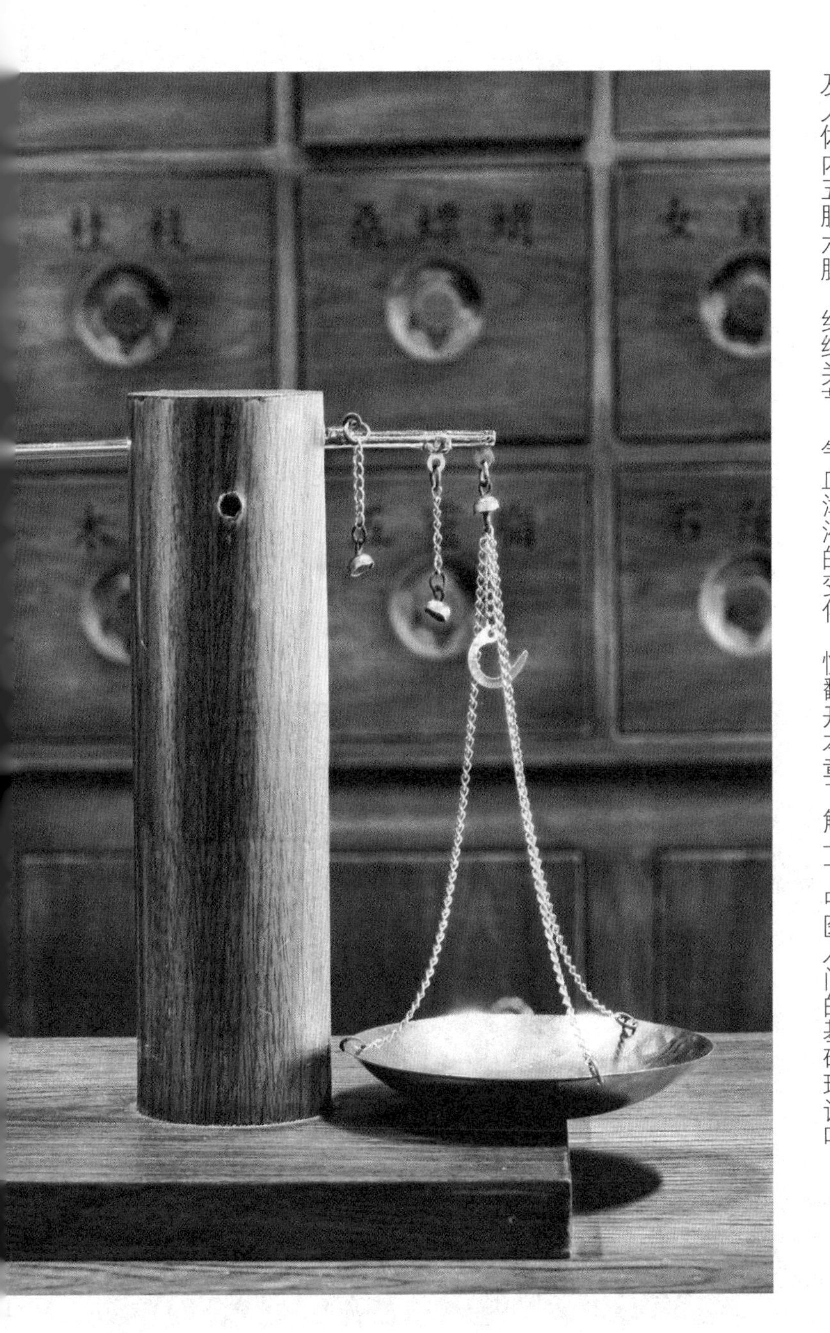

阴阳调和，百病不生

阴阳说是古代汉族人民创造的一种哲学思想，其在中医学中的应用是很广泛的，渗透在中医学的各个方面，中医学虽然复杂，但都可以用阴阳来概括的。

认识身体的阴阳

中医学对人体的认识，其实就是阴阳五行的思想在人体上的应用。

《黄帝内经》中说："阴阳者，天地之道也，万物之纲纪，变化之父母，生杀之本始，神明之府也，治病必求于本。"《素问·保命全形论》曰："人生有形，不离阴阳。"人体是一个有机的整体，怎么分阴阳呢？《素问金匮真言论》中说："夫言人之阴阳，则外为阳，内为阴，言人身之阴阳，则背为阳，腹为阴。言人身之脏腑中阴阳，则脏者为阴，腑者为阳。肝、心、脾、肺、肾五脏皆为阴，胆、胃、大肠、小肠、膀胱，三焦六腑皆为阳。"

《素问·阴阳应象大论》说："阴在内，阳之守也，阳在外，阴之使也。"我们把阴

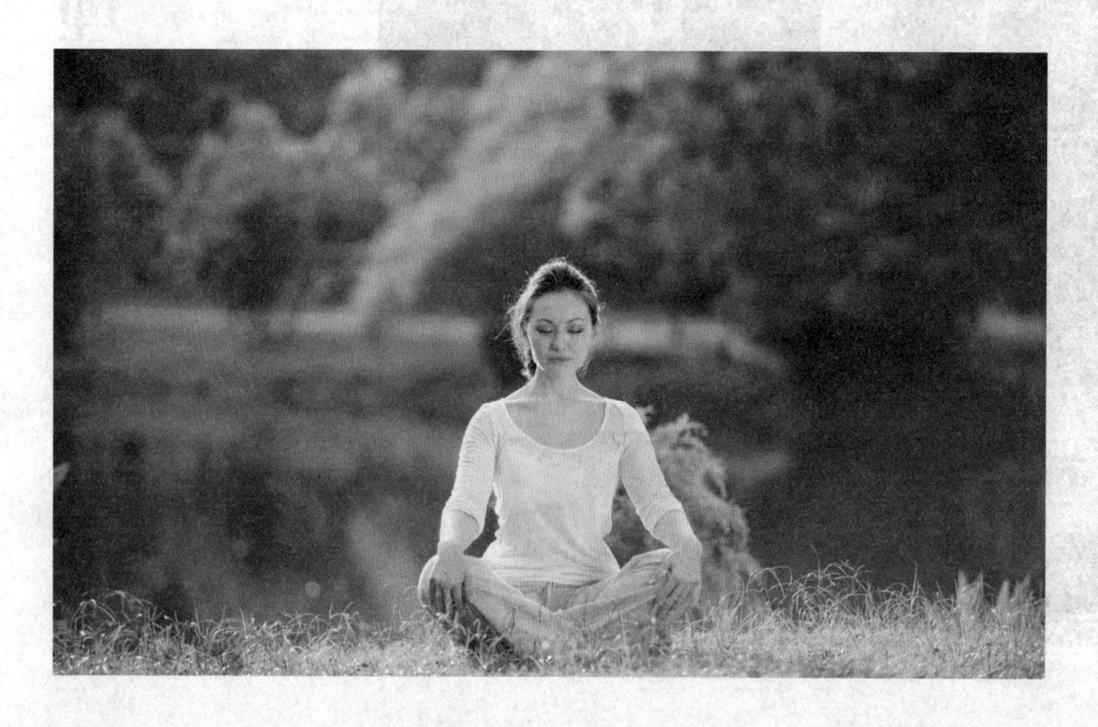

阳比方为传统生活中的男女，男为阳，女为阴，来解释这句话。男女为一融合的整体，在内为女，为男人守家；在外为男，为女性的役使。和谐相处，就是健康的身心；失衡，就是酸麻肿痛等杂症。

诊断时辨明阴阳

在临床上，阴阳失调的病理变化多与疾病本质的寒热性质密切相关，《素问·阴阳应象大论》说“阳胜则热，阴胜则寒”，《素问·调经论》又说“阳虚则外寒，阴虚则内热，阳盛则外热，阴盛则内寒”。说明在疾病过程中人体大多存在着病变性质的或寒或热，或寒热错杂，或寒热真假等病理变化。为此，阴阳失调更成为阐释病性寒热变化的具有普遍意义的基本病机，明代张景岳的《景岳全书》说：“寒热者，阴阳之化也。”

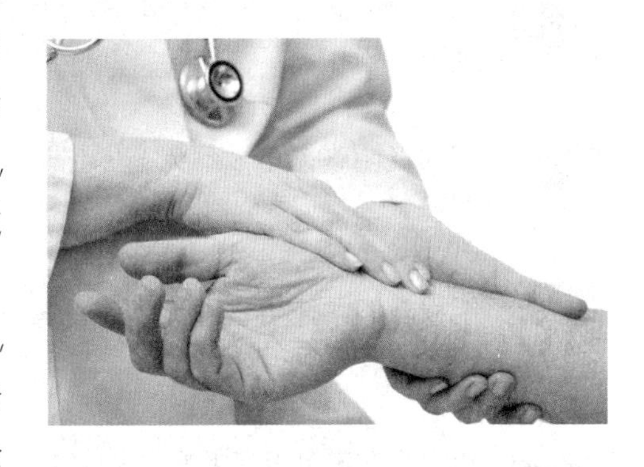

1. 阳盛临床表现多见壮热恶热、躁扰不宁、面红烦渴、便干尿黄、苔黄脉数等实性热性症状。

2. 阴盛临床表现多见四肢厥冷、恶寒喜暖、脘腹冷痛，或泄泻水肿、踡卧少动、口淡不渴、痰液清稀、苔白脉迟等实性寒性症状。

3. 阳虚临床表现则是阳气虚衰温煦周身功能减退，阴寒相对亢盛，可见畏寒喜暖、形寒肢冷、精神委顿、倦卧少动、脉象无力，以及下利消谷、小便清长、水肿发作等证。

4. 阴虚临床表现为阴液不足，失其滋润濡养之功，可见口干舌燥、咽干唇干、皮肤干燥、便干尿少、舌红少苔、形体消瘦、盗汗、脉细数，以及午后潮热、五心烦热或颧红升火等证。

5. 阳盛格阴临床可见胸腹灼热、恶热、口干舌燥、烦渴而喜冷饮、便干溲赤，舌红苔黄等内热症状，同时可见手足厥冷、脉象沉伏等假寒之象。

6 阴盛格阳临床可见四肢厥冷、下利清谷、小便清长、舌淡苔白等虚寒症状，同时可见身热而欲盖衣被、面红如妆、脉大但按之无根等假热之象。

7 阳盛耗阴临床可见口舌干燥、口渴、便干尿赤而少、皮肤干燥等阴液不足失其濡润之证。

8 阴盛损阳临床可见畏寒肢冷、面白溲清、便溏等阳虚失于温煦，以及多种机能减退症状。

9 阳损及阴临床多表现为虚寒证与虚热证并见，但以虚寒症状为主，虚热症状次之。

10 阴损及阳临床表现亦为虚寒证与虚热证并见，但以虚热症状为主，虚寒症状次之。

11 亡阳临床可见大汗淋漓、汗稀而凉、肌肤手足逆冷、畏寒蜷卧、精神萎靡、神情淡漠、甚则昏迷、面色苍白、脉微欲绝等虚寒并伴衰竭危象的症状。

12 亡阴临床可见汗出如油、汗热而黏、手足温、喘渴烦躁，或昏迷谵妄、形瘦干瘪、皮肤皱褶、目眶深陷、唇舌干裂、舌红而干、脉虚数无力等虚热而见衰竭危象之证。

治疗时调和阴阳

阴阳偏盛的治疗原则：损其有余，实者泻之

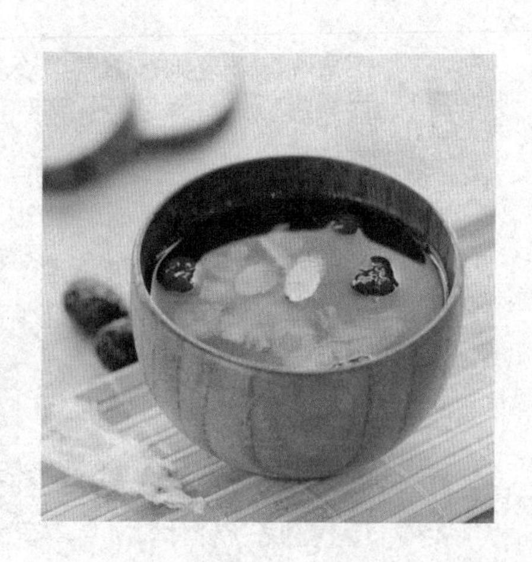

阴阳偏盛，即阴或阳的过盛有余，为有余之证。由于阳盛则阴病，阳盛则热，阳热盛易于损伤阴液，阴盛则阳病，阴盛则寒，阴寒盛易于损伤阳气，故在调整阴阳的偏盛时，应注意有无相应的阴或阳偏衰的情况存在。若阴或阳偏盛而其相对的一方并没有构成虚损时，即可采用“损其有余”的原则；若其相对一方有偏衰时，则当兼顾其不足，配合以扶

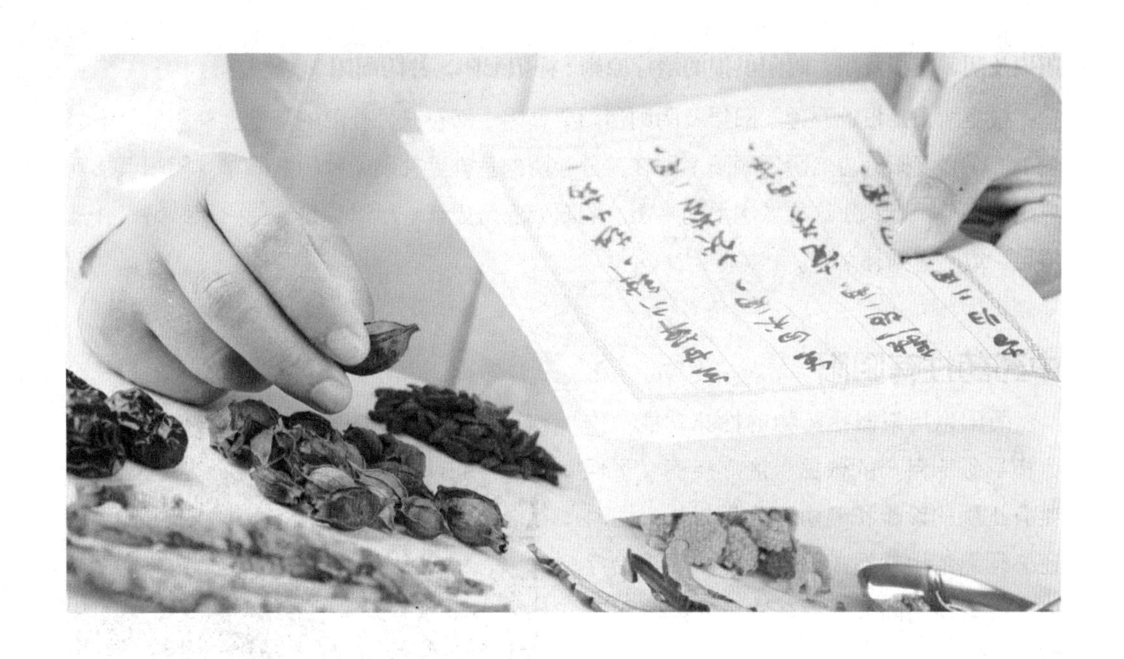

阳或益阴之法。阳盛则热属实热证，宜用寒凉药以制其阳，治热以寒，即“热者寒之”；阴盛则寒属寒实证，宜用温热药以制其阴，治寒以热，即“寒者热之”。因二者均为实证，所以称这种治疗原则为“损其有余”，即“实者泻之”。

阴阳偏衰的治疗原则：补其不足，虚者补之

阴阳偏衰，即阴或阳的虚损不足，或为阴虚，或为阳虚。阴虚不能制阳而致阳亢者，属虚热证，治当滋阴以抑阳。一般不能用寒凉药直折其热，须用“壮水之主，以制阳光”（《素问·至真要大论》王冰注）的方法，补阴即所以制阳。“壮水之主，以制阳光”又称壮水制火或滋水制火、滋阴抑火，是治求其属的治法，即用滋阴降火之法，以抑制阳亢火盛。如肾阴不足，则虚火上炎，此非火之有余，乃水之不足，故当滋养肾水。《黄帝内经》称这种治疗原则为“阳病治阴”（《素问·阴阳应象大论》）。若阳虚不能制阴而造成阴盛者，属虚寒证，治当扶阳制阴。一般不宜用辛温发散药以散阴寒，须用“益火之源，以消阴翳”（《素问至真要大论》王冰注）的方法，又称益火消阴或扶阳退阴，亦是治求其属的治法，即用扶阳益火之法，以消退阴盛。如肾主命门，为先天真火所藏，肾阳虚衰则现阳微阴盛的寒证，此非寒之有余，乃真阳不足，故治当温补肾阳，消除阴寒，《黄帝内经》称这种治疗原则为“阴病治阳”（《素问·阴阳应象大论》）。

阳损及阴、阴损及阳、阴阳俱损的治疗原则：补阳配阴，补阴配阳

根据阴阳互根的原理，阳损及阴则治阳要顾阴，即在充分补阳的基础上补阴（补阳配阴）；阴损及阳则应治阴要顾阳，即在充分补阴的基础上补阳（补阴配阳）；阴阳俱损则应阴阳俱补，以纠正这种低水平的平衡。阴阳偏衰为虚证，所以称这种治疗原则为“补其不足”或“虚则补之”。

中药药性有阴阳

阴阳也用来概括药物的性味功能，作为指导临床用药的依据；治疗疾病，不但要有正确的诊断和确切的治疗方法，同时还必须熟练地掌握药物的性能。根据治疗方法，选用阴阳适宜的药物，才能收到良好的疗效。

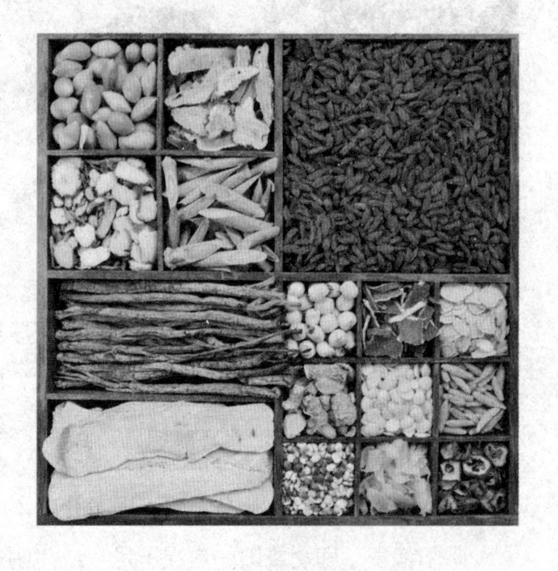

中药的性能是指药物具有四气、五味、升降浮沉的特性。四气（又称四性）有寒、热、温、凉，五味有酸、苦、甘、辛、咸，四气属阳，五味属阴。四气之中，温热属阳；寒、凉属阴。五味之中，辛味能散、能行，甘味能益气，故辛甘属阳，如桂枝、甘草等；酸味能收，苦味能泻下，故酸苦属阴，如大黄、芍药等；淡味能渗泄利尿（物质的浓淡对比而言，浓属阴，淡属阳），故属阳，如茯苓、通草；咸味药能润下，故属阴，如芒硝等。按药物的升降浮沉特性分，药物质轻、具有升浮作用的属阳，如桑叶、菊花等；药物质重、具有沉降作用的属阴，如龟板、赭石等。

治疗疾病，就是根据病情的阴阳偏盛偏衰，确定治疗原则，再结合药物的阴阳属性和作用，选择相应的药物，从而达到“谨察阴阳所在而调之，以平为期”（《素问·至真要大论》）的治疗目的。

有趣的五行学说

五行，即木、火、土、金、水，五者相生、相克。相生即相互滋生、助长，相克即相互制约和排斥。中医引用五行学来说明人体内部的联系，指导中医临床工作。

利用自然五行调理人体

中医按五行的属性，把自然界和人体组织在一定的情况下归纳起来，同时以生克的关系来指导身体病症的诊治。

【养生解读】目属于肝，因内热引发的目赤畏光，多用清肝法。
肌肉属于脾，形体消瘦羸弱，多用补脾法。
肝主风，有头晕、目眩等肝风上旋的症状，多用柔肝息风法。
脾主湿，出现胸腹胀满、小便短少等阻滞症状时，多用健脾理湿法。

利用五行生克调理脏腑

【五行相生】木生火、火生土、土生金、金生水、水生木。

【养生解读】水生木，肝属木，肾属水，出现肝虚病症，可以用滋肾的方法来养肝。

【五行相克】金克木、木克土、土克水、水克火、火克金。

【养生解读】木克土，脾属土，肝属木，发现脾病时，多用疏肝健脾法。金克木，肝属木，肺属金，肝火旺时，可强化肺功能，以佐金平肝。

【五行相侮】即五行相克的辨证法则。

【养生解读】金本来克木，但如果木变得更强时，金反而会被木所克。

【五行制化】即生中有克、克中有生，五行之间相互作用。

【养生解读】木克土、土生金、金生木。制化是维持五行平衡的必要条件。

利用五行之性调养身体

肝 应保持舒畅。如果郁结，应食辛以散之。（金克木）

心 应保持节律有力。如果过于律动紧张，宜食咸以软之；如果律动缓慢无力，宜食酸收之。（水克火）（木生火）

脾 应强健运行。如果脾气不足，宜食甘补脾；如果脾实苦湿，宜食苦以燥之。（苦属火）（甘属土）

肺 应开肺通皮毛。如果肺气闭塞不下降，就会出现咳嗽，宜食含有辛散气味食物，能祛肺中寒邪，有利于肺气畅通。（辛属肺）

肾 应强壮。如果肾虚，宜食咸以补之。（咸属肾）

前人用气、性、用、化来表示五行的性质。气指本能或本质，性指性情，用是作用，化是变化，性情、作用和变化都是根据本能或本质而产生的。

中医的五行学说虽以五种物质作为基础，配合内脏、组织器官、病所、病态加以演绎，但并非表示肝是木构成的，肺是金构成的，而只是利用五行之性来说明其应有的健康状态和相应的调养方式。

利用五行对应望面色、辨口味，发现脏腑病变

【望面色】根据五行对应表，五脏各有主色（肝色青、心色赤、脾色黄、肺色白、肾色黑），内脏精气的华彩体现在面部，可以通过面部色泽的变化来确定病变的相应脏腑。

【辨口味】口味的异常变化，也能反映五脏的病理状态。

另外，不同的脏腑疾病会出现不同的饮食嗜味：肝病嗜酸，心病嗜苦，脾病嗜甘，肺病嗜辛，肾病嗜咸。

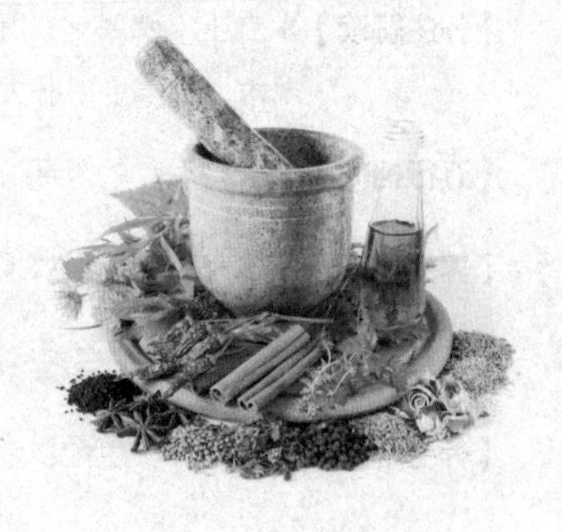

口味的变化反映了五脏的病理状态

口酸	肝火太旺（肝火犯胃）
口苦	心火偏旺
口甘	脾胃湿热
口辛	肺金有病（临床较少见）
口咸	肾虚所致

中医的五行治疗法则

根据五行相生，中医确立了“虚则补其母，实则泻其子”的治疗原则。

五行相生用于治疗

【滋水涵木法】肾虚不能滋养肝阴，导致肝阳上亢。滋肾以养肝，肝阴得充，则上亢的肝阳自然平复。

【益火补土法】是针对心火不能温煦脾土，导致脾胃功能日衰。此法重在补火壮阳，但目前临床上此火不是指心火，而是指命门（即右肾）之火，即温肾健脾法。

【培土生金法】针对肺虚不复，肺病及脾，通过补益脾胃而达到治肺的目的。脾虚导致肺气不足者，亦可用本法。

【金水相生法】针对肾阴虚不能滋于肺，导致肺肾阴虚，实际上是肺肾两脏同补法。

五行相克用于治疗

【抑木扶土法】针对肝旺脾虚而设，是疏肝泻肝和健脾补中两法相结合，以抑肝为主，扶脾为辅。

【培土制水法】指补益脾阳，促进其运化水湿功能，以消除水湿的滞留。此法侧重于温阳健脾，脾健则水湿自除。适用于水湿泛滥而导致的水肿胀满。

【佐金平木法】是清肃肺气和清肝泻火相结合的治法，针对肝升太过而致肺降不及，形成肝火过旺，耗伤肺金，使肺病加重，出现干咳、胸胁疼痛、心烦、口苦、目赤，甚至咯血。

【泻南补北法】指泻心火（南方属火）、补肾阴（北方属水）相结合，又称泻火补水法、滋阴降火法。适用于心火偏旺、肾水不足的心肾不交之证。

藏象——人体生理的秘密

藏象，古人认为：藏，是指藏于体内的内脏；象，是指表现于外的生理、病理现象。藏象学说的主要特点，是以五脏为中心的整体观。以脏腑分阴阳，一阴一阳相为表里，脏与腑是一整体。

心

在传统中医学里的藏象学说中，心是五脏六腑中最主要的部分，在五行中属火，为神之居、血之主、脉之宗。心与生物学中的心脏大致上是同一个构造。形态描述上，《医宗必读》形容心为“心象尖圆形，如莲蕊”。

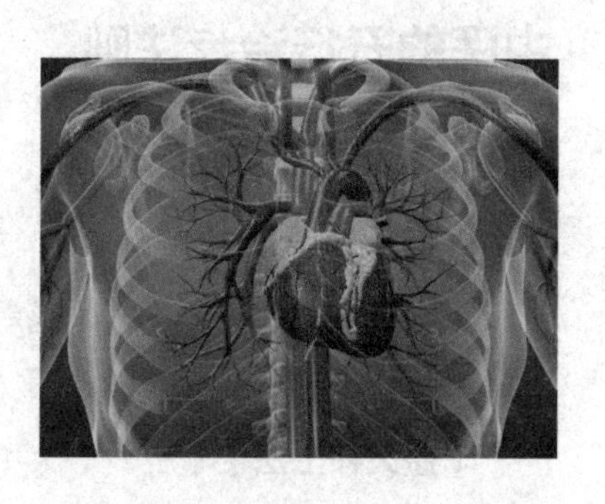

“心主神明”是中医学中最重要的思想之一，也就是说，心与精神思想有关。大致而言，与心密切关联的包括血液流动、精神意识、出汗，以及舌头。

心主血脉 指心具有推动血液在脉管中运行的功能。如《素问·痿论》说：“心主身之血脉”；《素问·五脏生成篇》：“诸血者，皆属于心”；《读医随笔》：“凡人周身百脉之血，发源于心，亦归宿于心，循环不已”。心主血脉，血足则面容光彩，脉络满盈，故曰“其华在面，其充在血脉”。

在体合脉 指心与血脉相连，心气推动血液在血脉中运行，心气强弱可从脉中反映出来。例如心气不足则脉细软无力；心气不匀则出现促、结、代脉等。

其华在面 心主血脉的功能，可从面部色泽反映出。例如心气充则面红润光泽，心气血虚则面部淡白，心血瘀则面青紫。如《灵枢·经脉篇》说：“手少阴气绝则脉不通，脉不通则血不流，血不留则髦色不泽，故面黑如漆柴者，血先死”。

开窍于舌 心经的别络联系于舌，舌的色泽、味觉、舌体运动、语言与心相关，如《灵枢·脉度》说：“心气通于舌，心和则舌能知五味”。心的病变可从舌上反映出，如《外台秘要》说“舌主心，脏热即应舌生疮裂破”，心火旺则舌尖红赤或口舌生疮，痰迷心窍则可见舌强不语。

在液为汗 心与汗液的生成排泄有关。汗为津液所化，津液与血液同出一源，称为津血同源、血汗同源。病理上，若病人因故大汗出，或用药发汗过度，则可损伤心阳，出现心慌、心悸，甚至大汗亡阳的危证。

心藏神 指心有主宰人体生命活动及精神、意识、思维活动的功能。《灵枢·邪客》："心者，五脏六腑之大主也，精神之所舍也，其脏坚固，邪弗能容也；容之则心伤，心伤则神去，神去则死矣。故诸邪之在于心者，皆在于心之包络。"《灵枢·本神》："心怵惕思虑则伤神，心气虚则悲，实则笑不休。所以任物者谓之心，心有所忆谓之意。"

肺

肺位于胸腔，左右各一，覆盖于心之上。肺有分叶，左二右三，共五叶。肺经肺系（指气管、支气管等）与喉、鼻相连，故称喉为肺之门户，鼻为肺之外窍。

肺主气 ①肺主一身之气。肺主一身之气是指肺有主持、调节全身各脏腑之气的作用，即肺通过呼吸而参与气的生成和调节气机的作用。②肺主呼吸之气。肺为体内外气体交换的场所，肺主呼吸之气是指肺通过呼吸运动，吸入自然界的清气，呼出体内的浊气，实现体内外气体交换的功能。

肺主行水 是指肺的宣发和肃降对体内水液输布、运行和排泄的疏通和调节作用。由于肺为华盖，其位最高，参与调节体内水液代谢，所以说"肺为水之上源"。

肺朝百脉 全身血脉均汇总流经于肺，经过肺的呼吸进行呼吸交换，因此说"肺朝百脉"。

肺主治节 治节，即治理调节。肺主治节是指肺辅助心脏治理调节全身气、血、津液及脏腑生理功能的作用。心为君主之官，为五脏六腑之大主，肺为相傅之官而主治节。"肺与心皆居膈上，位高近君，犹之宰辅"，心为君主，肺为辅相。人体各脏腑组织之所以依着一定的规律活动，有赖于肺协助心来治理和调节，因此称肺为"相傅之官"。肺的治节作用，主要体现于四个方面：

①肺主呼吸：肺的呼吸运动有节律地一呼一吸，呼浊吸清，对保证呼吸的调匀有着极为重要的作用。

②调节气机：肺主气，调节气的升降出入运动，使全身的气机调畅。所谓"肺主气，气调则营卫脏腑无所不治"。

③助心行血：肺朝百脉，助心行血，辅助心脏，推动和调节全身血液的运行。“诸气者皆属于肺”，气行则血亦行。

④宣发肃降：肺的宣发和肃降，治理和调节津液的输布、运行和排泄。因此，肺主治节，实际上是对肺的主要生理功能的高度概括。

脾

脾位于腹腔上部，膈膜之下，与胃以膜相连，“形如犬舌，状如鸡冠”，与胃、肉、唇、口等构成脾系统。

脾主运化

运即转运输送，化即消化吸收。脾主运化，指脾具有将水谷化为精微，并将精微物质转输至全身各脏腑组织的功能。实际上，脾就是对营养物质的消化、吸收和运输的功能。包括运化水谷和运化水湿两个方面。

①运化水谷：水谷，泛指各种饮食物。脾运化水谷，是指脾对饮食物的消化吸收作用。脾运化水谷的过程为：一是胃初步腐熟消化的饮食物，经小肠的泌别清浊作用，通过脾的磨谷消食作用使之化为水谷精微（又称水谷精气）；二是吸收水谷精微并将其转输至全身；三是将水谷精微上输心肺而化为气血等重要生命物质。概言之，脾主运化水谷，包括了消化水谷、吸收转输精微并将精微转化为气血的重要生理作用。

②运化水湿：运化水湿又称运化水液，是指脾对水液的吸收和转输，调节人体水液代谢的作用，即脾配合肺、肾、三焦、膀胱等脏腑，调节、维持人体水液代谢平衡的作用。脾主运化水湿是调节人体水液代谢的关键环节。在人体水液代谢过程中，脾在运输水谷精微的同时，还把人体所需要的水液（津液），通过心肺而运送到全身各组织中，以起到滋养濡润作用，又把各组织器官利用后的水液及时地转输给肾，通过肾的气化作用形成尿液，送到膀胱，排泄于外，从而维持体内水液代谢的平衡。脾居中焦，为人体气机升降的枢纽，故在人体水液代谢过程中起着重要的枢纽作用。因此，脾运化水湿的功能健旺，既能使体内各组织得到水液的充分濡润，又不致使水湿过多而潴留；反之，如果脾运化水湿的功能失常，必然导致水液在体内的停滞，而产生水湿、痰饮等病理产物，甚则形成水肿。

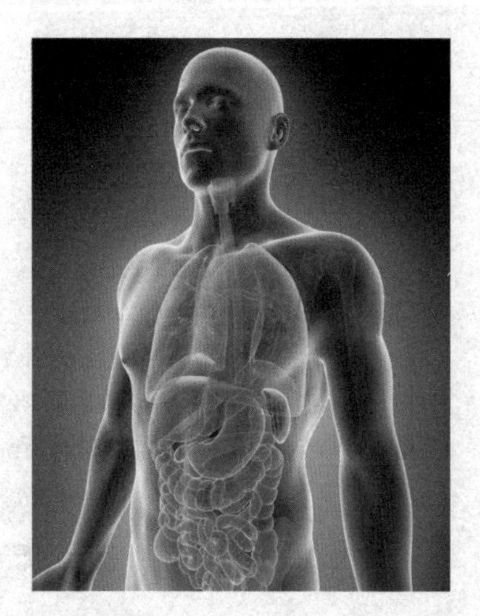

脾主统血 统是统摄、控制的意思，脾主统血指脾具有统摄血液，使之在经脉中运行而不溢于脉外的功能。脾气能够统摄周身血液，使之正常运行而不致溢于血脉之外。脾统血的作用是通过气摄血作用来实现的。脾为气血生化之源，气为血帅，血随气行。脾的运化功能健旺，则气血充盈，气能摄血；气旺则固摄作用亦强，血液也不会逸出脉外而发生出血现象。反之，脾的运化功能减退，化源不足，则气血虚亏，气虚则统摄无权，血离脉道，从而导致出血。由此可见，脾统血，实际上是气对血作用的具体体现，所谓“脾统血者，则血随脾气流行之义也”（《医碥·血》）。

肝

肝脏位于人体腹部，横膈之下，右胁之内。关于肝脏的具体形态，古典医籍也有较多记载，《难经·四十一难》说：“肝独有两叶。”

肝主疏泄 指肝具有疏通、舒畅、条达以保持全身气机疏通畅达、通而不滞、散而不郁的作用。肝主疏泄在人体生理活动中的主要作用是：

①调畅气机：肝主疏泄的生理功能，关系到人体全身的气机调畅。气机即气的升降出入运动，升降出入是气化作用的基本形式。人体是一个不断地发生着升降出入的气化作用的机体。气化作用的升降出入过程是通过脏腑的功能活动而实现的。人体脏腑经络、气血津液、营卫阴阳，无不赖气机升降出入而相互联系，维持其正常的生理功能。肝的疏泄功能，对全身各脏腑组织的气机升降出入之间的平衡协调，起着重要的疏通调节作用。“凡脏腑十二经之气化，皆必借肝胆之气化以鼓舞之，始能调畅而不病”。因此，肝的疏泄功能正常，则气机调畅、气血和调、经络通利，脏腑组织的活动也就正常协调。

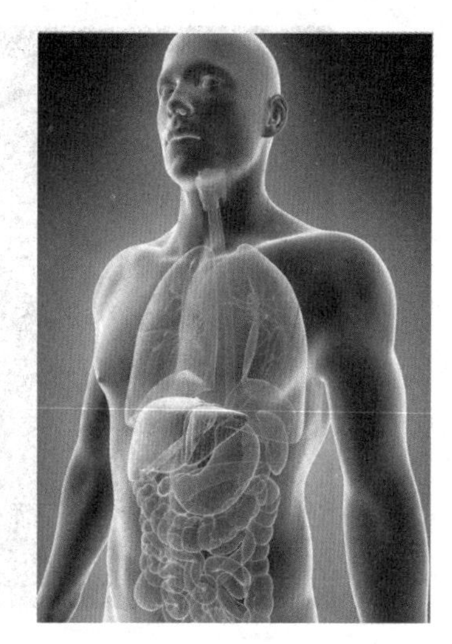

②调节精神情志：情志，即情感、情绪，是指人类精神活动中以反映情感变化为主的一类心理过程。中医学的情志属狭义之神的范畴，包括喜、怒、忧、思、悲、恐、惊，亦称之为七情。肝通过其疏泄功能对气机的调畅作用，可调节人的精神情志活动。

③促进消化吸收：脾胃是人体主要的消化器官。胃主受纳，脾主运化。肝主疏泄是保持脾胃正常消化吸收的重要条件。肝对脾胃

消化吸收功能的促进作用，是通过协调脾胃的气机升降，和分泌、排泄胆汁而实现的。

④维持气血运行：肝的疏泄能直接影响气机调畅。只有气机调畅，才能充分发挥心主血脉、肺助心行血、脾统摄血液的作用，从而保证气血的正常运行。

⑤调节水液代谢：水液代谢的调节主要是由肺、脾、肾等脏腑共同完成的，但与肝也有密切关系。因肝主疏泄，能调畅三焦的气机，促进上中下三焦及肺、脾、肾三脏调节水液代谢的机能，即通过促进脾之运化水湿、肺之布散水津、肾之蒸化水液，以调节水液代谢。三焦为水液代谢的通道。"上焦不治，则水犯高源；中焦不治，则水留中脘；下焦不治，则水乱二便。三焦气治，则脉络通而水道利"（《类经·脏象类》）。三焦这种司决渎的功能，实际上就是肺、脾、肾等调节水液功能的综合。肝的疏泄正常，气机调畅，则三焦气治，水道通利，气顺则一身之津液亦随之而顺。由此可见，肝脏是通过其疏利调达三焦脏腑气机的作用，来调节体内的水液代谢活动的，这就是理气以治水的理论依据。

肝主藏血

肝藏血是指肝脏具有贮藏血液、防止出血和调节血量的功能，故有肝主血海之说。

①贮藏血液：血液来源于水谷精微，生化于脾而藏受于肝。肝内贮存一定的血液，既可以濡养自身，以制约肝的阳气而维持肝的阴阳平衡、气血和调，又可以防止出血。因此，肝不藏血，不仅会出现肝血不足，阳气升腾太过，而且还会导致出血。

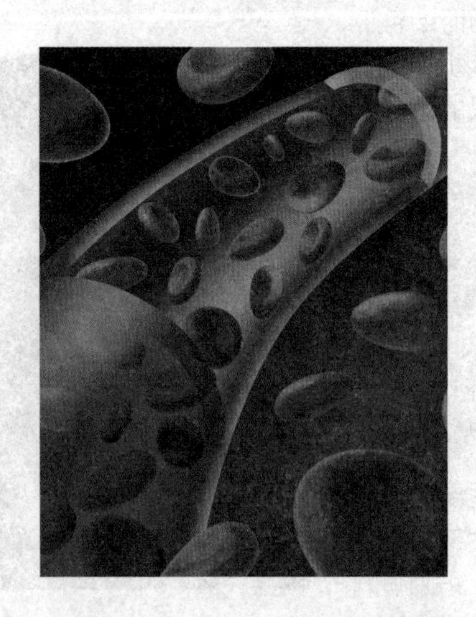

②调节血量：在正常生理情况下，人体各部分的血液量是相对恒定的。但是，人体各部分的血液，常随着不同的生理情况而改变其血量。当机体活动剧烈或情绪激动时，人体各部分的血液需要量也就相应地增加，于是肝脏所贮藏的血液向机体的外周输布，以供机体活动的需要。当人们在安静休息及情绪稳定时，由于全身各部分的活动量减少，机体外周的血液需要量也相应减少，部分血液便归藏于肝。所谓"人动则血运于诸经，人静则血归于肝脏"，因肝脏具有贮藏血液和调节血量的作用，故肝有"血海"之称。

六腑

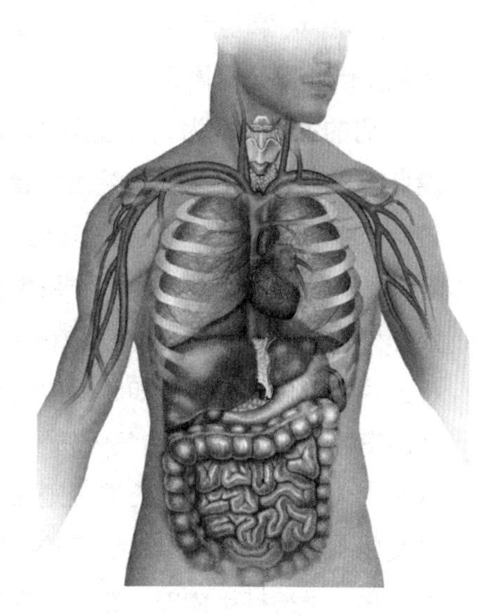

指人体内胆、胃、大肠、小肠、三焦、膀胱六个脏器的合称。腑，古称府，有库府的意思。六腑的主要生理功能是受纳、腐熟水谷，泌别清浊，传化精华，将糟粕排出体外，而不使之存留，所以六腑以和降通畅为顺。六腑的生理功能具体为：饮食物入胃，经胃的腐熟，下移小肠，进一步消化，并泌别清浊，吸收其中的精微物质，大肠接受小肠中的食物残渣，吸收其中的水分，其余的糟粕经燥化与传导作用，排出体外，成为粪便。在饮食物消化、吸收过程中，胆排泄胆汁入小肠，以助消化。三焦不但是传化的通道，更重要的是主持诸气，推动了转化功能的正常进行。

胆　胆附于肝之短叶，与肝相连，呈中空的囊状器官。胆既是六腑之一，又是奇恒之腑之一。

其主要功能为：①贮存和排泄胆汁，味苦，呈黄绿色，具有促进食物的消化吸收的作用。胆汁由肝之精气所化，贮存于胆，故称胆为“中精之腑”“清净之腑”。胆汁的排泄必须依赖于肝的疏泄功能的调节和控制。肝的疏泄功能正常，则胆汁排泄畅达，脾胃运化功能健旺。若肝气郁结，胆汁排泄不利，则影响脾胃的消化功能，可见胸胁胀满、食欲缺乏或大便失调；若肝的疏泄太过，胆气上逆，则见口苦、呕吐黄绿苦水；若湿热蕴结肝胆，胆汁不循常道，外溢肌肤，则见黄疸；胆汁排泄不畅，日久则导致砂石淤积。②胆主决断，是指胆具有判断事物，并作出决定的作用。胆的这一功能对防御和消除某些精神刺激的不良影响，以维持和控制气血的正常运行，确保各脏腑之间的协调关系具有重要的作用。由于肝胆相互依附，互为表里，肝主谋虑，胆主决断，所以肝胆的相互协调共同调节着精神思维活动的正常进行。临床上常见胆气不足之人，多易惊善恐、遇事不决等。

胃 胃位于膈下，上接食管，下通小肠。胃的上口为贲门，下口为幽门，胃分为上、中、下三部分，即上脘、中脘、下脘，因此胃又称胃脘。

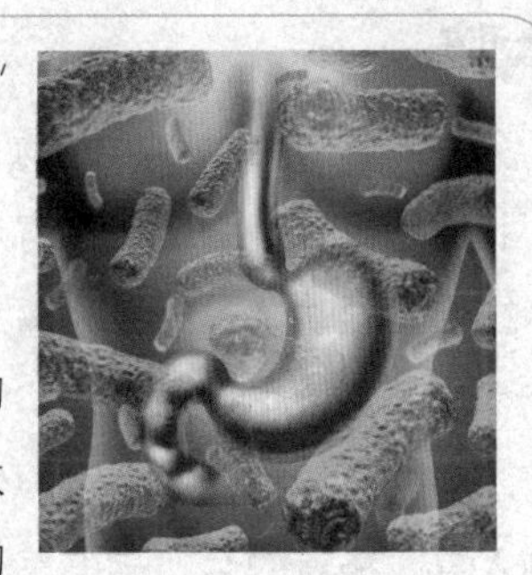

胃的主要功能为：①主受纳、腐熟水谷。胃主受纳、腐熟水谷，是指胃能够容纳由食管下传的食物，并将食物进行初步消化，下传于小肠的功能，故胃有“水谷之海”“太仓”之称。胃的受纳、腐熟作用为脾的运化功能提供了物质基础。临床上常把“胃气”的强弱作为判断疾病的轻重、预后的一个重要依据，治疗上注重“保胃气”。如若胃的受纳、腐熟功能失常，则胃脘胀痛、纳呆厌食、嗳气酸腐、消谷善饥等；胃气大伤，则饮食难进，预后较差，甚则胃气败绝，生命垂危，故有“人有胃气则生，无胃气则死”之说。②主通降，是指胃气以通畅下降为顺。饮食物入胃，经胃的腐熟后下传小肠进一步消化吸收，清者由脾转输，浊者下传大肠，化为糟粕排出体外，整个过程是靠胃气的“通降”作用来完成的。因此，胃主通降就是指胃能够将食糜下传小肠、大肠，并排出糟粕的过程。③胃主通降就是降浊，降浊是受纳的前提条件。因此，胃失通降，不仅使食欲下降，而且因浊气上逆而发生口臭、脘腹胀满疼痛，或嗳气、呃逆、大便秘结，甚则出现恶心、呕吐等症。

大肠 大肠位于腹腔，其上口通过阑门与小肠相连，下端与肛门相接，是一个管道器官，呈回环叠积之状。大肠的主要功能为传化糟粕。传化，即传导和变化之意。大肠接受小肠下传的食物残渣，并吸收其中多余的水分，使之形成粪便，经肛门排出体外，故称大肠为“传导之官”。大肠的传导变化作用，是胃的降浊功能的延伸，且与脾的升清、肺的宣降以及肾的气化功能密切相关。大肠传导失司，则可导致排便异常。如大肠湿热，气机阻滞，则腹痛腹泻、里急后重、下痢脓血；若大肠实热，则肠液干枯而便秘；若大肠虚寒，则水谷杂下，肠鸣泄泻。

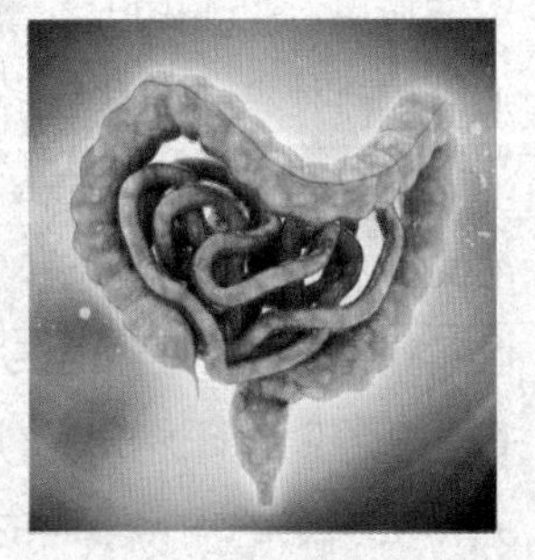

小肠 小肠位于腹中，上端通过幽门与胃相接，下端通过阑门与大肠相连，为中空的管状器官，呈迂曲回环叠积之状。

其主要功能为：①主受盛、化物。一是指小肠接受由胃初步消化的食物起到容器的作用，二是经胃初步消化的食物，须在小肠内停留一段时间，以便进一步消化吸收。若小肠受盛、化物的功能失调，则可见腹胀、腹痛，或为腹泻、便溏。②泌别清浊。泌，分泌；别，分别；清，指水谷精微；浊，指食物残渣。

膀胱 膀胱位于小腹部，为中空的囊状器官，上有输尿管与肾相通，下通过尿道开口于前阴。膀胱的主要功能为贮存和排泄尿液。尿液为津液所化，尿液的形成依赖于肾的气化作用，下输于膀胱，并调节膀胱的开合，最后排出体外。所以说，膀胱气化功能的发挥，是以肾的气化作用为生理基础。肾和膀胱的气化功能失常，膀胱开合失司，则小便不利，或为癃闭，或尿频、尿急、尿痛以及尿失禁等。

三焦 三焦是上、中、下三焦的总称，为六腑之一。在人体脏腑中三焦最大，有"孤腑"之称。从部位上来划分，膈肌以上为上焦，包括心肺；膈肌以下脐以上为中焦，包括脾胃；脐以下为下焦，包括肝肾。三焦与心包相表里。

三焦的具体功能为：①主持诸气，总司人体的气化活动。三焦为人体元气通行的道路。元气发源于肾，必须通过三焦输布全身，以发挥其激发、推动各脏腑组织器官功能活动的作用，从而维持人体生命活动的正常进行。元气是组织气化活动的原动力，而三焦通行元气又关系到全身气化功能的正常进行。因此说，三焦主持诸气，总司人体的"气化活动"。②三焦为人体水液运行的道路，是指三焦具有疏通水道、运行水液的作用。人体水液的代谢虽有赖于各脏腑的共同作用来完成，但又必须以三焦水道的通畅为条件才能正常进行。若三焦水道不利，则肺、脾、肾等调节水液代谢的功能难以发挥。因此，三焦在水液代谢中起着重要的作用。

五脏六腑之外的奇恒之腑

奇恒之腑，《素问·五藏别论》曰："脑、髓、骨、脉、胆、女子胞（子宫、卵巢）此六者，地气之所生也，皆藏于阴而象于地，故藏而不泻，名曰奇恒之腑。"其共同特点是它们同是一类相对密闭的组织器官，却不与水谷直接接触，即似腑非腑，但具有类似于五脏贮藏精气的作用，即似脏非脏。奇恒之腑，除胆属六腑外，都没有和五脏的表里配属关系，但有的与八脉相联系。奇恒之腑在女子为六个，而在男子为五个，其实，男女皆有"胞"，不应只将女子胞规定为奇恒之腑之一。为了弥补男子的奇恒之腑也有六个，明清医学家加了"精室"这一脏器。

脑 脑居颅内。《素问·五脏生成篇》中的"诸髓者，皆属于脑"，《灵枢·海论》中的"脑为髓之海"，指出了脑是髓汇集而成，而且说明了髓与脑的关系。脑的功能，如《素问·脉要精微论》所说"头者，精明之腑"。清代王清任的《医林改错》在前人认识的基础上，对脑的功能作了较为详细的论述，把忆、视、听、嗅、言等感官功能都归于脑。藏象学说将脑的生理和病理归于心而分属于五脏，认为心是"君主之官，神明出焉"，同时把人体的精神意识思维活动与五脏做了联系。

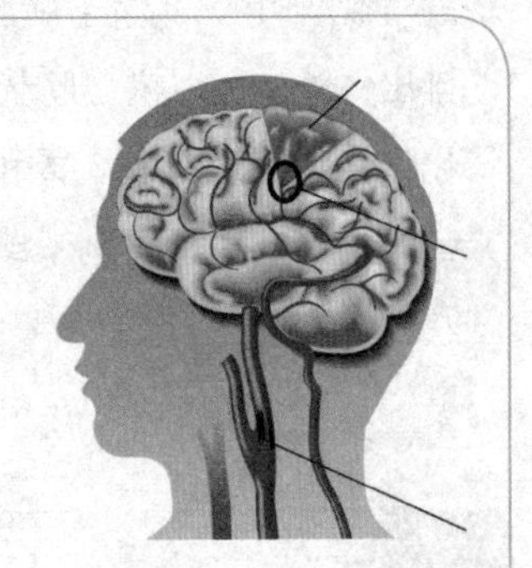

髓 髓分骨髓、脊髓和脑髓，皆由肾精所化生。肾主骨、生髓，上通于脑。肾精的盛衰不仅影响骨骼的发育，而且也影响脊髓和脑髓的充盈。脊髓上通于脑，脑由髓聚而成。《灵枢·海论》："脑为髓之海。"《素问·五脏生成篇》："诸髓者，皆属于脑。"

骨 骨有贮藏骨髓和支持形体的作用。《素问·阴阳应象大论》："肾生骨髓。"《素问·痿论》："肾主身之骨髓。"肾主骨生髓的生理机能，实际上是肾精及肾气促进机体生长发育功能的具体体现。肾藏精，精生髓，髓居于骨中称骨髓，骨的生长发育有赖于骨髓的充盈及其所提供的营养。《素问·六节脏象论》："肾……其充在骨。"

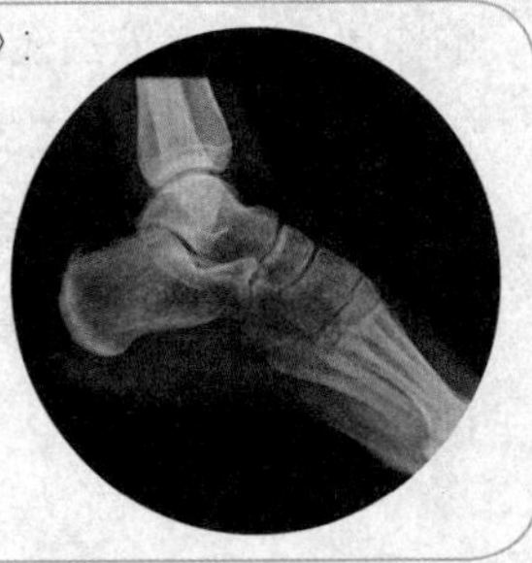

脉 脉的生理功能可概括为两个方面：一是气血运行的通道，即血脉对血的运行有一定的约束力，使之循着一定方向、一定路径而循环贯注，流行不止；二是运载水谷精微，以布散周身，滋养脏腑组织器官。

胆 胆附于肝之短叶间，与肝直接相连。胆与肝又互为表里，胆的生理功能是贮藏和排泄胆汁，胆汁的化生和排泄由肝的疏泄功能所控制和调节。其由肝之精气所化生，汇集于胆，泄于小肠，以助饮食物消化吸收。胆汁直接有助于饮食物的消化，为六腑之首。但是，由于胆本身并无传化饮食物的生理功能，且贮藏精汁，故又属奇恒之腑。

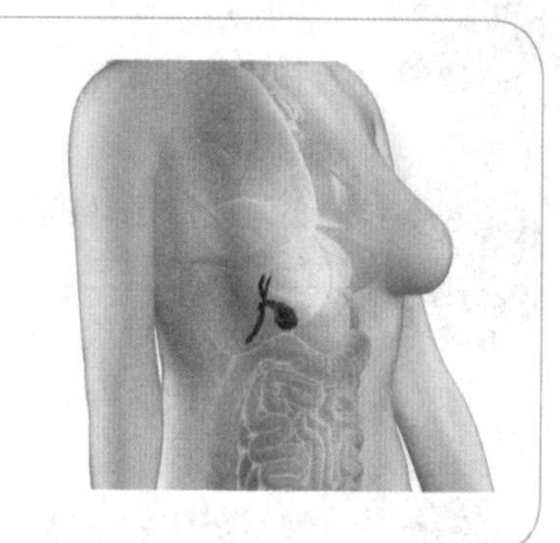

女子胞 女子胞位于小腹内，为女性的生殖器官，其主要功能为主持月经和孕育胎儿。中医认为，女子胞的生理功能主要与心、肝、脾、肾以及冲任二脉有关。这是因为其主持月经、孕育胎儿的功能无不与血、精有关，而心主血，肝藏血，脾统血，肾藏精，任主胎胞，冲为血海。在病理上，当各种因素导致上述脏器、经脉功能异常，即影响女子胞的功能，引起月经失调与不孕。

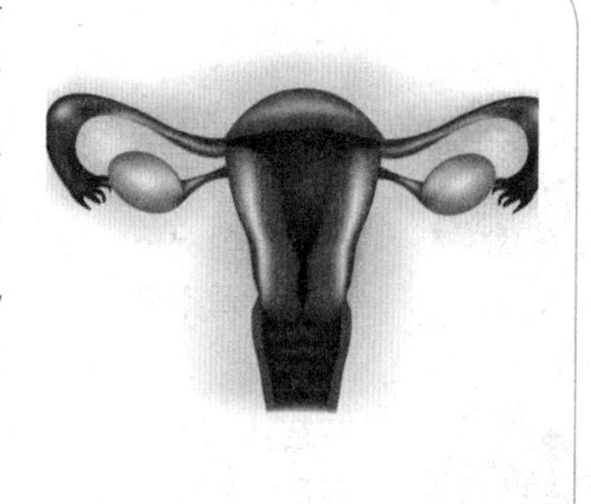

精室 精室又名男子胞，为生殖之精的产生和贮藏之处。位置在直肠之前、膀胱之后、关元和气海之间，主要包括现在解剖学所说的睾丸、附睾、前列腺和精囊腺等。精室与肾相通，为肾之外系——睾丸之所系。督脉、任脉、冲脉同起于此。精室的主要生理功能是产生生殖之精和分泌排泄精液，故精室的功能主要与肝、肾二脏及督脉、任脉、冲脉的关系密切。

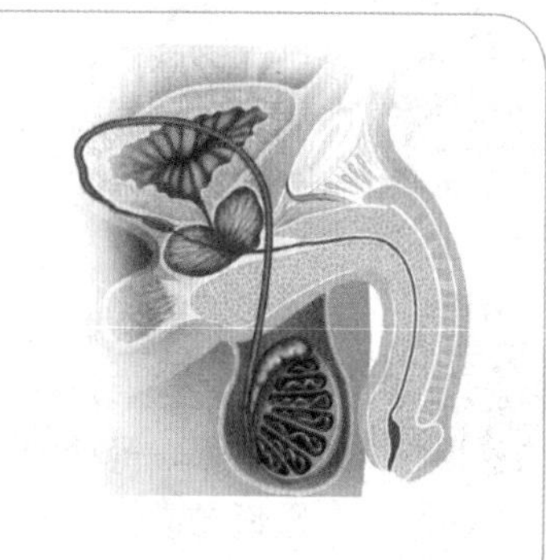

五脏六腑之间的关系

脏与脏之间的关系

心主血，肺主气。人体脏器组织机能活动的维持，是有赖于气血循环来输送养料。血的正常运行虽然是心所主，但必须借助于肺气的推动，而积存于肺内的宗气，要灌注到心脉，才能畅达全身。

心为血液循环的动力，肝是贮藏血液的一个重要脏器，所以心血旺盛，肝血贮藏也就充盈，既可营养筋脉，又能促进人体四肢、百骸的正常活动。如果心血亏虚，引起肝血不足，则可导致血不养筋，出现筋骨凌痛、手足拘挛、抽搐等症。又如肝郁化火，可以扰及于心，出现心烦失眠等症。

脾所运化的精微需要借助血液的运行，才能输布于全身，而心血又必须依赖于脾所吸收和转输的水谷精微所生成。另一方面，心主血，脾统血，脾的功能正常，才能统摄血液。若脾气虚弱，可导致血不循经。

心肾两脏互相作用，互相制约，以维持生理功能的相对平衡。在生理状态下，心阳不断下降，肾阴不断上升，上下相交，阴阳相济，称为“心肾相交”；在病理情况下，若肾阴不足，不能上济于心，会引起心阳偏亢，两者失调，称“心肾不交”。

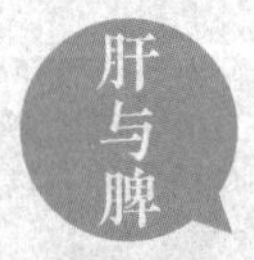

肝藏血，脾主运化水谷精微而生血。如脾虚影响血的生成，可导致肝血不足，出现头晕、目眩、视物不清等。肝喜条达而恶抑郁，若肝气郁结，横逆犯脾，可出现腹痛、腹泻等症状。

肝之经脉贯脂而上注于肺，二者有一定联系，肝气升发，肺气肃降，关系到人体气机的升降运行。若肝气上逆，肺失肃降，可见胸闷喘促；肝火犯肺，又可见胸胁痛、干咳或痰中带血等症。

肾藏精，肝藏血，肝血需要依赖肾精的滋养，肾精又需肝血不断地补充，两者是互相依存，互相滋生。肾精不足，可导致肝血亏虚；反之，肝血亏虚，又可影响肾精的生成。若肾阴不足，肝失滋养，可引起肝阴不足，导致肝阳偏亢或肝风内动的证候，如眩晕、耳鸣、震颤、麻木、抽搐等。

肺与脾

脾将水谷的精气上输于肺，与肺吸入的精气相结合，而成宗气（又称肺气）。肺气的强弱与脾的运化精微有关，故脾气旺则肺气充。脾虚影响到肺时，可见食少、懒言、便溏、咳嗽等症，临床上常用“补脾益肺”的方法去治疗。又如患慢性咳嗽，痰多稀白，容易咳出，体倦食少等症，病证虽然在肺，而病本则在于脾，必须用“健脾燥湿化痰”的方法，才能收效。所谓“肺为贮痰之器，脾为生痰之源”，这些都是体现脾与肺的关系。

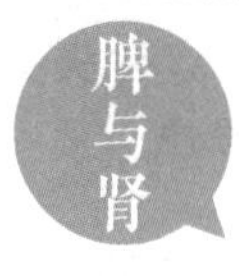

脾阳依靠肾阳的温养，才能发挥运化作用。肾阳不足，可使脾阳虚弱，运化失常，则出现黎明泄泻、食谷不化等症；反之，若脾阳虚衰，亦可导致肾阳不足，出现腰膝酸软、水肿等。

肺主肃降，通调水道，使水液下归于肾。肾主水液，经肾阳的蒸化，使清中之清上归于肺，依靠脾阳的运化，共同完成水液代谢的功能。肺、脾、肾三脏，一脏功能失调，均可引起水液潴留而发生水肿。肺主呼吸，肾主纳气，两脏有协同维持人身气机出入升降的功能。

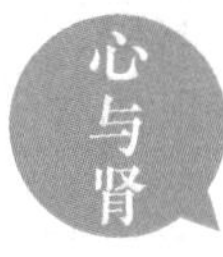

心肾两脏互相作用、互相制约，以维持生理功能上的相对平衡，称为“心肾相交”；如果肾阴不足，心火过盛，失去协调，称为“心肾不交”，而出现健忘、失眠、心悸、遗精等症状。

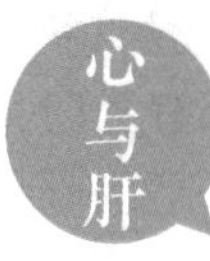

心为一身血液循环的中心，肝是贮藏血液的一个重要器官。所以心血旺盛，肝血也就贮藏充盈，就可以营养筋脉，促进人体及四肢屈伸的活动。如果血液不足，损耗过度，以致血亏肝虚，血不养筋，则出现手足痉挛、抽搐等症状，这是心血过耗，肝失所养造成的病理变化。

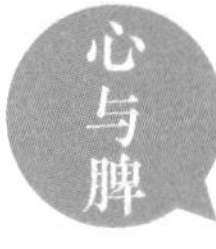

脾的运化功能需要心阳的推动，而心血的生成又必须依赖于脾所吸收相转输的水谷精微。另一方面，心主血而脾统血，脾的功能正常，才能很好地统摄血液；若脾阳衰，就会导致血不循经等疾病。

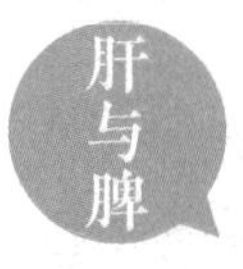

肝藏血，脾主运化营弊，化生血液，如脾虚，影响血的生成，则肝血不足，在临床上表现为头晕眼花、视物模糊等。

肺气的强弱有赖于水谷之气的供给，水谷之气与脾的运化密切相关，故脾虚影响到肺时，常出现面色苍白、懒言、少食、消瘦、咳嗽、便溏等症状，治疗上常用“补脾益肺”的方法。又如慢性咳嗽的痰多而稀白，身倦气促，食欲缺乏等症状，病变虽在肺而病本在于脾，必须用健脾化痰的方法，才能奏效。所谓“肺为贮痰之器，脾为生痰之源”，由此就可以体现脾与肺的关系。

脾阳依靠肾阳的温养才能发挥运化作用。肾阳不足可致脾阳虚弱，运化失职，出现腹脓、消化不良、大便搐泄或浮肿、腹水等肾虚症状，治疗必须用健脾补肾的方法。

肝火盛时可以灼肺，出现干咳或痰血、胸胁痛、易怒等症状，肝气上逆又可影响肺气失降，而见胸脂胀满不舒等。

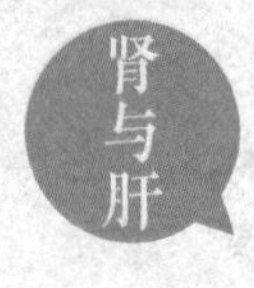

肾藏精，肝得肾精的滋养，可维持肝脏的功能正常。如肾阴不足，肝失滋养，就会引起肝阴不足、肝阳上亢或肝风内动的疾病，如头昏眼花、耳鸣、肌肉跳动、肢体麻木、下肢无力等。常常是肝肾同治，采用滋肾养肝的方法而获得疗效。

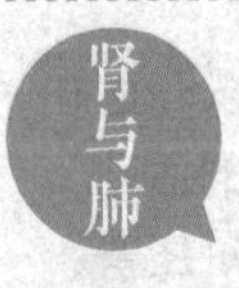

从水液代谢方面来说，肾的经脉上连于肺，管理三焦，上靠肺的通调，下靠肾的开合，中靠脾的运化，故肺、脾、肾三脏对全身水液代谢都有密切关系，任一脏功能失职，均会使水液滞留而发生水肿。

腑与腑之间的关系

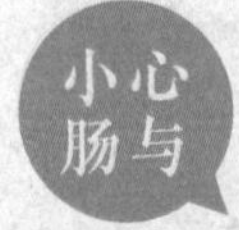

经络相通，互为表里。心经有热可出现口舌糜烂；若心经移热于小肠，则可兼见小便短赤、尿道涩痛等症。

胆寄于肝，脏腑相连，经络相通，构成表里。胆汁来源于肝，若肝的疏泄失常，会影响到胆汁的正常排泄；反之，胆汁的排泄失常，又会影响到肝。故肝胆症候往往同时并见，如黄疸、胁痛、口苦、眩晕等。

在特性上，脾喜燥恶湿，胃喜润恶燥；脾主升，胃主降。在生理功能上，胃为水谷之海，主消化；脾为胃行其津液，主运化。二者燥湿相济，升降协调，胃纳脾化，互相为用，构成了既对立又统一的矛盾运动，共同完成水谷的消化、吸收和转输的任务。

胃气以下行为顺，胃气和降，则水谷得以下行。脾气以上行为顺，脾气上升，精微物质得以上输。若胃气不降，反而上逆，易现呃逆、呕吐等症；脾气不升，反而下陷，易现久泄、脱肛、子宫下脱等症。由于脾胃在生理上密切相关，在病理上互相影响，所以在临证时常脾胃并论，在治疗上多脾胃并治。

肺与大肠

经络相连，互为表里。若肺气肃降，则大肠气机得以通畅，以发挥其传导功能。反之，若大肠保持其传导通畅，则肺气才能清肃下降。例如：肺气壅滞，失其肃降之功，可能引起大肠传导阻滞，出现大便秘结。反之，大肠传导阻滞，又可引起肺肃降失常，出现气短咳喘等。又如：在治疗上肺有实热，可泻大肠，使热从大肠下泄；反之，大肠阻滞，又可宣通肺气，以疏利大肠的气机。

肾与膀胱

经络相通，互为表里。在生理上一为水脏，一为水腑，共同维持水液代谢的平衡（以肾为主）。肾阳蒸化，使水液下渗膀胱，膀胱又借肾阳的作用，通过自身的功能而排泄小便。在病理上，肾阳不足可影响膀胱功能减弱而出现小便频数或遗尿；膀胱湿热又可影响肾脏而出现腰痛、尿血等。

经络相通，互为表里。例如，临床上热病中的湿热合邪，稽留三焦，出现胸闷身重、尿少便溏，表示病在气分。如果未能制止其发展，温热病邪便由气分入营分，由三焦内陷心包，而出现昏迷、谵语等症。

人体三要素：气、血、津液

气血津液是脏腑正常生理活动的产物，受脏腑支配，同时又是人体生命活动的物质基础，一旦气血津液发生病变，不仅会影响脏腑的功能，亦会影响人体的生命活动。反之，脏腑发生病变，必然也会影响气血津液的变化。

何谓气

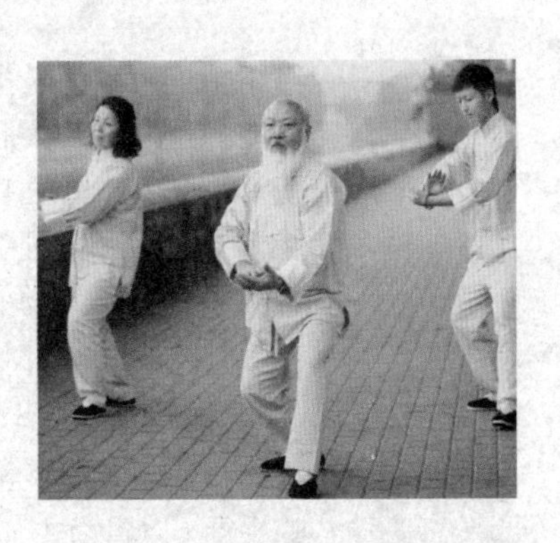

气是构成人体的最基本物质，构成万物的本源，生命活动最基本物质和生命活动中气的升降出入。历代医家均推崇"气本一元"之说，亦即是人体的气从整体而言，是由生殖之精气、水谷精气和自然界的清气组成，但由于组成、分布部位和功能的不同，故又可以分为元气、宗气、营气和卫气四种。

- 基本含义：又名原气，是人体最基本、最重要的根源于肾的气，包括元阴和元阳。
- 生成分布：由肾中精气所化生，依赖后天水谷精微物质培养。元气起源于肾，通行全身，内达五脏六腑，外至肌肤腠理。
- 主要功能：①推动人体的生长、发育。机体的生、长、壮、老、已，都与肾中精气的盛衰密切相关。②激发、调节各脏腑、经络等组织器官的生理功能，是人体生命活动的原动力。

- 基本含义：由清气和水谷精气结合而成，聚于胸中之气。
- 生成分布：由肺从自然界吸入的清气和脾胃所化生的水谷精微之气组成。积聚于胸中，贯注入肺的，从肺而出，行走呼吸道；贯注入心的，则经心脏注入血脉中，推动气血运行。
- 主要功能：①帮助呼吸，凡言语、声音、呼吸的强弱，均与宗气的盛衰有关。常听到人们如果想称赞对方声音洪亮，都会讲"宗气足"。②帮助心脏推动气血运行。

营气

• 基本含义：行于脉中、具有营养作用之气。由于行于脉中，可化生血液，与血液不可分离，故又称“营血”。因行于脉中，与卫气相对而言，在内属阴，故又称“营阴”。

• 生成分布：由脾胃所化生的水谷精气生成，通过十二经脉和任督二脉运行全身，贯注五脏六腑。

• 主要功能：①化生血液，营气注入脉中，成为血液的组成部分。②营养全身，为各脏腑、经络等生理活动提供营养物质。

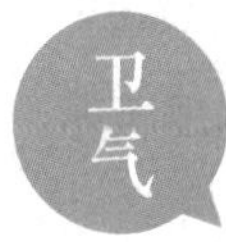

• 基本含义：行于脉外，起保护作用之气。因行于脉外，属阳，故又称“卫阳”。

• 生成分布：也是来自脾胃所化生的水谷精微之气。卫气的循行路径，历代医家说法不一，大致有三种：①卫气与营气并行。②昼行于阳，夜行于阴：白天行走于体表六腑和阳经，夜晚行走于体内五脏和阴经。③散行全身，无处不到。

• 主要功能：①温养作用。维持人体体温，保证机体生命活动的正常进行。②调节作用。卫气统管汗孔的开合，调节汗液的排泄，维持体温的相对恒定，调节气血，维持机体内外环境的阴阳平衡。③防御作用。肌肤毛发是机体的第一道防御屏障，通过卫气温养肌肤毛发，调节汗孔开合，使肌肤致密，充分发挥其防御功能。④与人体睡眠有关。当卫气行于体内时，人便入睡；当卫气出于体表时，人便醒寤。如卫气行于体表的时间过长则少眠，行于体内的时间过长则多眠。

营气和卫气都来源于水谷精气。其中，精气专柔和部分构成了营气，慓疾滑利部分构成了卫气；营气营养于内为阴，卫气护卫于外为阳，一阴一阳，互为其根。故营卫之间必须协调，不失其常，才能发挥正常的生理功能。

何谓血

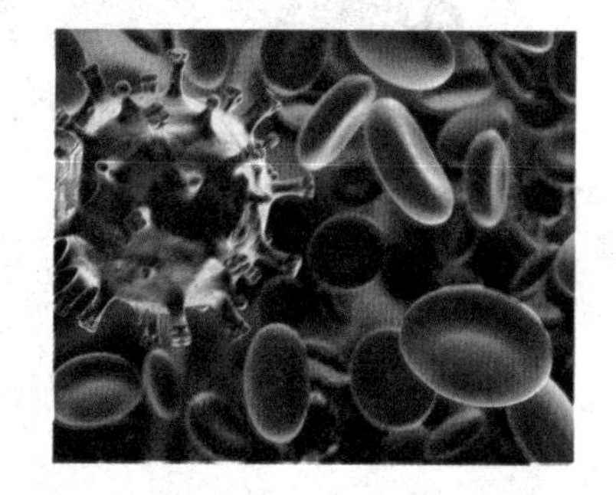

血是运行于脉中，具有很强营养和滋润作用的红色液体，是构成人体和维持人体生命活动的基本物质之一。

血主要是由营气和津液组成，营气和津液都是来自脾胃所化生的水谷精微物质。《黄帝内经·灵枢》说“中焦受气取汁，变化而赤，是谓血”，是指脾胃（中焦）

将摄入的饮食物化生血液的功能。

血具有很强的营养和滋润作用。血液在脉中运行，内至脏腑，外达皮肉筋骨，对全身各脏腑组织器官起着营养和滋润作用，以维持正常的生理功能。

如果血液的营养和滋润功能正常，则面色红润、肌肉丰满壮实、皮肤毛发润泽有华、感觉活动灵活自如等；如果血液生成不足或过度耗损导致血液的营养和滋润功能减弱时，就会出现面色苍白、唇色指甲淡白无华、头晕目眩、肢体麻木、筋脉拘挛、心悸怔忡、皮肤干燥、头发枯焦等一系列血虚失于濡养的症状。

另外，血液还是机体精神活动的物质基础。人的精力充沛，神志清晰，感觉灵敏，活动自如，均有赖于气血的充盛。所以，不论何种原因所造成的血虚，均可出现精神不振、健忘、失眠、多梦、烦躁，甚则精神恍惚、惊悸不安、谵狂等神志失常的病理表现。

血在血管中运行到达全身，为全身脏腑器官提供营养。

血属阴，主静，需要气的推动作用才能运行至全身，同时也需要气的固摄作用，防止在运行当中溢出血管外。

血液能否正常运行，取决于气的推动和固摄作用之间的协调平衡和血管是否通利。如果以上因素失调，就会导致血液运行失常，出现运行速度异常，或导致出血。

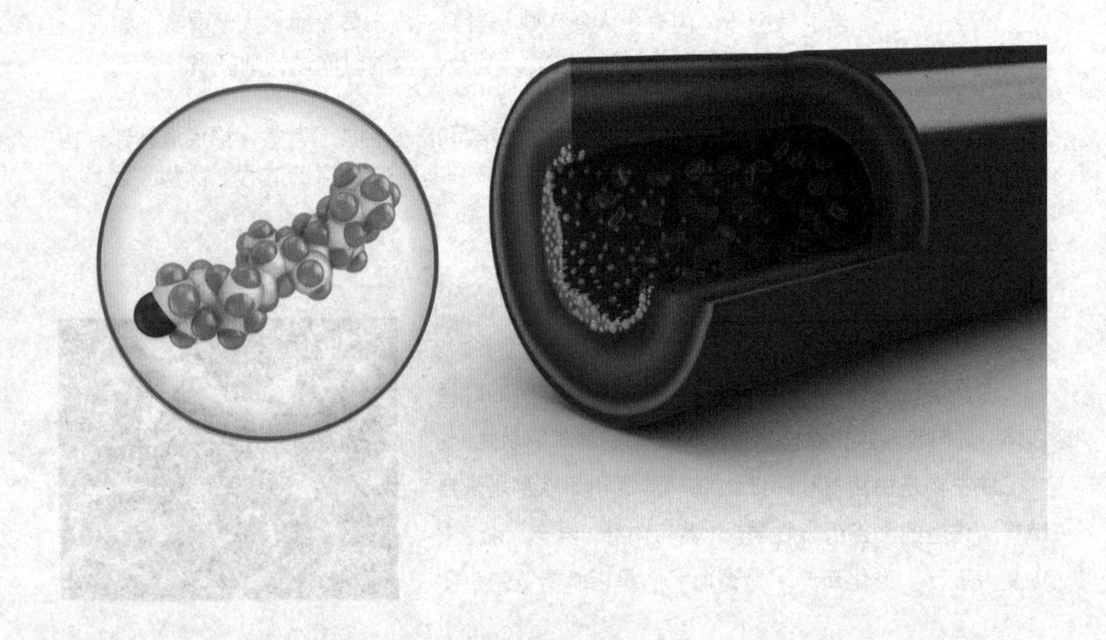

何谓津液

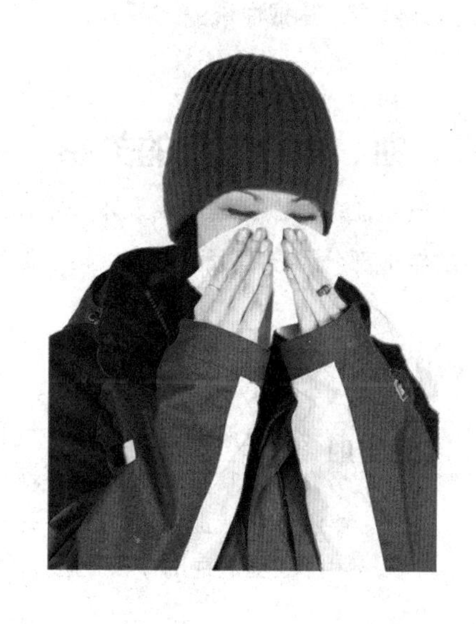

津液是机体一切正常水液的总称，包括各脏腑组织器官的内在体液极其正常的分泌物，如胃液、肠液、涕、泪等，同样也是构成人体和维持人体生命活动的基本物质。

津液其实是津和液两个概念，虽同属水液，都来源于水谷精微物质，但根据其性状、功能、分布部位不同，会有一定的区别。一般来说，性质较清稀，流动性较大，分布于体表皮肤、肌肉和孔窍，并能渗注到血管中，起滋润作用的，称为津；性质较稠厚，流动性较小，灌注于骨关节、脏腑、脑、髓等组织，起濡养作用的，称为液。但因津和液是可相互转化的，故津和液常同时并称。

津液的生成、输布和排泄是个非常复杂的过程，涉及多个脏腑的一系列功能：

生成。津液来源于饮食，通过脾胃的运化功能化生而成。

输布、排泄。这一过程主要是通过脾的转输、肺的宣降和肾的蒸腾汽化来完成。 通过脾的转输，一方面将津液输送到全身，另一方面将津液往上输送到肺。

肺对津液的输送和排泄，主要是宣发和肃降发挥功能。通过肺的宣发作用，将津液向外向上布散到全身，并将多余的转化为汗液排出。通过肺的肃降作用，向下输送到肾和膀胱，多余的形成尿液排出。

肾所藏的精气是机体生命活动的原动力，也是气化作用的原动力。通过肾脏精气的蒸腾汽化作用，将有用的部分布散到全身，将代谢废物排出体外。

津液具有滋润和濡养作用。主要体现于渗入各脏腑器官孔窍，起滋润和濡养作用；另渗入血脉中，构成血液的一部分。

气、血、津液之间的关系

气、血、津液都是构成人体和维持人体生命活动的最基本物质；水谷精微物质都是其中的组成部分；三者相互依存、相互制约、相互为用。

气和血的关系

气能生血 血液的主要成分营气和津液，都是来自脾胃所运化的水谷精微物质。由饮食物转化成水谷精微，再由水谷精微转化成营气和津液，再由营气和津液转化成血液，均离不开气的运动变化，气旺则化生血液的功能也强。故在治疗血虚病症时，应配伍补气药。

气能行血 血属阴主静，气属阳主动，血液的运行有赖于气的推动，气行则血行，气滞则血瘀。如果气的运行失常，就会导致血行异常，故在临床治疗时常配伍补气、行气、降气药。

气能摄血 血液能在血脉中运行而不溢出脉外，主要是依赖气的固摄功能。临床上治疗因气虚导致的出血病症时，常配伍补气药。

血为气之母 血是气的载体，并为其提供充分的营养。气是活力很强的物质，容易逸脱，所以要依附于血和津液才能在体内存在。如果气失去依附，就会浮散无根而出现气脱现象。所以血虚气亦虚，血脱气亦脱，在治疗上多用益气固脱之法。

气和津液的关系

气属阳，津液属阴，气与津液的关系和气与血的关系极其相似。津液的生成、输布和排泄，有赖于气的升降出入运动和气的气化、温煦、推动和固摄作用。气在体内的存在及其运动变化，既依附于血，也依附于津液，两者生理上密切联系，病理上相互影响。

气能生津 气是津液生成的物质基础和动力。津液是饮食物通过胃的运化，经过一系列气化过程而生成。脾胃之气旺，则化生津液之力强，人体津液充足；脾胃之气虚，化生津液之力弱，则津液不足。

气能行津 由于脾气的转输、肺气的宣降、肾中精气的蒸腾汽化，才能使津液输布于全身；津液代谢后转变为汗液和尿液排出体外，也是通过气的气化作用来完成的。所以说，气行水行，气停水停。当气的推动和气化作用异常时，津液输布和排泄亦随之受阻，可出现水液停聚，在病理上称为“气不行水”。

气能摄津 气的固摄作用控制着津液的排泄，使体内津液维持着一定的量，以维持津液的代谢平衡。若气虚，固摄无力时，可致多汗、漏汗、多尿、遗尿等。

津能载气 水谷化生的津液，在元阳之气的蒸腾下，化而为气，散布于脏腑，发挥其滋养作用，以保证脏腑组织的正常生理活动。此外，津也是气的载体之一，气无形而动，必须附着于有形之津液，才能存于体内，故说“津能载气”。当津液大量外泄时，气也随之丧失，称为“气随津脱”，正如《金匮要略心典》说：“吐下之余，定无完气。”如暑病伤津耗气，不仅口渴喜饮，且气随津液外泄，导致气亦不足，而见少气懒言、肢倦乏力等气虚之症。

血和津液的关系

血和津液都是液态物质，都具滋润和濡养作用，都来源于水谷精微物质，故有“津血同源”之说。并且津液渗入血脉中，就成了血液的组成部分。

在病理上，如果失血过多，血管外的津液可渗入血管中，补充血液容量；同时由于血管外的津液大量渗入血管内，则会导致津液不足，出现口渴、尿少、皮肤干燥等。反之，则可见血脉空虚、津枯血躁之象。所以对于失血患者，不能使用发汗、利尿等使津液耗损的方法；同样，对津液亏损患者不能使用破血等方药。

气、血、津液状态的诊断

气血津液辨证，就是运用脏腑学说中有关气血津液的理论，分析气、血、津液的病变，辨认其所反映的不同证候。

由于气血津液都是脏腑功能活动的物质基础，而它们的生成及运行又有赖于脏腑的功能活动，因此，若脏腑发生病变，可以影响到气血津液的变化；而气血津液的病变，也必然要影响到脏腑的功能。所以，气血津液的病变是与脏腑密切相关的，气血津液辨证应与脏腑辨证互相参照。

气病辨证

气的病证很多，《素问・举痛论篇》说“百病生于气也”，指出了气病的广泛性。但气病临床常见的证候，可概括为气虚、气陷、气滞、气逆四种。

血病辨证

血行脉中，内流脏腑，外至肌肤，无处不到。若外邪干扰，脏腑失调，使血的生理功能失常，就可出现寒热虚实的病候。根据临床血病常见证候，概括为血虚、血瘀、血热、血寒四种。

气血同病辨证

气和血具有相互依存、相互滋生、相互为用的密切关系，因而在发生病变时，气血常可相互影响，既见气病，又见血病，即为气血同病。气血同病常见的证候，有气滞血瘀、气虚血瘀、气血两虚、气不摄血、气随血脱等。

津液病辨证

津液是人体正常水液的总称，有滋养脏腑、润滑关节、濡养肌肤等作用。其生成与输布，主要与脾的运化、肺的通调、肾的气化功能有密切关系。津液病变一般可概括为津液不足和水液停聚两个方面。

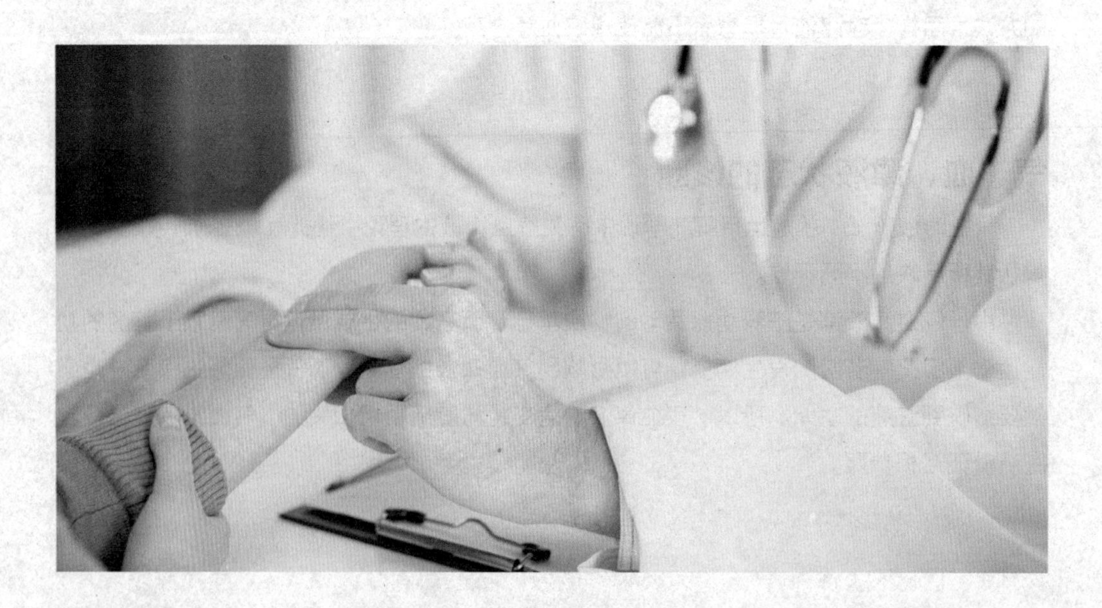

第二章 中医诊断入门：认识疾病的真面目

我们常常看到，同一种疾病在不同的患者身上会有不同的表现，高明的中医往往会给出不同的治疗方法。那么中医是根据什么来诊断疾病、确定治法的呢？其奥妙就是辨证施治！辨证就是辨别、识别证候。中医的『证』相当于西医的诊断，是中医关于疾病发生、发展过程中把握疾病某阶段本质的一种概念。中医辨证就像配钥匙，只有辨准证、辨好证，才能有的放矢，准确用方疗疾。

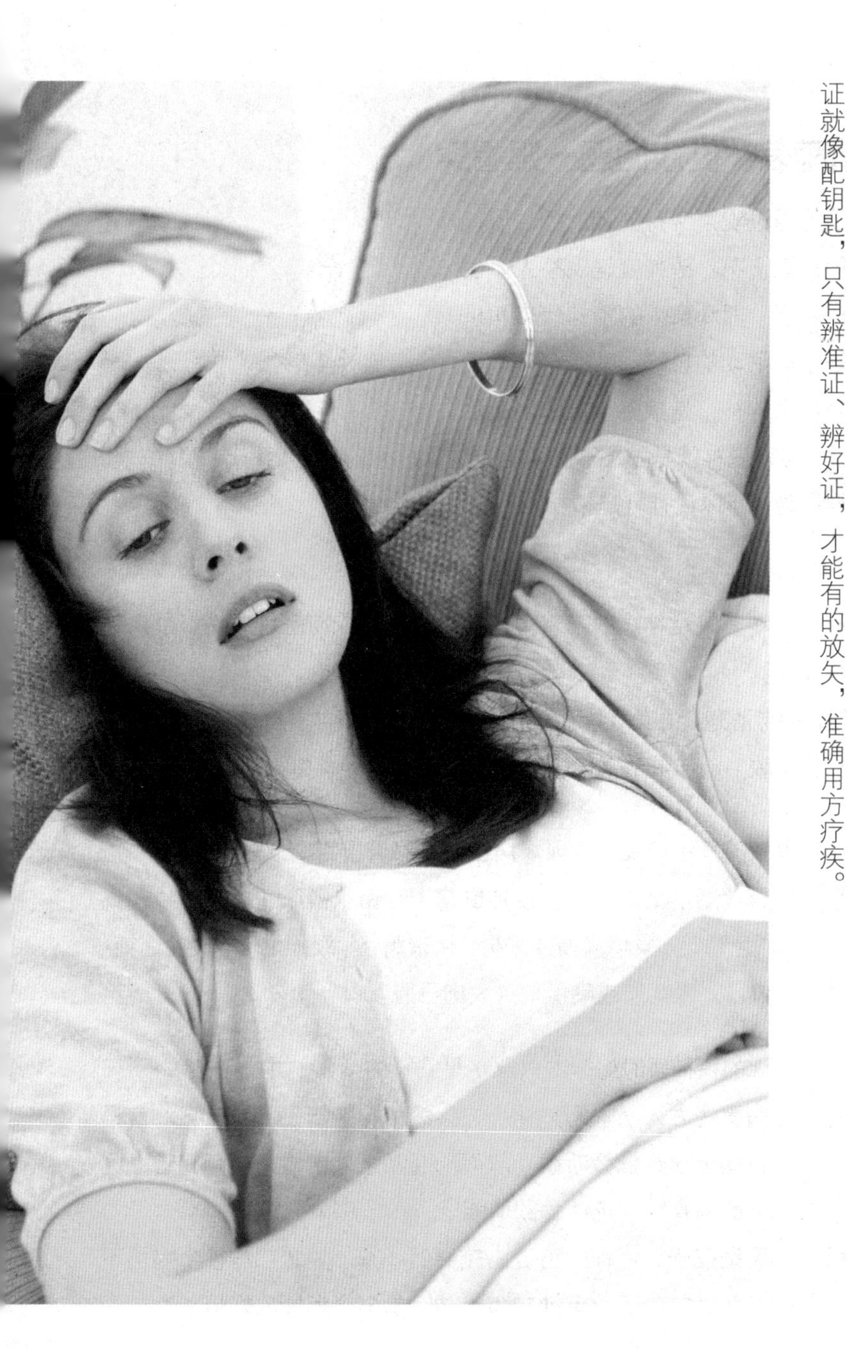

中医诊断的“四大法器”：望闻问切

望 →身体晴雨表，健康问题一眼看穿

整体望诊是通过观察全身的神、色、形、态变化来了解疾病情况。望神就是观察人体生命活动的外在表现，即观察人的精神状态和机能状态。神是生命活动的总称，其概念有广义和狭义之分：广义的神，是指整个人体生命活动的外在表现，可以说神就是生命；狭义的神，乃指人的精神活动，可以说神就是精神。

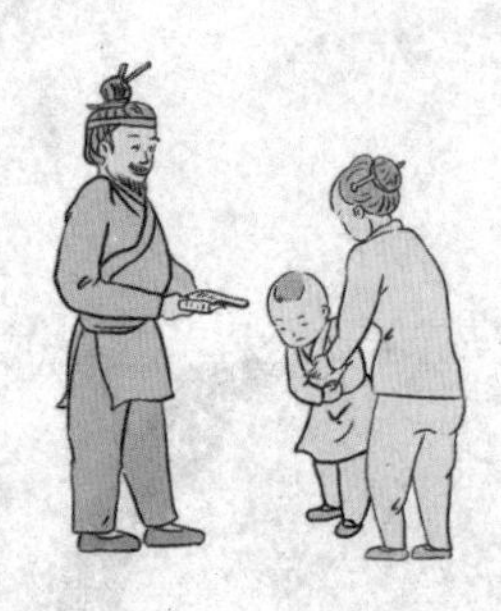

得神

得神又称有神，是精充气足神旺的表现。在病中，则虽病而正气未伤，是病轻的表现，预后良好。

得神的表现是：神志清楚，语言清晰，面色荣润含蓄，表情丰富自然；目光明亮，神采内含；反应灵敏，动作灵活，体态自如；呼吸平稳，肌肉不削。

失神

失神又称无神，是精损气亏神衰的表现。病至此，已属重笃，预后不良。

失神的表现是：精神萎靡，言语不清，或神昏谵语，循衣摸床，撮空理线，或猝倒而目闭口开；面色晦暗，表情淡漠或呆板；目暗睛迷，眼神呆滞；反应迟钝，动作失灵，强迫体位；呼吸气微或喘；周身大肉已脱。

假神

假神是垂危患者出现的精神暂时好转的假象，是临科的预兆，并非佳兆。

假神的表现是：久病重病之人，本已失神，但突然精神转佳，目光转亮，言语不休，想见亲人；或病至语声低微断续，忽而响亮起来；或原来面色晦暗，突然颧赤如妆；或本来毫无食欲，忽然食欲增强。

假神与病情好转的区别在于：假神的出现比较突然，其“好转”与整个病情不相符，只是局部的和暂时的；而由无神转为有神，是整个病情的好转，有一个

逐渐变化的过程。假神之所以出现，是由于精气衰竭已极，阴不敛阳，阳虚无所依附而外越，以致暴露出一时“好转”的假象。这是阴阳即将离绝的危候，古人比作“残灯复明”“回光返照”。

神气不足 神气不足是轻度失神的表现，与失神状态只是程度上的区别。它介于有神和无神之间，常见于虚证患者，所以更为多见。

神气不足的表现是：精神不振，健忘困倦，声低懒言，怠惰乏力，动作迟缓等。多属心脾两亏，或肾阳不足。

闻 → 闻气味、听声音，知健康

闻诊是中医诊断学名词，中医望闻问切四诊方法之一，是运用听觉和嗅觉，通过对病人发出的声音和体内排泄物发出的各种气味的诊察来推断疾病的诊法。在临床上，闻诊与望诊、问诊、切诊相结合，才能全面系统地了解病情，对疾病作出正确判断。

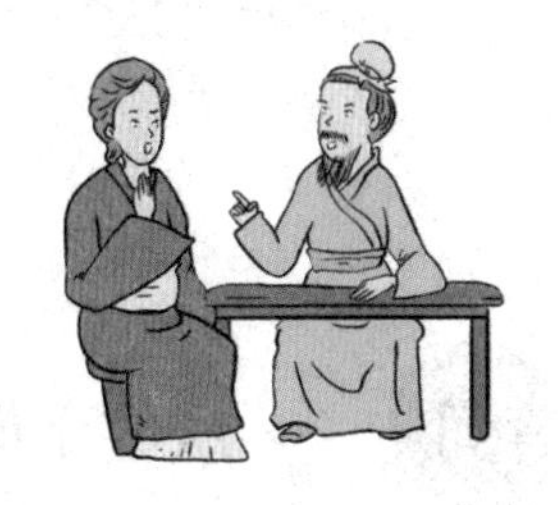

闻诊的概述 闻诊是通过听声音和嗅气味来诊察疾病的方法。听声音包括诊察病人的声音、呼吸、语言、咳嗽、心音、呕吐、呃逆、嗳气、太息、喷嚏、呵欠、肠鸣等各种响声；嗅气味包括嗅病体发出的异常气味、排出物的气味及病室的气味。人体的各种声音和气味，都是在脏腑生理活动和病理变化过程中产生的，所以鉴别声音和气味的变化，可以判断出脏腑的生理和病理变化，为诊病、辨证提供依据。

闻诊的历史及发展

闻诊是诊察疾病的重要方法之一，颇受历代医家重视。早在《黄帝内经》中就有根据病人发出的声音来测知内在病变的记载，如《素问·阴阳应象大论》提出以五音、五声应五脏的理论，《素问·脉要精微论》以声音、语言、呼吸等来判断疾病过程中正邪盛衰状态。东汉张仲景在《伤寒论》和《金匮要略》中也以病人的语言、咳嗽、喘息、呕吐、呃逆、肠鸣、呻吟等作为闻诊的主要内容。后世医家又将病体气味及排出物等气味列入闻诊范围，从而使闻诊从耳听扩展到鼻嗅。正如清代王秉衡所说："闻字虽从耳，但四诊之闻，不专注于听声也。"现代还可借助听诊器等，帮助提高对内脏声音的听诊水平。

闻诊在四诊中的意义

闻诊即通过听声音和嗅气味以了解患者病情的诊察方法，早在殷代就已有"疾言"，即语言方面的疾病。《史记·扁鹊仓公列传》言扁鹊能"切脉、望色、听声、写形，言病之所在"，《素问·阴阳应象大论篇》曰"善诊者，察色按脉，先别阴阳，审清浊而知部分，视喘息听声音而知所苦"。而《难经》则将闻诊与其他三诊相提并论，以望、闻、问、切为序，确立了闻诊在四诊中的位置，强调了闻诊的重要性。然而，作为四诊之一的闻诊，在当今中医界渐有被忽视的势头，无论教学或是临床，闻诊的重要性均难以得到重视，在疾病的诊断过程中往往不能四诊合参，使许多疾病漏诊、误诊，从而造成失治、误治。

问 → 从"十问"中保障自己的健康

问诊是医生对病人或其家属、亲友有目的地进行询问病情的方法。有关疾病的很多情况，如病人的自觉症状、起病过程、治疗经过、生活起居、平素体质及既往病史、家族病史等只有通过问诊才能了解，所以问诊是中医诊法的重要一环，对分辨疾病的阴阳、表里、寒热、虚实能提供重要的依据。

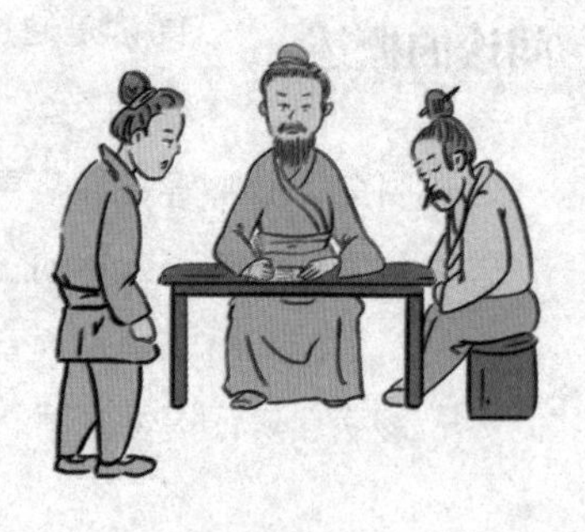

自觉症状主要靠问诊，也有助于他觉症状的发现。问诊的一般内容及主诉大致与西医问诊相同，首先抓住主诉，即病人就诊时自觉最痛苦的一个或几个主要症状及时间，再围绕主诉的症状，深入询问现病史，则需根据中医的基本理论，从整体出发，按辨证要求，搜集资料，与西医问诊的重点有所区别。

特别要理解中医问诊的目的，主要是为了辨证，不同于西医学的完全辨病。如问寒热，要问清是恶寒发热及寒热的轻重主次，还是但寒不热、但热不寒或寒热往来，发热是壮热还是潮热、身热不扬等，以辨病位、病性。问疼痛要问清是胀痛、走窜痛、刺痛、固定痛、冷痛、灼痛、绞痛、隐痛、空痛及拒按、喜按等，以辨寒热气血虚实，从而为治疗提供重要的依据。同时还须注重内外环境、气候、居住地区、生活及饮食嗜好、性格情绪、体质类型等与疾病的关系，针对妇女、小儿等不同对象，详察细辨。

后世医家将问诊主要内容归纳为“十问”，编有十问歌，简便易记。“一问寒热二问汗，三问头身四问便，五问饮食六问胸，七聋八渴俱当辨，九问旧病十问因，再兼服药参机变，妇女尤必问经期，迟速闭崩皆可见，再添片语告儿科，天花麻疹全占验。”

切 → 神奇的脉诊，为自己的健康把脉

脉诊是指医生用手指触摸病人动脉的搏动状态，以了解疾病的诊病方法，又叫“切脉”“按脉”“把脉”等。

根据诊脉的部位，有遍诊法、三部诊法和寸口诊法。

遍诊法 即《素问》三部九候诊法，是遍诊上、中、下三部有关的动脉。上为头部、中为手部、下为足部，在上、中、下三部又各分为天、地、人三侯，三三合而为九，故称为三部九候诊法。

三部诊法 见于汉代张仲景所著的《伤寒杂病论》。张仲景在《伤寒杂病论》中常用寸口、趺阳、太溪三部诊法，其中以寸口脉候脏腑病变，趺阳脉候胃气，太溪脉候肾气。现在这种方法多在寸口无脉搏或者观察危重病人时运用。如两手寸口脉象十分微弱，而趺阳脉尚有一定力量时，提示患者的胃气尚存，尚有救治的可能；如趺阳脉难以触及时，提示患者的胃气已绝，难以救治。

以上两种诊脉的部位，后世已少采用，自晋以来，普遍选用的切脉部位是寸口。

寸口诊法 始见于《黄帝内经》，详于《难经》，推广于晋代王叔和的《脉经》。寸口又称气口或脉口，其位置在腕后桡动脉所在部位。诊脉独取寸口的理论依据是：寸口为手太阴肺经之动脉，为气血会聚之处，而五脏六腑、十二经脉气血的运行皆起于肺而止于肺，故脏腑气血之病变可反映于寸口。另外，手太阴肺经起于中焦，与脾经同属太阴，与脾胃之气相通，而脾胃为后天之本、气血生化之源，故脏腑气血之盛衰都可反映于寸口，所以独取寸口可以诊察全身的病变。

寸口分寸、关、尺三部，以高骨（桡骨茎突）为标志，其稍内方的部位为关，关前（腕端）为寸，关后（肘端）为尺。两手各分寸、关、尺三部，共六部脉。寸、关、尺三部又各分浮、中、沉三候，是寸口诊法的三部九候。

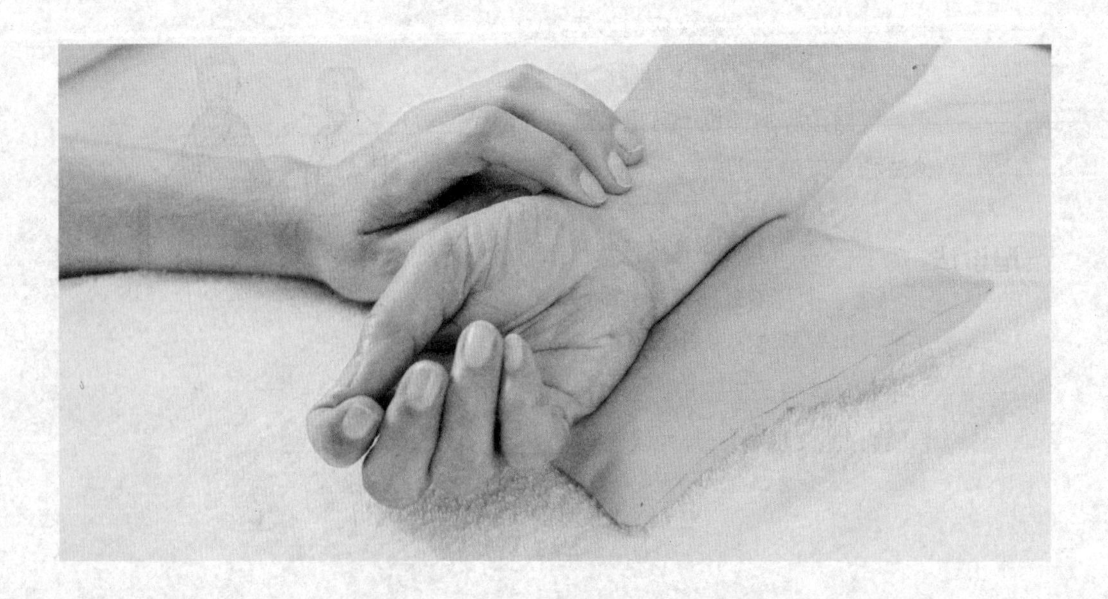

中医诊断“核心”：辨证论治

八纲辨证

辨证有表里·观察病位

表里是一个相对的概念。就躯壳与内脏而言，躯壳为表，内脏为里；就脏与腑而言，腑为表，脏为里；就经络与脏腑而言，经络为表，脏腑为里。从病势深浅论，外感病者，病邪入里一层，病深一层；出表一层，病轻一层。

- **表证：**是由于六淫之邪从皮毛口鼻而侵入人体浅表所引起的证候，多见于外感病初期阶段。
- **里证：**是病变部位深在脏腑、气血、骨髓所反映的证候。
- **半表半里证：**外邪由表内传，尚未入于里，或里邪透表，尚未至于表，邪正相搏于表里之间，称为半表半里证。

表里证的鉴别要点主要是诊察寒热症状、内脏证候是否突出及舌象、脉象等变化。

表里证鉴别要点概览表

证型	病程	寒热症状	内脏证候	舌象	脉象
表证	短	发热与恶寒同时并见	不明显，以头身疼痛、鼻塞、喷嚏等为常见症状	少有变化	浮脉
里证	长	发热不恶寒或但寒不热	明显，可见咳喘、心悸、腹痛、呕吐、腹泻等表现	多有变化	沉脉或其他多种脉象
半表半里证	长	寒热往来	明显，有胸胁苦满等特有表现	多有变化	弦脉

辨证有寒热·观察病性

寒热是辨别疾病性质的两个纲领。寒证与热证反映机体阴阳的偏盛与偏衰：阴盛或阳虚表现为寒证；阳盛或阴虚表现为热证。寒热辨证在治疗上有重要意义。《素问·至真要大论》说“寒者热之”“热者寒之”，两者治法正好相反。所以，寒热辨证必须确切无误。

- **寒证：**是疾病的本质属于寒性的证候。可以由感受寒邪而致，也可以由机体自身阳虚阴盛而致。
- **热证：**是疾病的本质属于热性的证候。可以由感受热邪而致，也可以由机体自身阴虚阳亢而致。

辨别寒证与热证，不能孤立地根据某一症状作判断，就对疾病的全部表现进行综合观察、分析，尤其是对寒热的喜恶，口渴与不渴，面色的赤白，四肢的凉温，以及二便、舌象、脉象等方面更应细致观察。

寒热证鉴别要点概览表

证型	寒热口渴	面色	二便	舌象	脉象
寒证	恶寒喜热，口不渴	白	大便稀溏，小便清长	舌淡，苔白腻	迟或紧
热证	恶热喜冷，渴喜冷饮	红赤	大便干结，小便短赤	舌红，苔黄	数

辨证有虚实·观察病势

虚实是辨别邪正盛衰的两个纲领。虚指正气不足；实指邪气盛时。虚证反映人体正气虚弱而邪气也不太盛；实证反映邪气太盛，而正气尚未虚衰，邪正相争剧烈。虚实辨证，可以掌握病者邪正盛衰的情况，为治疗提供依据，实证宜攻，虚证宜补。只有辨证准确，才能攻补适宜，免犯虚虚实实之误。

- **虚证：**是对人体正气虚弱的各种临床表现的病理概括。虚证的形成，有先天不足、后天失养和疾病耗损等多种原因。

- **实证：**是对人体感受外邪，或体内病理产物堆积而产生的各种临床表现的病理概括。实证的成因有两个方面：一是外邪侵入人体，一是脏腑功能失调以致痰饮、水湿、瘀血等病理产物停积于体内所致。随着外邪性质的差异，致病之病理产物的不同，而有各自不同的症候表现。

虚证与实证的证候表现已分别介绍如上，但从临床来看，有一些症状，可出现于实证，也可见于虚证，例如腹痛，虚证实证均可发生。因此，要鉴别虚实，必须四诊合参，通过望形体、舌象，闻声息，问起病，按胸腹、脉象等多方面进行综合分析。

虚实证鉴别要点概览表

证型	病程	胸腹疼痛	发热恶寒	舌象	脉象
虚证	长（久病）	喜按，按之不痛，胀满时减	五心烦热，午后微热，畏寒，得衣近火则减	稚嫩，苔少或无苔	无力
实证	短（新病）	拒按，按之疼痛，胀满不减	蒸蒸壮热，恶寒，添衣加被不减	质老，苔厚腻	有力

辨证有阴阳·观察病类

阴阳是八纲辨证的总纲。在诊断上，可根据临床上证候表现的病理性质，将一切疾病分为阴阳两个主要方面。阴阳可概括其他六个方面的内容，即表、热、实属阳，里、寒、虚属阴，故有人称八纲为“二纲六要”。

- **阴证：**凡符合阴的一般属性的证候，称为阴证。如里证、寒证、虚证概属阴证范围。
- **阳证：**凡符合阳的一般属性的证候，称为阳证。如表证、热证、实证概属阳证范围。

阴阳消长是相对的，阳盛则阴衰，阴盛则阳衰。如诊得脉象洪大，舌红苔燥，兼见口渴、壮热等，便可知阳盛阴衰；如诊得脉象沉迟，舌白苔润，兼见腹痛、下痢等证，便可知其阴盛阳衰。阴证与阳证，其要点可见于表里、寒热、虚实证候的鉴别之中，亦可从四诊角度进行对照鉴别。

阴阳证鉴别要点概览表					
证型	恶寒发热	面色声息	二便	舌象	脉象
阴证	恶寒，畏冷，喜温	面色苍白或暗淡，语声低微，静而少言，呼吸怯弱，气短	小便清长或短少，大便溏泄气腥	舌淡胖嫩，舌苔润滑	脉沉、细、迟、无力等
阳证	身热，恶热，喜凉	面色潮红或通红，语声壮厉，烦而多言，呼吸气粗	小便短赤涩痛，大便干硬或秘结不通，或有奇臭	舌红绛，苔黄燥，或黑而生芒刺	脉浮、洪、数、大、滑、有力等

病性辨证

由因析果辨病性

六淫、疫疠，外来的致病邪气

六淫包括风、寒、暑、湿、燥、火六种外来的致病邪气。六淫的致病特点：一是与季节和居住环境有关，如夏季炎热，患暑病的人多，久居潮湿之地易感受湿邪；二是六淫属外邪，多经口鼻、皮毛侵入人体，病初常见表证；三是六淫常相合致病，而在疾病发展过程中，又常常相互影响或转化。

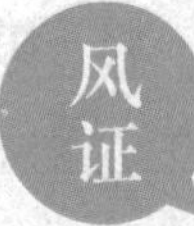

- 风证：是指因感受风邪而引起的一类病证。因风为百病之长，其性轻扬开泄，善行数变，故具有发病急、消退快、游走不定的特点。
- 临床表现：发热恶风，头痛，汗出，咳嗽，鼻塞流涕。苔薄白，脉浮缓。或肢体颜面麻木不仁、口眼歪斜，或颈项强直、四肢抽搐，或皮肤瘙痒。

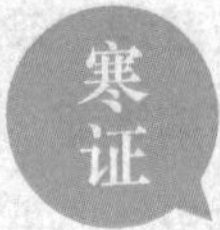

- 寒证：是指因感受寒邪引起的一类病证。因寒为阴邪，其性清冷，凝滞收引，故易伤人阳气，阻碍气血运行。
- 临床表现：恶寒发热，无汗，头痛，身痛，喘咳，鼻塞。苔白薄，脉浮紧。或手足拘急、四肢厥冷、脉微欲绝，或腹痛肠鸣、泄泻、呕吐等。

暑证

- 暑证：是指夏季感受暑邪所致的一类病证。因暑性炎热升散，故为病必见热象，最易耗气伤津，且暑多挟湿，常与湿邪相混成病。
- 临床表现：伤暑，感热，汗出，口渴，尿黄。舌红，苔白或黄，脉象虚数。中暑，发热，汗出不止，口渴，气急，舌绛干燥，脉濡数。

湿证

- 湿证：是指感受湿邪所致的一类病证。因湿性重浊，黏滞，易阻碍气机，损伤阳气，故其病变常缠绵留浊，不易速去。
- 临床表现：伤湿，则头胀而痛，胸前作闷，口不作渴，身重而痛，发热体倦，小便清长，舌苔白滑，脉濡或缓；冒湿，则首如裹，遍体不舒，四肢懈怠，脉弱，湿伤关节，则关节酸痛，屈伸不利。

燥证

- 燥证：是指感受燥邪所致的一类病证。燥性干燥，容易伤津液，临床有凉燥与温燥之分。
- 临床表现：凉燥，恶寒重，发热轻，头痛，无汗，咳嗽，喉痒，鼻塞，舌白而干，脉象浮；温燥，身热，微恶风寒，头痛少汗，口渴心烦，干咳痰少，甚或痰中带血，皮肤及鼻咽干燥，舌干苔黄，脉象浮数。

火证

- 火证：是指感受火热病邪所致的一类病证。因火热之邪，其性燔灼急迫，为病常见全身或局部有显著热象，容易耗伤阴津，使筋脉失于滋润而动风，亦可迫血妄行而出血。
- 临床表现：壮热，口渴，面红目赤，心烦，汗出，或烦躁谵妄，衄血，吐血，斑疹，或躁扰发狂，或见痈脓，舌质红绛，脉象洪数或细数。

疫疠

- 疫疠：是指由感染瘟疫病毒而引起的传染性病证。疫疠致病的一个特点是有一定的传染源和传染途径。
- 临床表现：病初恶寒发热俱重，继之壮热，头身疼痛，面红或垢滞，口渴引饮，汗出，烦躁，甚则神昏谵语，四肢抽搐，舌红绛，苔黄厚干燥或苔白如粉，脉数有力。

七情所伤，精神刺激可致病

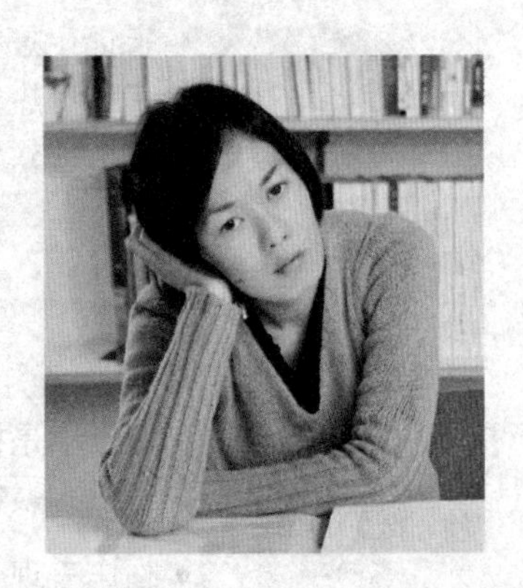

七情，即喜、怒、忧、思、悲、恐、惊七种情志活动。当精神刺激超过了病人自身的调节能力时，便可发生疾病。七情证候均见于内伤杂病。

情志致病有三个特点：一是由耳目所闻，直接影响脏腑气机，致脏腑功能紊乱，气血不和，阴阳失调。如怒则气上，恐则气下，惊则气乱，悲则气消，思则气结，喜则气缓。二是与个人性格、生活环境有关。如性格急躁者，易被怒伤；而性格孤僻者，常被忧思所伤。三是不同的情志变化，所影响的内脏也不同。如喜伤心、怒伤肝、思伤脾、悲伤肺、恐伤肾等。

- **喜太过表现：**精神恍惚，思维不集中，甚则神志错乱，语无伦次，哭笑无常，举止异常，脉缓。
- **怒太过表现：**头晕或胀痛，面红目赤，口苦，胸闷，善叹息，急躁易怒，两胁胀满或窜痛，或呃逆，呕吐，腹胀，泄泻，其则呕血，昏厥，脉弦。
- **忧悲太过表现：**情志抑郁，闷闷不乐，神疲乏力，食欲缺乏，脉涩；悲伤，见面色惨淡，时时吁叹饮泣，精神萎靡不振，脉弱。
- **思太过表现：**头晕目眩，健忘心悸，倦怠，失眠多梦，食少，消瘦，腹胀便溏，舌淡，脉缓。
- **恐惊太过表现：**少腹胀满，遗精滑精，二便失禁，情绪不安，表情惶恐，心悸失眠，甚至神志错乱，语言举止失常。

饮食、劳逸，不知调节也是病因

饮食、劳逸是人类生存的需要，但如不知调节，也能成为致病因素。

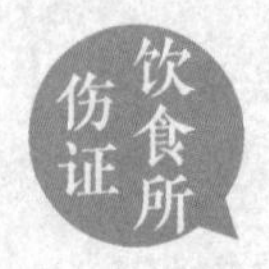

- 饮食所伤证：是指饮食不节而致脾、胃肠功能紊乱的一类病证。
- 临床表现：饮食伤在胃，则胃痛，恶闻食臭，食纳不佳，胸膈痞满，吞酸嗳腐，舌苔厚腻，脉滑有力；饮食伤在肠，则见腹痛泄泻；若误食毒物，则恶心呕吐，或吐泻交作，腹痛如绞，或见头痛、痉挛、昏迷等。

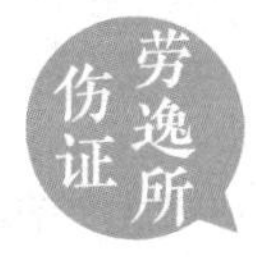

- 劳逸所伤证：是指因体力或脑力过度劳累，或过度安逸所引起的一类病证。
- 临床表现：过劳，则倦怠乏力，嗜卧，懒言，食欲减退；过逸，则体胖行动不便，动则喘渴，心悸短气，肢软无力。

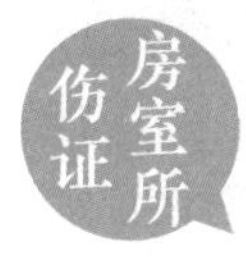

- 房室所伤证：是指性生活过度，或早婚，产育过多，导致肾亏而表现为生殖系统疾患的证。
- 临床表现：头晕耳鸣，腰膝酸软，形体消瘦。男子遗精，早泄，阳痿；女子梦交，宫寒不孕，经少经闭，带下清稀量多。

外伤、染毒，意外的致病因

外伤证候，是指外受创伤，如金刃、跌打、兽类咬伤及毒虫蜇伤所引起的局部症状及整体所反映的证候。外伤致病主要伤及皮肉筋骨，导致气血瘀滞。其次为染毒，毒邪入脏，神明失主，甚至危及生命。

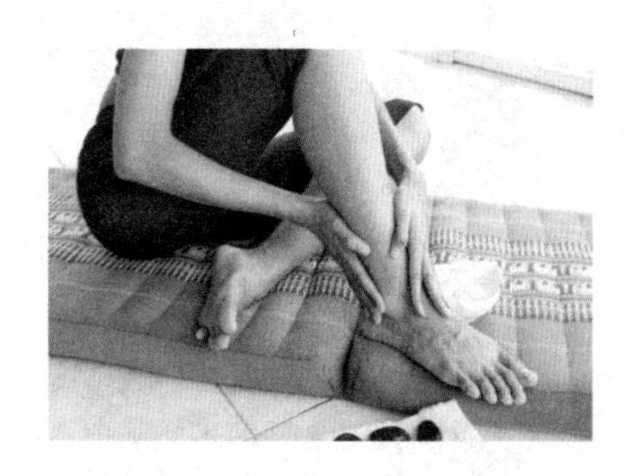

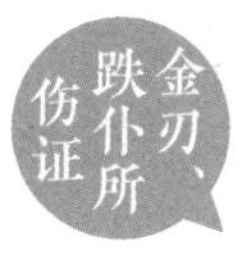

- 金刃、跌仆所伤证：是指因金刃、跌仆等意外事故所致皮肉筋骨或内脏损伤的一类病证。
- 临床表现：轻者局部青紫、肿胀、疼痛，活动不便，或破损出血；重者伤筋折骨，疼痛剧烈；若内伤脏腑，则吐血、下血；若陷骨伤脑，则戴眼直视，神昏谵语。

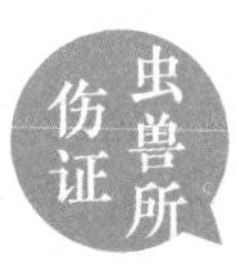

- 虫兽所伤证：是指由毒虫、毒蛇、狂犬等动物伤害人体所引起的病证。
- 临床表现：毒虫螫伤，轻者局部红肿疼痛，出疹，肢体麻木疼痛；重者头痛，昏迷。

由果析因辨病性

气病辨证，百病生于气

在上一章气血津液的诊断中我们提到，气病临床常见的证候，可概括为气虚、气陷、气滞、气逆四种。

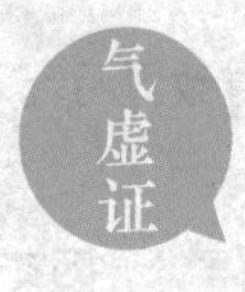

- 气虚证：是指脏腑组织机能减退所表现的证候。常由久病体虚、劳累过度、年老体弱等因素引起。
- 临床表现：少气懒言，神疲乏力，头晕目眩，自汗，活动时诸证加剧。舌淡苔白，脉虚无力。

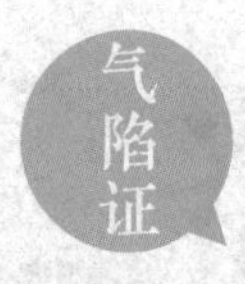

- 气陷证：是指气虚无力升举而反下陷的证候。多见于气虚证的进一步发展，或劳累用力过度，损伤某一脏器所致。
- 临床表现：头晕目花，少气倦怠，久痢久泄，腹部有坠胀感，脱肛或子宫脱垂等。舌淡苔白，脉弱。

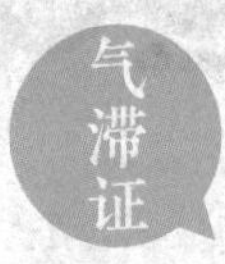

- 气滞证：是指人体某一脏腑、某一部位气机阻滞、运行不畅所表现的证候。多由情志不舒，或邪气内阻，或阳气虚弱，温运无力等因素导致气机阻滞而成。
- 临床表现：胸胁、脘腹等处或损伤部位的胀闷或疼痛，疼痛性质可为胀痛、窜痛、攻痛，症状时轻时重，部位不固定，按之一般无形，痛胀常随嗳气、肠鸣等而减轻，或症状随情绪变化而增减。脉象多弦，舌象可无明显变化。

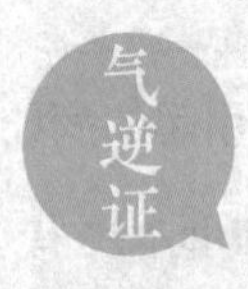

- 气逆证：是指气机升降失常，逆而向上所引起的证候。临床以肺胃之气上逆和肝气升发太过的病变为多见。
- 临床表现：肺气上逆，则见咳嗽喘息；胃气上逆，则见呃逆、嗳气、恶心、呕吐；肝气上逆，则见头痛、眩晕、昏厥、呕血等。

血病辨证，主辨寒热虚实

血的病证表现很多，因病因不同而有寒热虚实之别，其临床表现可概括为血虚、血瘀、血热、血寒四种证候。

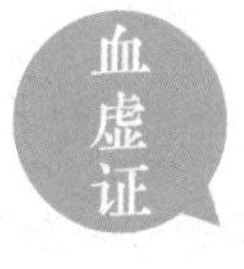

- 血虚证：是指血液亏虚，脏腑百脉失养，表现全身虚弱的证候。血虚证的形成，有禀赋不足；或脾胃虚弱，生化乏源；或各种急慢性出血；或久病不愈；或思虑过度，暗耗阴血；或瘀血阻络，新血不生；或因患肠寄生虫病而致。

- 临床表现：面白无华或萎黄，唇色淡白，爪甲苍白，头晕眼花，心悸失眠，手足发麻，妇女经血量少色淡，经期错后或闭经，舌淡苔白，脉细无力。

血瘀证

- 血瘀证：是指因瘀血内阻所引起的一些证候。形成血瘀证原因有：寒邪凝滞，以致血液瘀阻，或由气滞而引起血瘀；或因气虚推动无力，血液瘀滞；或因外伤及其他原因造成血液流溢脉外，不能及时排出和消散所形成。

- 临床表现：疼痛和针刺刀割，痛有定处，拒按，常在夜间加剧。肿块在体表者，色呈青紫；在腹内者，紧硬按之不移，称为症积。出血反复不止。色泽紫暗，中夹血块，或大便色黑如柏油。妇女常见经闭。舌质紫暗，或见瘀斑瘀点，脉象细涩。

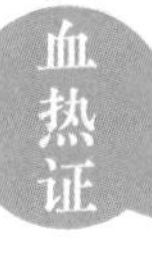

- 血热证：是指脏腑火热炽盛，热迫血分所表现的证候。本证多因烦劳、嗜酒、恼怒伤肝、房事过度等因素引起。

- 临床表现：咳血、吐血、尿血、衄血、便血，妇女月经先期、量多，血热、心烦、口渴。舌红绛，脉滑数。

血寒证

- 血寒证：是指局部脉络寒凝气滞，血行不畅所表现的证候。常由感受寒邪引起。

- 临床表现：手足或少腹冷痛，肤色紫暗发凉，喜暖恶寒，得温痛减，妇女月经延期，痛经，经色紫暗，夹有血块。舌紫暗，苔白，脉沉迟涩。

气血同病辨证，都是关系密切的错

气血同病辨证，是用于既有气的病证，同时又兼见血的病证的一种辨证方法。

气能生血、行血、摄血，血为气之母，因而在发生病变时，气血常可相互影响，常见的证候有气滞血瘀、气虚血瘀、气血两虚、气不摄血、气随血脱等五种。

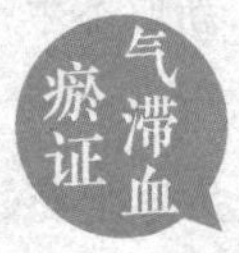

- 气滞血瘀证：是指由于气滞不行以致血运障碍，而出现既有气滞又有血瘀的证候。多由情志不遂，或外邪侵袭，导致肝气久郁不解所引起。
- 临床表现：胸胁胀满走窜疼痛，性情急躁，并兼见痞块刺痛拒按，妇女经闭或痛经，经色紫暗夹有血块，乳房痛胀等症。舌质紫暗或有紫斑，脉弦涩。

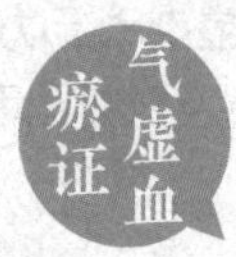

- 气虚血瘀证：是指既有气虚之象，同时又兼有血瘀的证候。多因久病气虚，运血无力而逐渐形成瘀血内停所致。
- 临床表现：面色淡白或晦滞，身倦乏力，少气懒言，疼痛如刺，常见于胸胁，痛处不移，拒按。舌淡暗或有紫斑，脉沉涩。

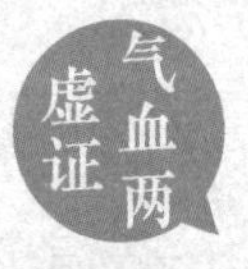

- 气血两虚证：是指气虚与血虚同时存在的证候。多由久病不愈，气虚不能生血，或血虚无以化气所致。
- 临床表现：头晕目眩，少气懒言，乏力自汗，面色淡白或萎黄，心悸失眠。舌淡而嫩，脉细弱等。

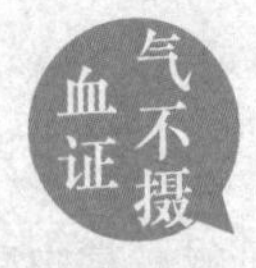

- 气不摄血证：又称气虚失血证，是指因气虚而不能统血，气虚与失血并见的证候。多因久病气虚，失其摄血之功所致。
- 临床表现：吐血，便血，皮下瘀斑，崩漏，气短，倦怠乏力，面色白而无华。舌淡，脉细弱等。

● 气随血脱证：是指大出血时所引起阳气虚脱的证候。多由肝、胃、肺等脏器本有宿疾而脉道突然破裂，或外伤，或妇女崩中、分娩等引起。

● 临床表现：大出血时突然面色苍白，四肢厥冷，大汗淋漓，甚至晕厥。舌淡，脉微细欲绝，或浮大而散。

津液病辨证，少或多都容易出事

津液病辨证，是分析津液病证的辨证方法。津液病证一般可概括为津液不足和水液停聚两个方面。

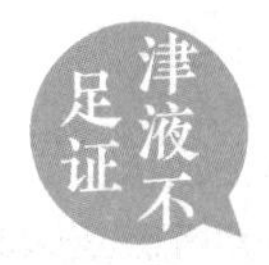

● 津液不足证：是指由于津液亏少，失去其濡润滋养作用所出现的以燥化为特征的证候。多由燥热灼伤津液，或因汗、吐、下及失血等所致。

● 临床表现：口渴咽干，唇燥而裂，皮肤干枯无泽，小便短少，大便干结。舌红少津，脉细数。

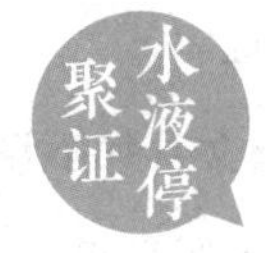

● 水液停聚证：是指水液输布、排泄失常所引起的痰饮水肿等病证。凡外感六淫，内伤脏腑皆可导致本证发生。分为水肿（阴水、阳水）和痰饮（痰、饮）。

● 临床表现：眼睑先肿，继而头面，甚至遍及全身，小便短少，来势迅速。皮肤薄而光亮。并兼有恶寒发热，无汗，舌苔薄白，脉象浮紧。或兼见咽喉肿痛，舌红，脉象浮数。或全身水肿，来势较缓，按之没指，肢体沉重而困倦，小便短少，脘闷纳呆，呕恶欲汪，舌苔白腻，脉沉。

【水肿临床表现】身肿，腰以下为甚，按之凹陷不易恢复，脘闷腹胀，纳呆食少，大便溏稀，面色苍白，神疲肢倦，小便短少，舌淡，苔白滑，脉沉缓。或水肿日益加剧，小便不利，腰膝冷痛，四肢不温，畏寒神疲，面色白，舌淡胖，苔白滑，脉沉迟无力。

【痰临床表现】咳嗽咯痰，痰质黏稠，胸脘满闷，纳呆呕恶，头晕目眩，或神昏癫狂，喉中痰鸣，或肢体麻木，见瘰疬、瘿瘤、乳癖、痰核等，舌苔白腻，脉滑。

【饮临床表现】咳嗽气喘，痰多而稀，胸闷心悸，甚或倚息不能半卧，或脘腹痞胀，水声漉漉，泛吐清水，或头晕目眩，小便不利，肢体浮肿，沉重酸困，苔白滑，脉弦。

脏腑辨证

肝与胆病辨证

肝位于右胁，胆附于肝，肝胆经脉相互络属，肝与胆相表里。肝主疏泄，主藏血，在体为筋，其华在爪，开窍于目，其气升发，性喜条达而恶抑郁；胆贮藏排泄胆汁，以助消化，并与情志活动有关，因而有“胆主决断”之说。

肝的病证有虚实之分。虚证多见肝血，肝阴不足；实证多见于风阳妄动，肝火炽盛，以及湿热寒邪犯扰等。

肝的病变主要表现在疏泄失常、血不归藏、筋脉不利等方面。肝开窍于目，故多种目疾都与肝有关。肝的病变较为广泛和复杂，如胸胁少腹胀痛、窜痛，情志活动异常，头晕胀痛，手足抽搐，肢体震颤，以及黄疸、月经不调、睾丸胀痛等，常与肝有关。胆病常见口苦发黄，及失眠和胆怯易惊等情绪的异常。

肝、胆病辨证要点概览表

		脏腑辨证	辨证要点
虚证	血	肝血虚	筋脉、爪甲、目睛失养 + 血虚证
	阴	肝阴虚	头目筋脉肝络失润 + 阴虚证
实证	气	肝郁气滞	情志抑郁或易怒，肝经部位胀痛，妇女月经不调
	火	肝火上炎	头晕胀痛，胁肋灼痛，急躁易怒 + 实火证
	寒	寒凝肝脉	肝经部位冷痛 + 实寒证
	湿	肝胆湿热	胁肋胀痛，厌食腹胀，身目发黄， 阴部湿热瘙痒 + 湿热证
虚实夹杂	肝阳	肝阳上亢	头晕胀痛，头重脚轻，腰膝酸软
	肝风内动	肝阳化风	肝阳上亢病史，突发动风，或猝然昏倒，半身不遂
		热极生风	高热神昏，手足抽搐，颈项强直，角弓反张， 两目上视，牙关紧闭 + 实热证
		血虚生风	手足震颤，肌肉跳动，关节拘急不利， 肢体麻木，眩晕耳鸣，面白无华，爪甲不荣
		阴虚生风	手足蠕动，午后潮热，五心烦热， 口咽干燥，形体消瘦
胆		胆郁痰扰	惊悸，失眠，眩晕，苔黄腻

心与小肠病辨证

心居胸中，心包络围护于外，为心主之宫城。其经脉下络小肠，两者相为表里：心主血脉，又主神明，开窍于舌；小肠分清泌浊，具有化物的功能。

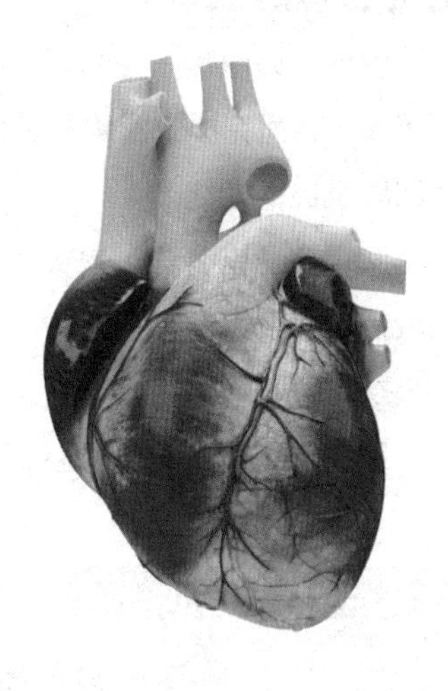

心的病证有虚实。虚证多由久病伤正、禀赋不足、思虑伤心等因素，导致心气心阳受损，心阴、心血亏耗；实证多由痰阻、火扰、寒凝、瘀滞、气郁等引起。

心的病变主要表现为血脉运行失常及精神意识思维改变等方面，例如心悸心痛、失眠、神昏、精神错乱、脉结代或促等症常是心的病变；小肠的病变主要反映在清浊不分、转输障碍等方面，如小便失常、大便溏泄等。

心、小肠病辨证要点概览表

		脏腑辨证	辨证要点
虚证	气	心气虚	心神不足，血运无力
	血	心血虚	血不养心，心神不安，血脉不充
	阴	心阴虚	血不养心，心神不安，虚热内扰
	阳	心阳虚	形寒肢冷，血脉寒滞，心胸憋闷
实证	火	心火炽热	火扰心神，迫血妄行，口舌生疮，小便赤、涩、灼、痛
	瘀	心血瘀阻	心悸怔忡，憋闷疼痛
	痰	痰迷心窍	神志异常，痰浊内盛
	痰 + 火	痰火扰心	外感病：高热、痰盛、神昏； 内伤病：心烦失眠、心志失常
小肠	心火下移	小肠实热	小便赤涩灼痛，心火炽盛
	阳虚	小肠虚寒	肢冷乏力，畏寒畏冷，口淡不渴，喜暖喜按，小便频数清长

脾与胃病辨证

脾胃共处中焦，经脉互为络属，具有表里的关系。脾主运化水谷，胃主受纳腐熟，脾升胃降，共同完成饮食物的消化吸收与输布，为气血生化之源、后天之本。脾又具有统血、主四肢肌肉的功能。

脾胃病证皆有寒热虚实之不同。脾的病变主要反映在运化功能的失常和统摄血液功能的障碍，以及水湿潴留、清阳不升等方面；胃的病变主要反映在食不消化、胃失和降、胃气上逆等方面。

脾病常见腹胀腹痛、泄泻便溏、浮肿、出血等症；胃病常见脘痛、呕吐、嗳气、呃逆等症。

脾、胃病辨证要点概览表

		脏腑辨证	辨证要点
虚证	气虚	脾气虚	胃脘隐痛，腹胀，纳呆＋气虚证
		脾气下陷	内脏下垂＋脾气虚证
		脾不统血	脾气虚证＋出血证
	阳虚	脾阳虚	脾气虚证＋虚寒证
实证	寒	寒湿困脾	食少便溏，头身困重，面目发黄，黄色晦暗如烟熏，或肢体浮肿，小便短少
	热	脾胃湿热	呕恶便溏，肢体困重，或面目肌肤发黄，色泽鲜明如橘子，皮肤发痒，或身热起伏，汗出热不解
胃		胃阴虚	胃部隐隐灼痛，饥不欲食＋阴虚证
		胃阳虚	胃部隐痛，喜温喜按，得食痛减
		胃火炽盛	胃脘灼痛拒按，吞酸＋实热证
		食滞胃脘	胃脘胀满或胀痛呕吐，泄泻酸腐食物
		胃腑气滞	胃脘胀痛，痛窜两胁

肺与大肠病辨证

肺居胸中，经脉下络大肠，与大肠相为表里。肺主气，司呼吸，主宣发肃降、通调水道，外合皮毛，开窍于鼻；大肠主传导、排泄糟粕。

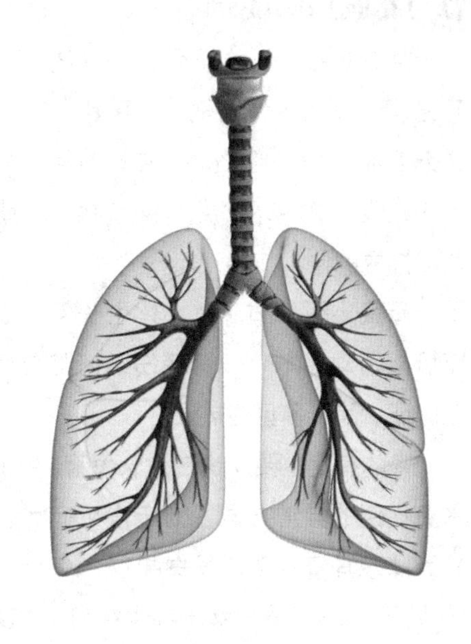

肺的病证有虚实之分，虚证多见气虚和阴虚，实证多见风寒燥热等邪气侵袭或痰湿阻肺所致。大肠病证有湿热内侵、津液不足以及阳气亏虚等。

肺的病变主要为气失宣降，肺气上逆，或腠理不固及水液代谢方面的障碍，临床上往往出现咳嗽、气喘、胸痛、咯血等症状；大肠的病变主要是传导功能失常，主要表现为便秘与泄泻。

肺、大肠病辨证要点概览表

		脏腑辨证	辨证要点
虚证		肺气虚	咳喘无力，咯痰清稀 + 气虚证
		肺阴虚	干咳痰少或咳血，口干舌燥 + 阴虚证
实证	表证	风寒束肺	咳，痰（清稀）+ 风寒表证
		风热犯肺	咳，痰（黄稠）+ 风热表证
		燥邪犯肺	干咳少痰，干燥少津
	热证	痰热壅肺	咳喘，咯痰黄稠量多，腥臭味，有脓血
	痰饮	痰湿阻肺	咳喘，痰白清稀 + 里寒证
大肠		大肠湿热	腹痛，下痢，泄泻 + 湿热证
		大肠液亏	便秘，干燥难以排出 + 津亏证
		大肠结热	腹满硬痛，便秘 + 里热证

肾与膀胱病辨证

肾左右各一，位于腰部，其经脉与膀胱相互络属，故两者为表里。肾藏精，主生殖，为先天之本，主骨生髓充脑，在体为骨，开窍于耳，其华在发，又主水，并有纳气功能；膀胱具有贮尿排尿的作用。

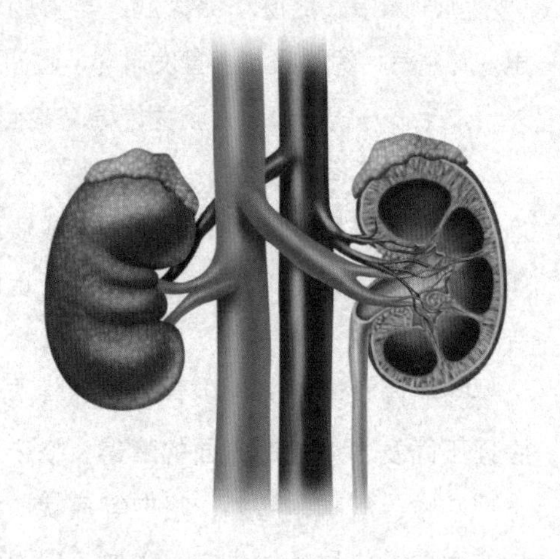

肾藏元阴元阳，为人体生长发育之根、脏腑机能活动之本，一有耗伤则诸脏皆病，故肾多虚证。膀胱多见湿热证。

肾的病变主要反映在生长发育、生殖机能、水液代谢的异常方面，临床常见症状有腰膝酸软而痛、耳鸣耳聋、发白早脱、齿牙动摇、阳痿遗精、精少不育、女子经少经闭，以及水肿、二便异常等；膀胱的病变主要反映为小便异常及尿液的改变，临床常见尿频、尿急、尿痛、尿闭以及小便失禁等症。

肾、膀胱病辨证要点概览表

	脏腑辨证	辨证要点
虚证	肾阳虚	腰膝酸软，性与生殖机能减退 + 阴虚证
	肾阴虚	腰酸耳鸣，男子遗精，女子月经失调 + 阴虚证
	肾气不固	腰膝酸软，耳鸣耳聋，小便频数清长， 男子滑精、早泄，女子白带清稀、胎动易滑
	肾虚水泛	水肿，腰以下肿 + 阳虚证
	肾不纳气	久病咳喘，呼多吸少，气不得续，动则益甚
	肾精不足	小儿生长发育迟缓，成人生殖机能低下， 性机能低下、早衰
膀胱	膀胱湿热	尿频，尿急，尿痛 + 湿热证

其他脏腑兼病辨证

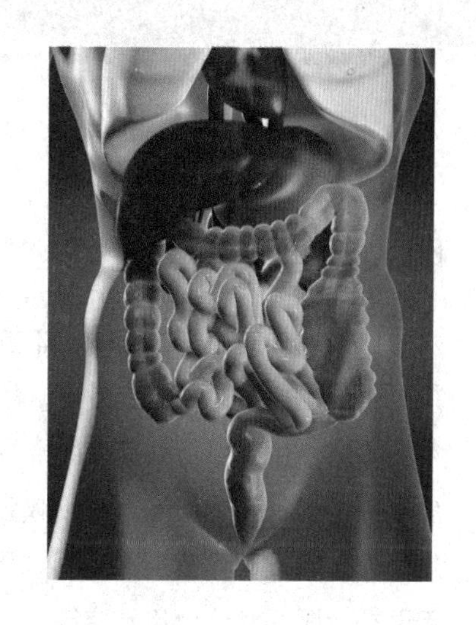

人体每一个脏腑虽然均有其独自的特殊功能，但它们彼此之间却是密切联系的，因而在发病时往往不是孤立的，而是相互关联的。常见有脏病及脏、脏病及腑、腑病及脏、腑病及腑，凡两个或两个以上脏器相继或同时发病者，即为脏腑兼病。

一般来说，脏腑兼病在病理上有着一定的内在规律，只要具有表里、生克、乘侮关系的脏器，兼病较常见，反之则较为少见。因此在辨证时应注意辨析发病脏腑之间的因果关系，这样在治疗时才能分清主次，灵活运用。

脏腑兼病的证候极为复杂，但一般以脏与脏、脏与腑的兼病常见。具有表里关系的病变，已在五脏辨证中论述，现对临床最常见的兼证进行讨论。

脏腑兼病辨证要点概览表

脏腑辨证	辨证要点
心肺气虚	心悸，咳喘，胸闷气短＋气虚证
心脾两虚	心悸，失眠，食少腹胀，便溏，出血＋气虚证
心肾不交	心悸，失眠，腰膝酸软，遗精＋阴虚证
心肾阳虚	心悸，怔忡，浮肿＋虚寒证
肝脾不调	胸胁胀满、窜痛，善太息，腹胀，便溏
肝胃不和	胃脘、胁肋胀痛或窜痛，嗳气，呃逆
肝火犯胃	咳嗽或咳血，胸胁灼痛，急躁易怒＋实热证
肝肾阴虚	头痛，耳鸣，腰膝酸软，胁痛，遗精，经少＋虚热证
肺脾气虚	腹胀，食少便溏，咳嗽气短＋气虚证
肺肾阳虚	咳嗽痰少，腰膝酸软，遗精，月经不调＋虚热证
脾肾阳虚	腰腹冷痛，久泻久痢，浮肿＋虚寒证

辨完病，具体治疗还得“三因制宜”

因人制宜

根据病人的性别、年龄、体质等不同特点，来考虑治疗用药的原则，称“因人制宜”。如不同性别，妇女区别于男性，有月经、怀孕、产后等生理特点，治疗用药必须加以考虑；年龄不同，生理机能及病变特点亦有差别，老年人血气虚少，机能减退，患病多虚证或正虚邪实，虚证宜补，而邪实须攻者亦应慎重，以免损伤正气；不同体质间有强弱、偏寒偏热之分，以及有无宿疾的不同，所以虽患同一疾病，治疗用药亦应有所区别，阳热之体慎用温补，阴寒之体慎用寒凉等。

因时制宜

四时气候的变化，对人体的生理功能、病理变化均产生一定的影响，根据不同季节的时令特点，考虑用药的原则，称“因时制宜”。如春夏季节，阳气升发，人体腠理疏松发散，治疗应避免开泄太过，耗伤气阴；而秋冬季节，阴盛阳衰，人体腠理致密，阳气敛藏于内，此时若病非大热，应慎用寒凉之品，以防苦寒伤阳。

因地制宜

根据不同地区的地理环境特点，来考虑治疗用药的原则，称“因地制宜”。如我国西北地区，地势高而寒冷少雨，故其病多燥寒，治宜辛润；东南地区，地势低而温热多雨，其病多湿热，治宜清化。这说明地区不同，患病亦异，治法应当有别，即使患有相同病证，治疗用药亦应考虑不同地区的特点。如用辛温发表药治外感风寒证，在西北严寒地区，药量可以稍重；而东南温热地区，药量就应稍轻。

第三章

中药学入门：治未病的良方

随着养生知识的普及，越来越多的人都会在家做个药膳来吃、冲杯药茶来饮用、自制两瓶药酒等。如何正确地认识中药的性能呢？疾病有寒证、热证的区别，药性也有寒性、热性的不同；病势有向上向下、在表在里的差异，药性也有升、浮、沉、降的区别；疾病发生部位在各个脏腑经络不同，药性也有归入某经的区分等。知道了这些中药属性，就解开了中药里的养生密码，对养生大有裨益。

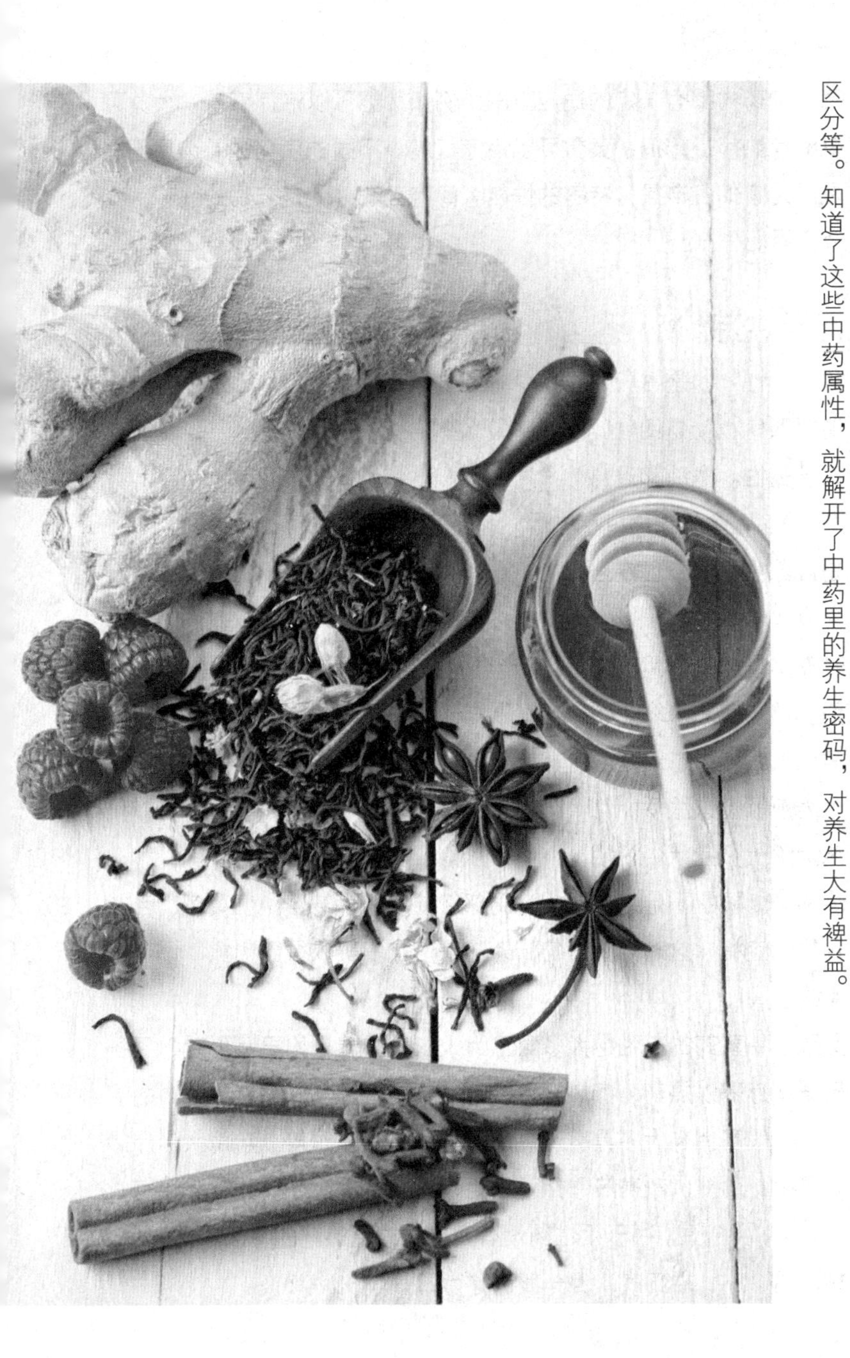

认识药性，记住“四气”和“五味”

中草药品种众多，每一种药物都有一定的适应范围，例如紫苏可以治疗感冒，大黄可以治疗便秘，蒲公英可以治疗热疖、疔疮，黄耆可以治疗气虚。不同的病症需要选用不同的中草药来治疗，这就是因为它们各自具备特有的性能。四气五味，就是药物的性味，代表药物的药性和滋味两个方面。

四气——寒、热、温、凉

中药的“气”，又称为“性”，是古代通用、沿袭至今的名词，所以四气也就是四性，指的是寒、热、温、凉四种药性。寒凉和温热是对立的两种药性：寒和凉之间、热和温之间，是程度上的不同，也就是说药性相同，但在程度上有差别，温次于热，凉次于寒。

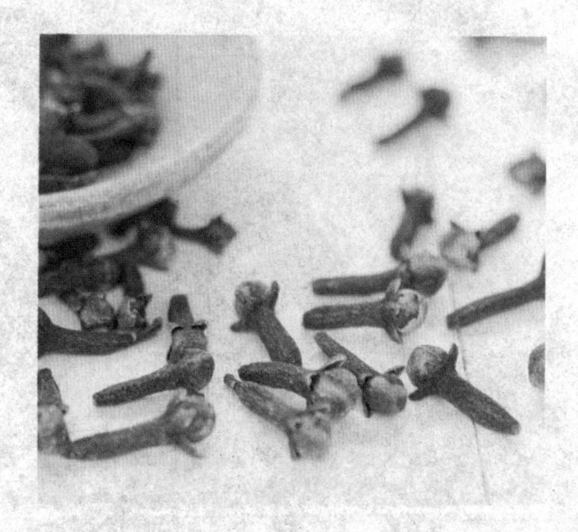

药性的寒、热、温、凉，是药物作用于人体发生的反应归纳出来的。例如感受风寒、怕冷发热、流清涕、小便清长、舌苔白，这是寒的症状，这时用紫苏、生姜煎了汤饮服后，可以使病员发一些汗，就能消除上列症状，说明紫苏、生姜的药性是温热的；如果生了疔疮、热疖、局部红肿疼痛，甚至小便黄色、舌苔发黄，或有发热，这就是热的症状，这时用金银花、菊花来治疗，可以得到治愈，说明金银花、菊花的药性是寒凉的。

通过长时期的临床实践，中草药的药性绝大多数已为人们所掌握，如果我们熟悉了各种药物的药性，就可以根据“疗寒以热药、疗热以寒药”和“热者寒之、寒者热之”的治疗原则针对病情适当应用。一般寒凉药大多具有清热、泻火、解毒等作用，常用来治疗热性病症；温热药大多具有温中、助阳、散寒等作用，常用来治疗寒性病症。此外，还有一些药物的药性较为平和，称为“平”性。由于平性药没有寒凉药或温热药的作用来得显著，所以在实际上虽有寒、热、温、凉、平五气，但一般仍称为四气。

五味——辛、甘、酸、苦、咸

五味就是辛、甘、酸、苦、咸五种不同的滋味，主要是由味觉器官辨别出来的，或是根据临床治疗中反映出来的效果而确定的。各种味的作用如下：

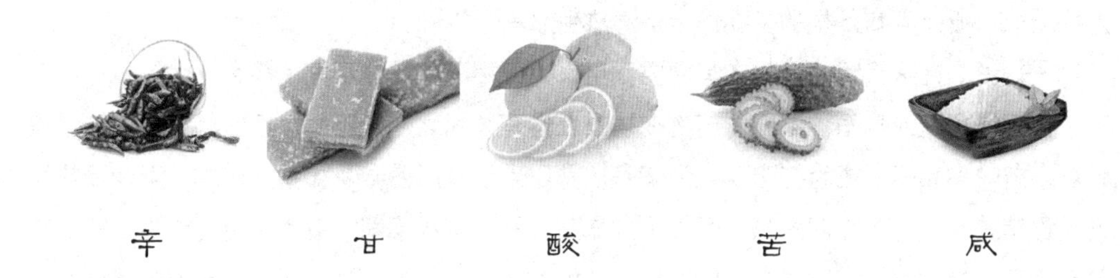

辛 有发散、行气或润养等作用。一般发汗的药物与行气的药物，大多数有辛味；某些补养的药物，也有辛味。

甘 有滋补、和中或缓急的作用。一般滋补性的药物及调和药性的药物，大多数有甘味。

酸 有收敛、固涩等作用。一般带有酸味的药物，大都具有止汗、止渴等作用。

苦 有泻火、燥湿、通泄、下降等作用。一般具有清热、燥湿、泻下和降逆作用的药物，大多数有苦味。

咸 有软坚、散结或泻下等作用。一般能消散结块的药物和一部分泻下通便的药物，带有咸味。

在五味以外，还有淡味、涩味，它们的意义和作用是这样的：

淡 就是淡而无味，有渗湿、利尿作用。一般能够渗利水湿、通利小便的药物，大多数是淡味。

涩 有收敛止汗、固精、止泻及止血等作用。

由于淡味没有特殊的滋味，所以一般将它和甘味并列，称“淡附于甘”；同时，涩味的作用和酸味相似。因此，虽然有七种滋味，但习惯上仍称“五味”。

自古“气”“味”不可孤立

气和味的关系是非常密切的，每一种药物既具有一定的气，又具有一定的味。由于气有气的作用，味有味的作用，必须将气和味的作用综合起来看待。例如，紫苏性味辛温，辛能发散，温能散寒，所以可知紫苏的主要作用是发散风寒；芦根性味甘寒，甘能生津，寒能清热，所以可知芦根的主要作用是清热生津等。

一般说，性味相同的药物，其主要作用也大致相同；性味不同的药物，功效也有所区别；性同味不同或味同性不同的药物在功效上也有共同之处和不同之点。例如，同样是寒性药，若味不相同，或为苦寒，或为辛寒，其作用就有所差异，如黄连苦寒、可以清热燥湿，浮萍辛寒、可以疏解风热；同样是甘味药，但气有所不同，或为甘温，或为甘寒，其作用也不一样，如黄芪甘温、可以补气，芦根甘寒、能清热生津。所以，在辨识药性时，不能把药物的气与味孤立起来。

在临床具体应用时，一般都是既用其气又用其味的；而在特殊应用的时候，配合其他药物，则或用其气，或用其味。

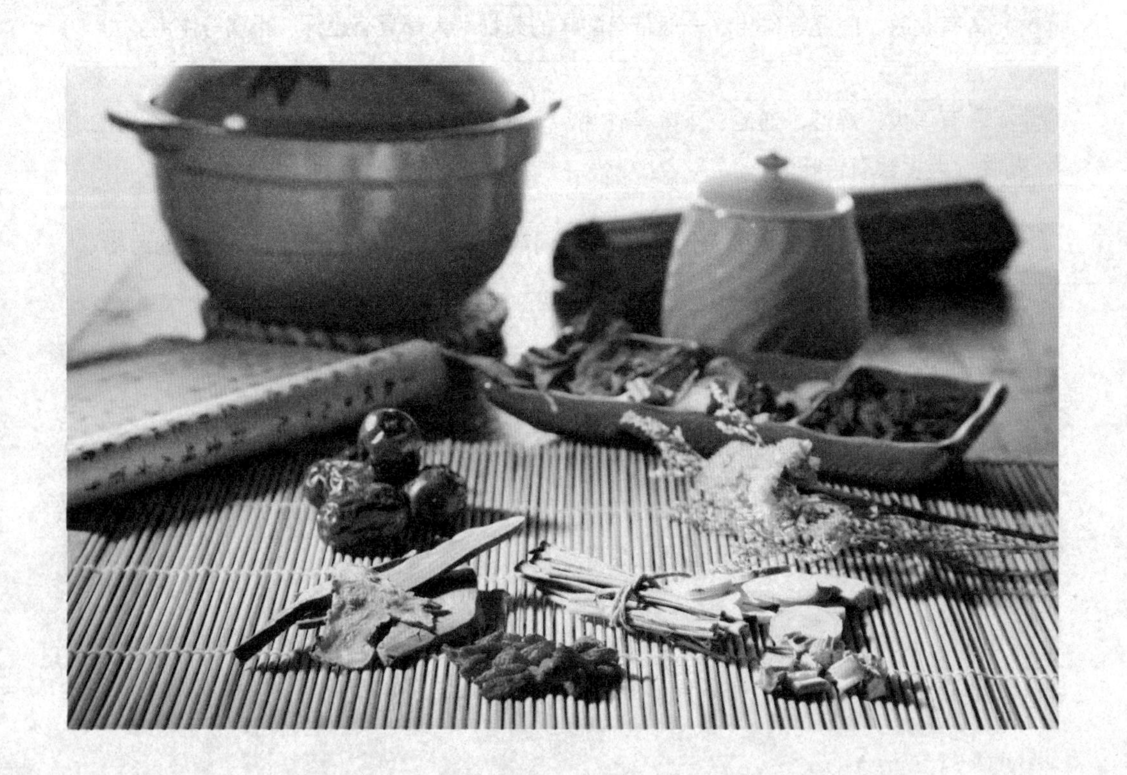

药有归经入脏腑，疗效更直接

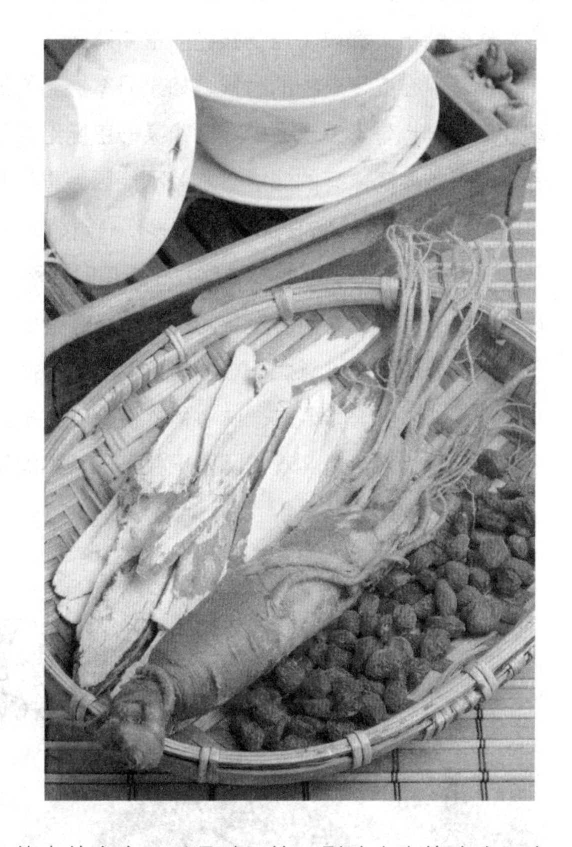

归经，就是药物对于人体某些脏腑、经络有着特殊的作用。例如，龙胆草能归胆经，说明它有治疗胆的病症的功效；藿香能归脾、胃二经，说明它有治疗脾胃病症的功效……

中医学的药物归经，是历代医学家长期用药实践的经验总结。药物归经涉及“经”和脏腑，可以体现“经”和脏腑组织器官的关系，也可以体现经络学说的作用。通过药物归经的具体方法和具体内容，可以充分说明，药物归经和脏腑组织器官归经都是以“经”为论理工具，故而经络学说不仅是对人体生理和病理进行研究的具体科学方法论，也可用于药物学研究。

药物归经这一理论，是以脏腑、经络理论为基础的。由于经络能够沟通人体的内外表里，所以一旦人体发生病变，体表的病症可以通过经络而影响内在的脏腑，脏腑的病变也可通过经络而反映到体表。各个脏腑经络发生病变产生的症状是各不相同的，如肺有病变时，常出现咳嗽、气喘等症；肝有病变时，常出现胁痛、抽搐等症；心有病变时，常出现心悸、神志昏迷等。在临床上，用贝母、杏仁能止咳，说明它们能归入肺经；用青皮、香附能治胁痛，说明它们能归入肝经；用麝香、菖蒲能苏醒神志，说明它们能归入心经。由此可见，药物的归经是人们长期从临床疗效观察中总结出来的。

疾病的性质有寒、热、虚、实等不同，用药也必须有温（治寒症）、清（治热症）、补（治虚症）、泻（治实症）等区分。但是发病脏腑经络又是不一致的，如热性病症，又有肺热、胃热、心火、肝火等，在用药治疗时，虽然都需要根据“疗热以寒药”的原则选用性质寒凉的药物，但还应该考虑脏腑经络的差异，鱼腥草可清肺热、竹叶可清胃热、莲子心可清心火、夏枯草可清肝火，就是由于它们归经的不同而有所区别。同样原因，对寒症也要进一步分肺寒、脾寒等，虚症要分脾虚、肾虚等。在治疗上，温肺的药物，未必能暖脾；清心的药物，未必能清肺；补肝的药物，未必能补肾；泻大肠的药，未必能泻肺……所有这些情况，都说明药物归经的重要意义。

但是，在应用药物的时候，如果只掌握药物的归经，而忽略了四气、五味、补、泻等药性，同样也是不够全面的。因为某一脏腑经络发生病变，可能有的属寒、有的属热，也有可能有的属实、有的属虚，那就不能因为重视归经，而将能归该经的药物不加区分地应用。相反，同归一经的药物种类很多，有清、温、补、泻的不同，如肺病咳嗽，虽然黄芩、干姜、百合、葶苈子都能归肺经，在应用时却不一样，黄芩主要清肺热、干姜主要能温肺、百合主要补肺虚、葶苈子主要泻肺实。在其他脏腑经络方面，同样也是如此。

归经是中草药性能之一，古代文献上又曾将它和“五味”联系起来，认为味酸能入肝，味苦能入心，味辛能入肺，味甘能入脾，味咸能入肾。这种归纳，虽然对一部分药物是符合的，但绝大部分与客观实际情况并不一，不能作为规律性来认识。

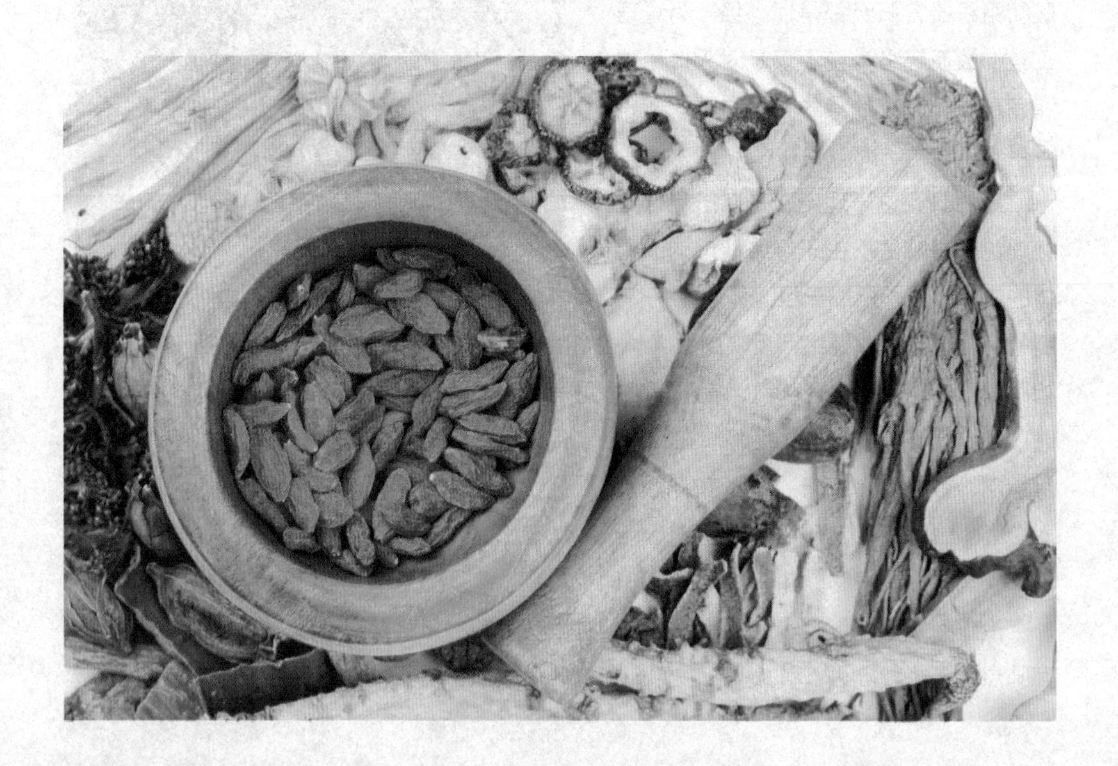

用药有原则，注意升降浮沉

升降浮沉，就是药物作用于人体的四种趋向。它们的意义如下：

升 就是上升、升提的意思，能治病势下陷的药物，都有升的作用。

降 就是下降、降逆的意思，能治病势上逆的药物，都有降的作用。

浮 就是轻浮、上行发散的意思，能治病位在表的药物，都有浮的作用。

沉 就是重沉、下行泄利的意思，能治病位在里的药物，都有沉的作用。

归纳来说，凡升浮的药物，都能上行、向外；如升阳、发表、散寒、催吐等作用的药物，药性都是升浮的。凡沉降的药物，都能下行、向里；如清热、泻下、利水、收敛、平喘、止呃等作用的药物，药性都是沉降的。

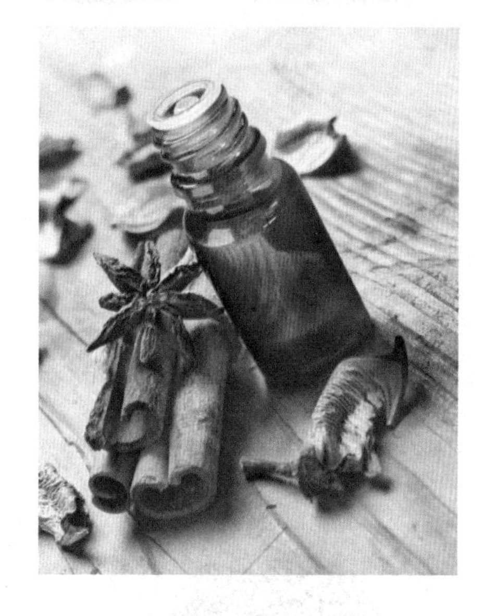

升降浮沉，既是四种不同药性，同时在临床上又作为用药的原则，这是它的重要意义。因为人体发生病变的部位有上、下、表、里的不同，病势有上逆和下陷的差别，在治疗上就需要针对病情来选用药物。病势上逆者，宜降不宜升，如胃气上逆的呕吐，当用姜半夏降逆止呕，不可用瓜蒂等涌吐药；病势下陷者，宜升不宜降，如久泻脱肛，当用黄芪、党参、升麻、柴胡等益气升提，不可用大黄等通便药；病位在表者，宜发表而不宜收敛，因表症须发汗解表，当用紫苏、生姜等升浮药，而不能用浮小麦、糯稻根等收敛止汗药；病位在里者，宜清热、泻下或温里、利水等沉降药，不宜用解表药等。如肝阳上逆的头痛，误用升散药，反而造成肝阳更为亢盛的情况；脾阳下陷的泄泻，误用泄降药，反而造成中气更为下陷、久泻不止的症状。

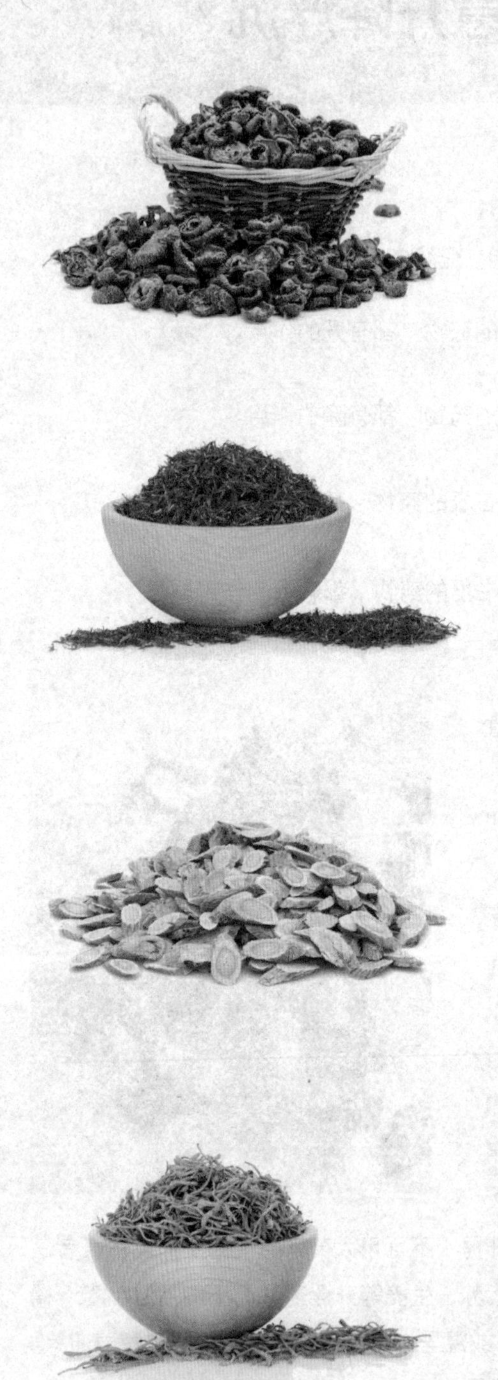

升降浮沉也是对药性认识的一种归纳方法，并且在应用上和药物的归经有密切联系。例如，肺病咳嗽当用肺经药物，但又须区分病势的情况，考虑升浮沉降的药物：如果由于外邪束肺、肺气失宣引起的咳嗽，当用升浮药发散外邪、宣畅肺气，如麻黄、桔梗等；如肺虚久咳就应该用敛肺止咳的五味子、诃子等药性沉降的药物来治疗。又如，气分上逆的病症，应当用沉降药来治疗，但又须区别属于何经的病症：如胃气上逆、呕吐呃逆，就要用半夏、丁香等胃经降逆药；肺气上逆、咳嗽气喘，就要用旋覆花、白前等肺经降逆药。

升降浮沉的药性，一般来说和药物的性味、质地有一定关系。在药性方面来说，凡味属辛甘、性属温热的药物，大都为升浮药；味属苦、酸、咸，性属寒凉的药物，大都为沉降药，因此有“酸咸无升、辛甘无降、寒无浮散、热无沉降”的说法。在药物质地方面来说，凡花、叶以及质轻的药物，大都为升浮药；种子、果实、矿石以及质重的药物，大都为沉降药。

但是，上述情况又并不是绝对的，还必须从各种药物的功效特点来考虑，例如“诸花皆升，旋覆花独降”。在性味和质地方面，药物的升降浮沉也是如此，如苏子辛温、沉香辛微温，从性味来说应是升浮，但因为质重，所以作用为沉降；胡荽子药用种子应是沉降，但因为药性辛温，所以作用为升浮等。此外，通过药物的炮制，也能使升降浮沉有所转化，如酒炒则升、姜制则散、醋炒则敛、盐制则下行等。

药方治病有八法，随病而用

我们现在常引用的“八法”，是清代医家程钟龄从高层次治疗方法的角度，根据历代医家对治法的归类总结而来的。程氏在《医学心悟·医门八法》中说：“论病之源，以内伤、外感四字括之。论病之情，则以寒、热、虚、实、表、里、阴、阳八字统之。而论治病之方，则又以汗、和、下、消、吐、清、温、补八法尽之。”

汗法

汗法是通过开泄腠理、调畅营卫、宣发肺气等作用，使在表的外感六淫之邪随汗而解的一类治法。

汗法主要是通过出汗，使腠理开、营卫和、肺气畅、血脉通，从而能祛邪外出、正气调和。所以，汗法除了主要治疗外感六淫之邪所致的表证外，凡是腠理闭塞、营卫郁滞的寒热无汗，或腠理疏松，虽有汗但寒热不解的病证，皆可用汗法治疗。

例如：麻疹初起，疹点隐而不透；水肿腰以上肿甚；疮疡初起而有恶寒发热；疟疾、痢疾而有寒热表证等，均可应用汗法治疗。

和法

和法是通过和解或调和的方法，使半表半里之邪，或脏腑、阴阳、表里失和之证得以解除的一类治法。

《伤寒明理论》说：“伤寒邪在表者，必渍形以为汗；邪在里者，必荡涤以为利；其于不内不外，半表半里，既非发汗之所宜，又非吐下之所对，是当和解则可矣。”所以和解是专治邪在半表半里的一种方法。至于调和之法，清代医家戴天章说：“寒热并用之谓和，补泻合剂之谓和，表里双解之谓和，平其亢厉之谓和。”（《广瘟疫论》）

可见，和法是一种既能祛除病邪，又能调整脏腑功能的治法，无明显寒热补泻之偏，性质平和，全面兼顾，适用于邪犯少阳、肝脾不和、肠寒胃热、气血营卫失和等证。

下法

下法是通过泻下、荡涤、攻逐等作用，使停留于胃肠的宿食、燥屎、冷积、瘀血、结痰、停水等从下窍而出，以祛邪除病的一类治法。

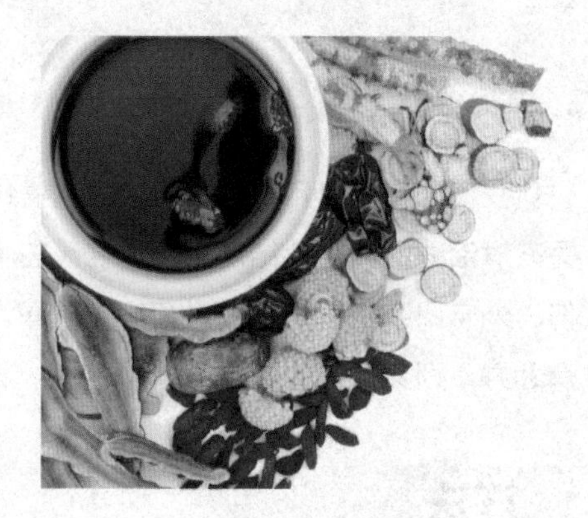

凡邪在肠胃而致大便不通、燥屎内结，或热结旁流，以及停痰留饮、瘀血积水等形症俱实之证，均可使用。

由于病情有寒热，正气有虚实，病邪有兼夹，所以下法又有寒下、温下、润下、逐水、攻补兼施之别，并与其他治法结合运用。

消法

消法是通过消食导滞、行气活血、化痰利水、驱虫等方法，使气、血、痰、食、水、虫等渐积形成的有形之邪渐消缓散的一类治法。

适用于饮食停滞、气滞血瘀、症瘕积聚、水湿内停、痰饮不化、疳积虫积以及疮疡痈肿等病证。

消法与下法虽同是治疗内蓄有形实邪的方法，但在适应病证上有所不同。下法所治病证，大抵病势急迫，形症俱实，邪在肠胃，必须速除，而且是可以从下窍而出者；消法所治，主要是病在脏腑、经络、肌肉之间，邪坚病故而来势较缓，属渐积形成，且多虚实夹杂，尤其是气血积瘀而成之症瘕痞块、痰核瘰疬等，不可能迅即消除，必须渐消缓散。

吐法

吐法是通过涌吐的方法，使停留在咽喉、胸膈、胃脘的痰涎、宿食或毒物从口中吐出的一类治法。

适用于中风痰壅，宿食壅阻胃脘，毒物尚在胃中；痰涎壅盛之癫狂、喉痹，以及干霍乱吐泻不得等，属于病位居上、病势急暴、内蓄实邪、体质壮实之证。

因吐法易伤胃气，故体虚气弱、妇人新产、孕妇等均应慎用。

清法

清法是通过清热、泻火、解毒、凉血等作用，以清除里热之邪的一类治法。

适用于里热证、火证、热毒证以及虚热证等里热病证。由于里热证有热在气分、营分、血分、热壅成毒以及热在某一脏腑之分，因而在清法之中，又有清气分热、清营凉血、清热解毒、清脏腑热等不同。热证最易伤阴，大热又易耗气，所以清热剂中常配伍生津、益气之品。

若温病后期，热灼阴伤，或久病阴虚而热伏于里的，又当清法与滋阴并用，更不可纯用苦寒直折之法，热必不除。

温法

温法是通过温里祛寒的作用，以治疗里寒证的一类治法。

里寒证的形成有外感内伤的不同，或由寒邪直中于里，或因失治误治而损伤人体阳气，或因素体阳气虚弱，以致寒从中生。同时，里寒证又有部位浅深、程度轻重的差别，故温法又有温中祛寒、回阳救逆和温经散寒的区别。

由于里寒证形成和发展过程中，往往阳虚与寒邪并存，所以温法又常与补法配合运用。

补法

补法是通过补益人体气血阴阳，以主治各种虚弱证候的一类治法。

补法的目的，在于通过药物的补益，使人体气血阴阳虚弱或脏腑之间的失调状态得到纠正，复归于平衡。此外，在正虚不能祛邪外出时，也可以补法扶助正气，并配合其他治法，达到助正祛邪的目的。

虽然补法有时可收到间接祛邪的效果，但一般是在无外邪时使用，以避免“闭门留寇”之弊。补法的具体内容甚多，既有补益气、血、阴、阳的不同，又有分补五脏之侧重，但较常用的治法分类仍以补气、补血、补阴、补阳为主。

方药配伍当从“七情”出发

在配伍应用的情况下，由于药物与药物之间出现相互作用的关系，所以有些药物因协同作用而增进疗效，但是也有些药物却可能互相对抗而抵消、削弱原有的功效；有些药物因为相互配用而减轻或消除了毒性或副作用，但是也有些药物反而因为相互忌用而使作用减弱或发生不利人体的作用等。对于这些情况，古人曾总结归纳为七种情况，叫作药性“七情”，内容如下：

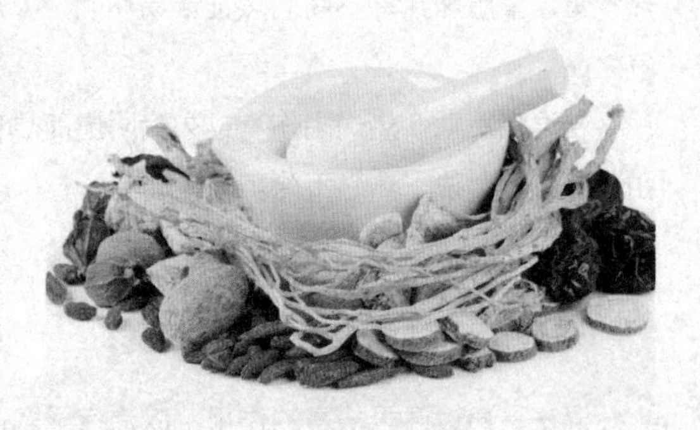

单行 就是单用一味药来治疗疾病。例如用一味马齿苋治疗痢疾；独参汤单用一味人参大补元气、治疗虚脱等。

相须 就是功用相类似的药物，配合应用后可以起到协同作用，加强了药物的疗效。如石膏、知母都能清热泻火，配合应用作用更强；大黄、芒硝都能泻下通便，配用后作用更为明显等。

相使 就是用一种药物作为主药，配合其他药物来提高主药的功效。如脾虚水肿，用黄耆配合茯苓，可加强益气健脾利水的作用；胃火牙痛，用石膏清胃火，再配合牛膝引火下行，促使胃火牙痛更快地消除等。

相畏 就是一种药物的毒性或其他有害作用能被另一种药抑制或消除。如生半夏有毒性，可以用生姜来消除它的毒性。

相杀 就是一种药能消除另一种药物的毒性反应。如防风能解砒霜毒，绿豆能减轻巴豆毒性等。

相恶 就是两种药配合应用以后，一种药可以减弱另一种药物的药效。如人参能大补元气，但若配合莱菔子同用，就会损失或减弱补气的功能等。

相反 就是两种药物配合应用后，可能发生剧烈的副作用。

以上药性“七情”，除了单行以外，都是说明药物配伍需要加以注意的。相须、相使是临床用药尽可能加以考虑的，以便使药物更好地发挥疗效，一般用药“当用相须、相使者良”；相畏、相杀是临床使用毒性药物或具有副作用药物时要加以注意的，“若有毒宜制，可用相畏、相杀者”；相恶、相反是临床用药必须注意禁忌的配伍情况，所以“勿用相恶、相反者”。

从应用单味药，到用多种药物配伍，这是医药史上的发展，可以对表里同病、寒热夹杂、虚中带实等病情复杂的病症给予全面照顾，对毒性药物可以使毒性消除或减弱，从而保证用药的安全。

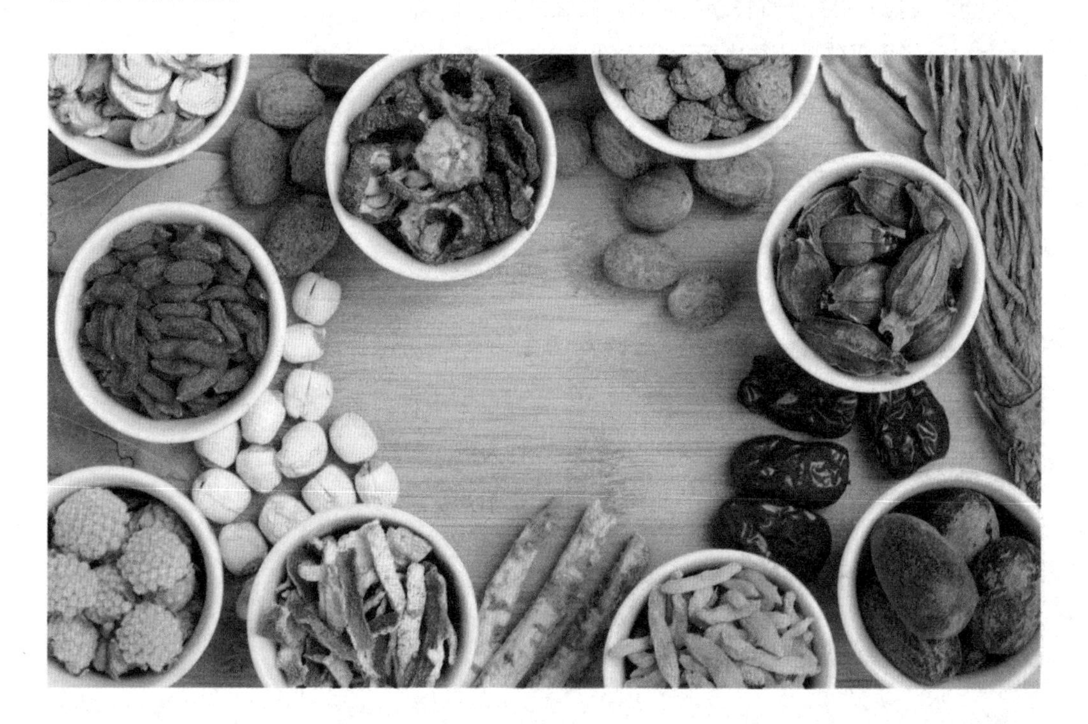

药方组成解析——“君、臣、佐、使”

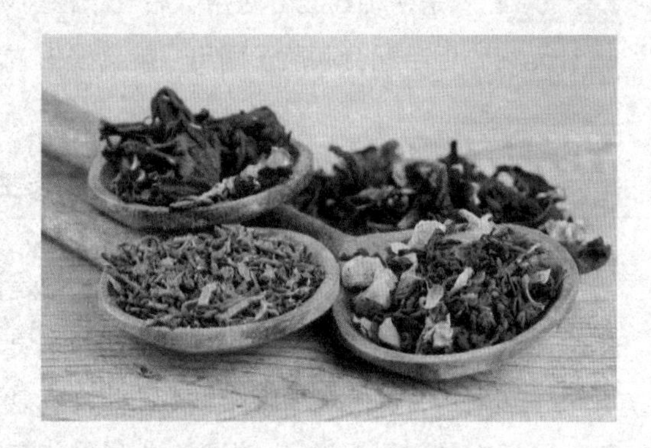

方剂的组成不是单纯药物的堆积，而是有一定的原则和规律。古人用“君、臣、佐、使”四个部分加以概括，用以说明药物配伍的主从关系。一个疗效确实的方剂，必须是针对性强、组方严谨、方义明确、重点突出、少而精悍。现将“君、臣、佐、使”的含义分述如下：

君药 是针对病因或主证起主要治疗作用的药物，一般效力较强，药量较大。

臣药 是指方中能够协助和加强主药作用的药物。

佐药 是指方中另一种性质的辅药。它又分：

（1）正佐：协助主药治疗兼证。

（2）反佐：对主药起抑制作用，减轻或消除主药的副作用。

使药 分为引经药、调和药两种，且配伍意义不同。

（1）引经药：能引方中诸药至病所的药物。

（2）调和药：具有调和方中诸药作用的药物。

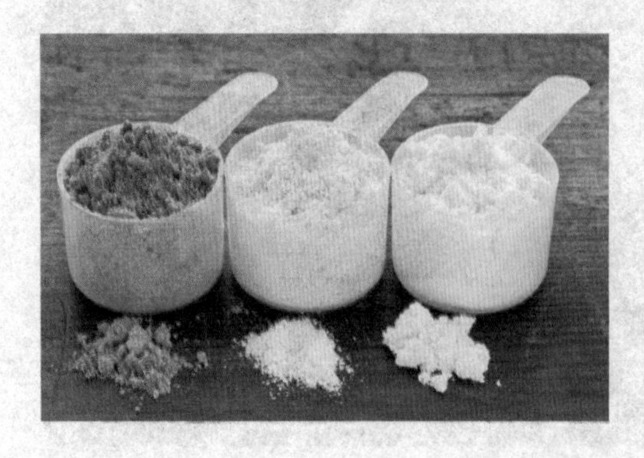

《神农本草经》里面曾写道：“上药一百二十种为君，主养命；中药一百二十种为臣，主养性；下药一百二十种为佐使，主治病。用药须合君臣佐使。”一个方剂中药物的君、臣、佐、使，主要是以药物在方中所起作用的主次地位为依据。除君药外，臣、佐、使药都具两种以上的意义，在遣药组方时并没有固定的模式，既不是每一种意义的臣、佐、使药都必须具备，也不是每味药只任一职。元代李杲在《脾胃论》中申明："君药分量最多，臣药次之，使药又次之。不可令臣过于君，君臣有序，相与宣摄，则可以御邪除病矣。"每一方剂的具体药味多少，以及君、臣、佐、使是否齐备，全视具体病情及治疗要求的不同，以及所选药物的功能来决定。但是，在任何方剂组成中，君药不可缺少。一般来说，君药的药味较少，而且不论何药在作为君药时，其用量比作为臣、佐、 使药应用时要大。这是一般情况下对组方基本结构的要求。至于有些药味繁多的大方，或多个基础方剂组合而成的复方， 分析时只需按其组成方药的功用归类，分清主次即可。

例如一病人恶寒发热、无汗而喘、头痛、脉浮紧，其辨证是风寒表实证。择用麻黄汤治疗：方中之麻黄，辛温，发汗解表，以除其病因（风寒）而治主证，为主药；桂枝，辛甘温，温经解肌，协助麻黄增强发汗解表之功，为辅药；杏仁，甘苦温，助麻黄宣肺平喘，以治咳喘之兼证，为佐药；甘草，甘温，调和诸药，为使药。

简单的方剂，除了主药外，其他成分不一定都具备。如芍药甘草汤，只有主、辅药；左金丸，只有主药黄连和佐药吴茱萸；独参汤，只有主药人参。复杂的方剂主药可有两味或两味以上，辅、佐、使药也可有两味或多味。

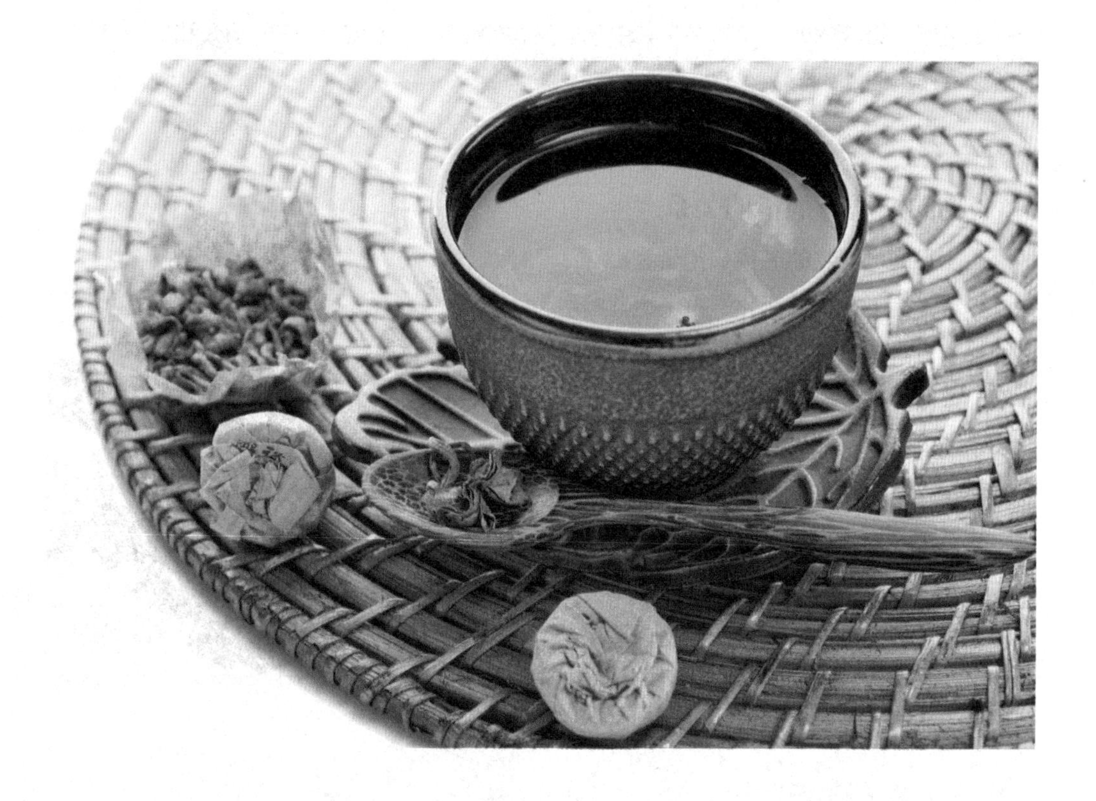

发挥药效，方药剂量要准确

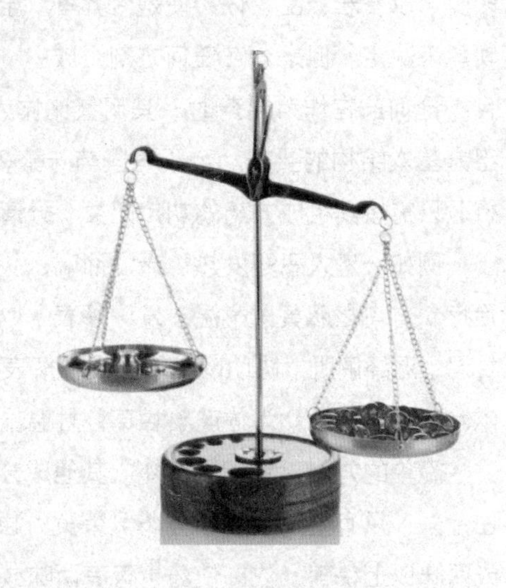

用量就是中草药在临床上应用时的分量，一般包括重量（如若干两、若干钱）、数量（如几只、几片）、容量（如若干汤匙、若干毫升）等，它们都是常写于医生处方上希望药房配付的药量。

中草药的用量，直接影响它的疗效。如果应该用大剂量来治疗的，反而用小量药物，可能因药量太小，效力不够，不能及早痊愈，以致贻误病情；或者应该用小剂量来治疗的，反而用大量药物，可能因药过量，以致克伐人体的正气，对疾病的治疗带来不利的后果。此外，一张通过配伍组成的处方，如果将其中某些药物的用量变更以后，它的功效和适应范围也会随之有所不同。

一般说来，在使用药物、确定剂量的时候，应该从下列三个方面来考虑：

1. 药物的性质与剂量的关系

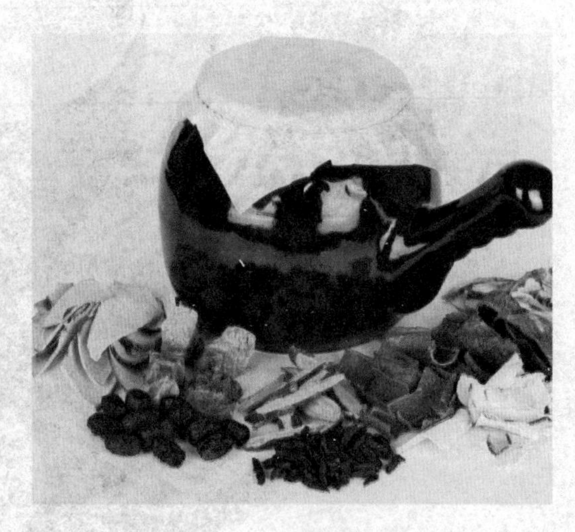

在使用剧毒药物的时候，用量宜小，并以少量开始，视症情变化，再考虑逐渐增加；一旦病势已减，应逐渐减少或立即停服，以防中毒或产生副作用。在使用一般药物的时候，对质地较轻或容易煎出的药物如花、叶之类，用量不宜过大；质重或不易煎出的药物如矿物、贝壳之类，用量应较大；新鲜的药物因含有水分，用量可较大些，干燥的应较少些；过于苦寒的药物多用会损伤肠胃，故剂量不宜过大，

也不宜久服。

2. 剂型、配伍与剂量的关系

在一般情况下，同样的药物，入汤剂比丸、散剂用量要大一些；在复方应用时比单味药用量要小一些。

3. 年龄、体质、病情与剂量的关系

成人和体质较强实的病人，用量可适当大些；儿童及体弱患者，剂量宜酌减。病情轻者，不宜用重剂；病情较重者，剂量可适当增加。

现今，临床上对于草药的用量一般多用五钱至一两，在用药药味较少、药性没有毒性或副作用的情况下是可以的，而且在应用过程中还打破了旧习惯的框框，发现了许多药物的新疗效，对推动中医药的发展起了一定的促进作用。但是处方用药药味已经很多，可能有些药物具有不良副作用，用量就应该适当小些。特别是有些药物，一方面固然有良好疗效，但价格又比较昂贵，如犀角、羚羊角、麝香、牛黄、猴枣、鹿茸、珍珠等，更应该注意它们的用量。

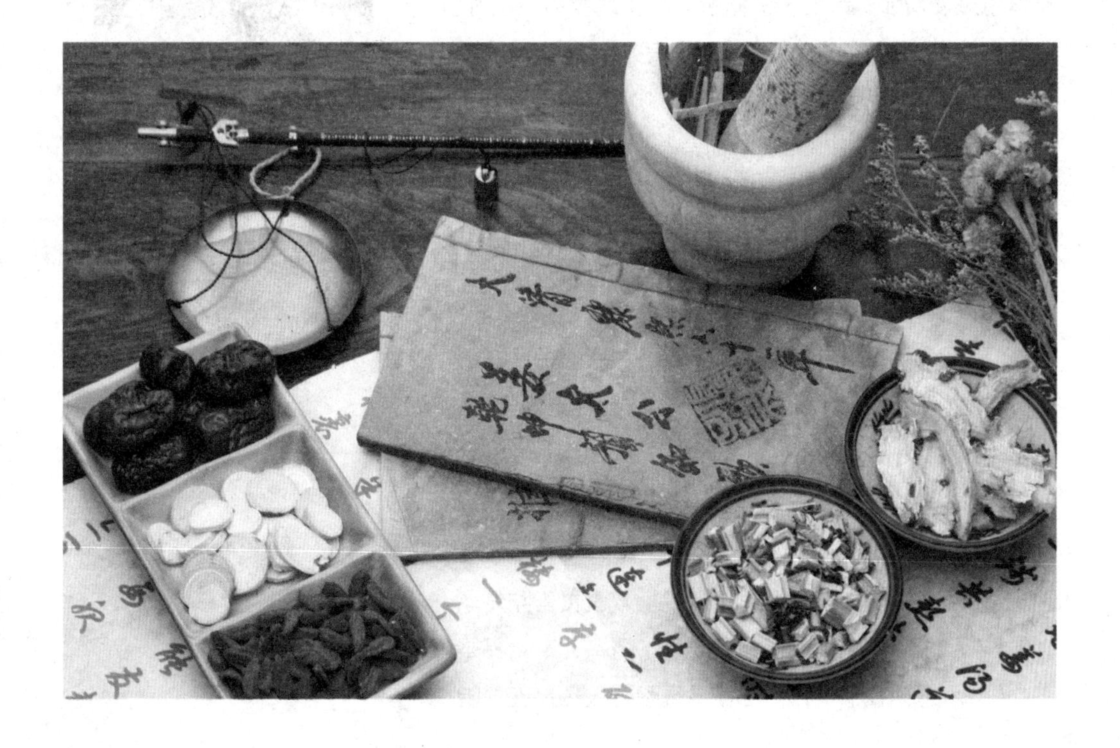

牢记禁忌，拒绝错用药

在使用药物治疗疾病时，不光要对症用药，还要牢记一些用药禁忌，服用药物时注意忌口。

药方中的配伍禁忌

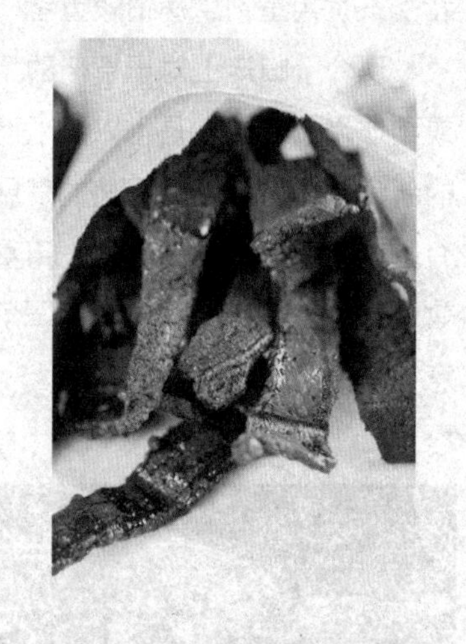

配伍禁忌，是指两种以上药物混合使用，或药物制成制剂时，发生体外的相互作用，出现使药物中和、水解、破坏失效等理化反应，这时可能发生浑浊、沉淀、产生气体及变色等外观异常的现象。有些药品配伍使药物的治疗作用减弱，导致治疗失败；有些药品配伍使副作用或毒性增强，引起严重不良反应；还有些药品配伍使治疗作用过度增强，超出了机体所能耐受的能力，也可引起不良反应，乃至危害病人等。前人有“十八反”与“十九畏”的记述，所谓反者即指前文药物“七情”中的“相反”而言，所谓畏者即指“相恶”而言。

十八反：

甘草反甘遂、大戟、芫化、海藻。
乌头反贝母、瓜蒌、半夏、白蔹、白及。
藜芦反人参、沙参、丹参、玄参、苦参、细辛、芍药。

十九畏：

硫黄畏朴硝；水银畏砒霜；狼毒畏密陀僧；
巴豆畏牵牛；丁香畏郁金；川乌、草乌畏犀角；
牙硝畏荆三棱；官桂畏石脂；人参畏五灵脂。

服药时的饮食禁忌

俗话说：“吃药不忌口，坏了大夫手。”无论西药还是中药，我们都要注意忌口的常识，轻则减轻药效，重则威胁生命健康。中药忌口是大家都很关心的一个问题，那么在吃中药的时候该如何忌口呢？

忌浓茶

一般服用中药时不要喝浓茶，因为茶叶里含有鞣酸，浓茶里含的鞣酸更多，与中药同服会影响人体对中药中有效成分的吸收，减低疗效。尤其在服用阿胶、银耳时，忌与茶水同服，会使茶叶中的鞣酸、生物碱等产生沉淀，影响人体吸收。如平时有喝茶习惯，可以少量喝一些绿茶，而且最好在服药2～3小时后再喝。

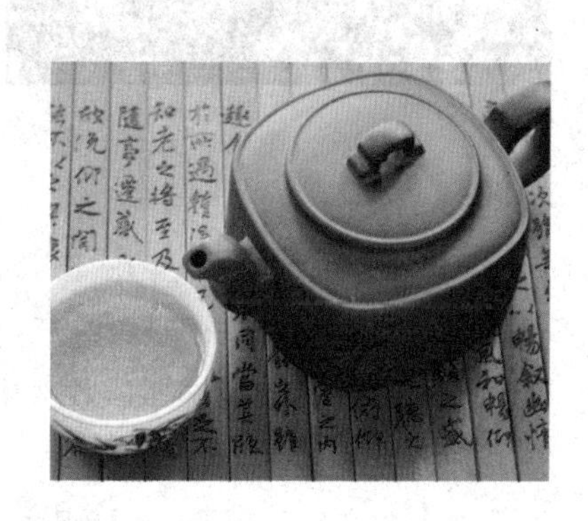

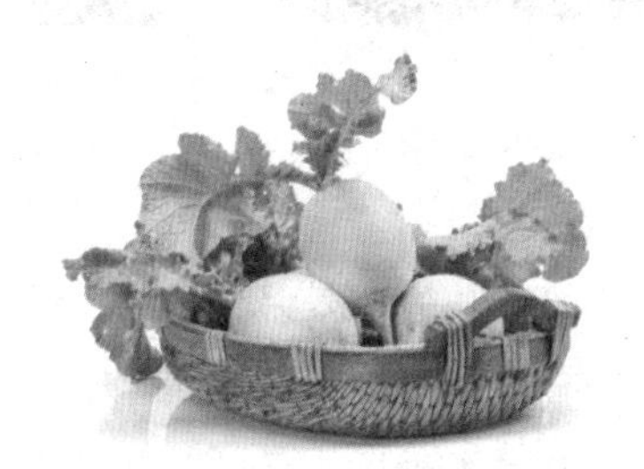

忌萝卜

服用中药时不宜吃生萝卜（理气化痰药除外），因萝卜有消食、破气等功效，特别是服用人参、黄芪等滋补类中药时，吃萝卜会削弱人参等的补益作用，降低药效而达不到治疗目的。

忌生冷

生冷食物性多寒凉，难以消化；还易刺激胃肠道，影响胃肠对药物的吸收。故在治疗寒证服中药时，如温经通络、祛寒逐湿药，或健脾暖胃药，不可不忌生冷食物。

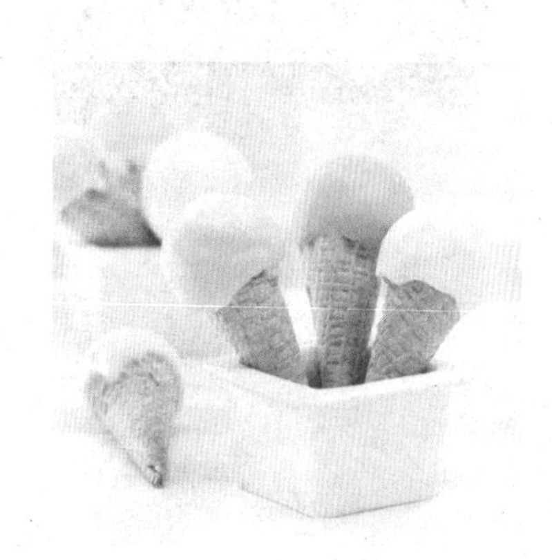

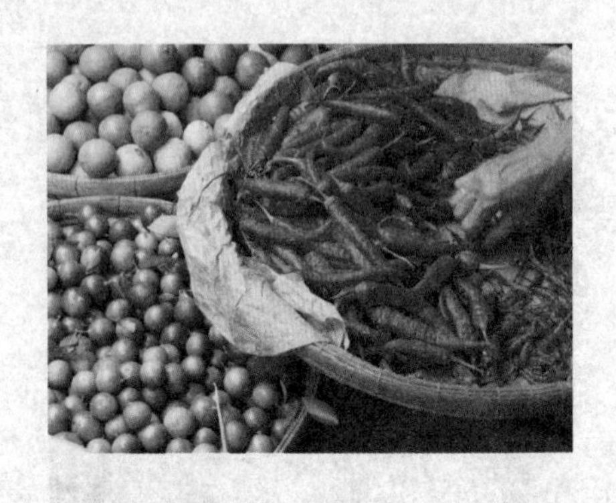

忌辛辣

热性辛辣食物性多温热，耗气动火。如服用清热败毒、养阴增液、凉血滋阴等中药或痈疡疮毒等热性病治疗期间，须忌食辛辣。如葱、蒜、胡椒、羊肉、狗肉等辛辣热性之品，如若食之，会抵消中药效果，有的还会促发炎症，伤阴动血（出血）。

忌油腻

油腻食物性多黏腻，助湿生痰，滑肠滞气，不易消化和吸收，而且油腻食物与药物混合更能阻碍胃肠对药物有效成分的吸收，从而降低疗效。服用中药期间，如进食荤腻食物，势必影响中药的吸收，故对痰湿较重、脾胃虚弱、消化不良、高血压、冠心病、高脂血症、高血黏度以及肥胖病等患者须忌食动物油脂等油腻之物。

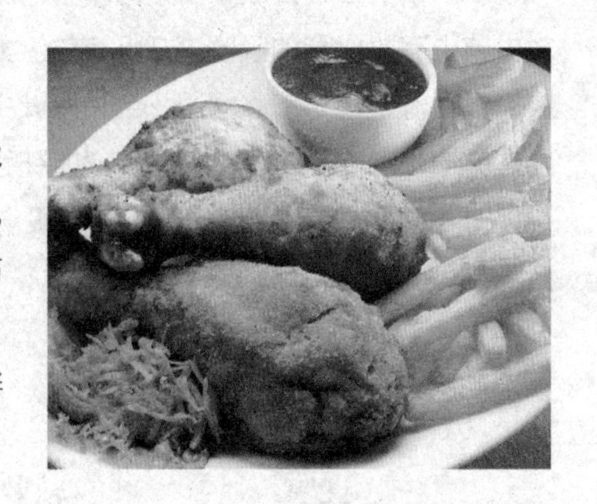

忌腥膻

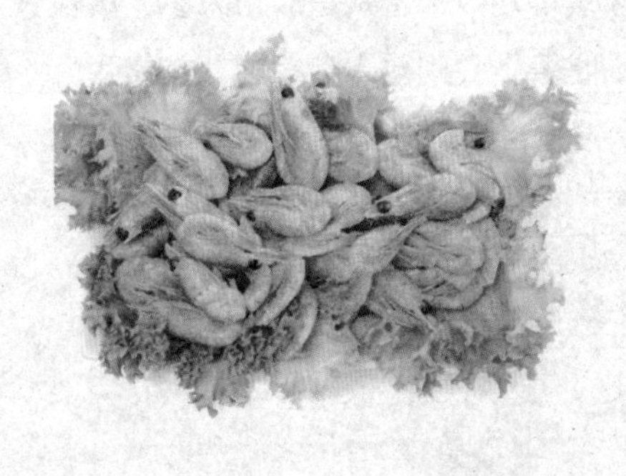

一般中药均有芳香气味，特别是芳香化湿、芳香理气药，含有大量的挥发油，赖以发挥治疗作用，这类芳香物质与腥膻气味最不相容。若服用中药时不避腥膻，往往影响药效，如鱼、虾、海鲜腥气及牛羊膻味。对那些过敏性哮喘、过敏性鼻炎、疮疖、湿疹、荨麻疹等过敏性皮炎患者，在服用中药期间必须忌食腥膻之物，还应少吃鸡、羊、猪头肉、蟹、鹅肉等腥膻刺激之发物。因为这类食物中含有异性蛋白，部分病人特别敏感，容易产生过敏，从而加重病情。

第四章 中医经穴入门：神奇的经络学说

传统医学理论当中，经络穴位理论可以说是最独特、最神奇，也最源远流长的一部分，历代医家都对经络的使用推崇备至。经络和各种穴位堪称是蕴含在人体内的金矿，从中挖掘出的、闪光的金子数也数不清。本章从人们对经络的各种疑问谈起，用平实易懂的语言，给读者展示了一个奇妙的经络世界。疏通好经络，气血通畅，自然百病不侵。

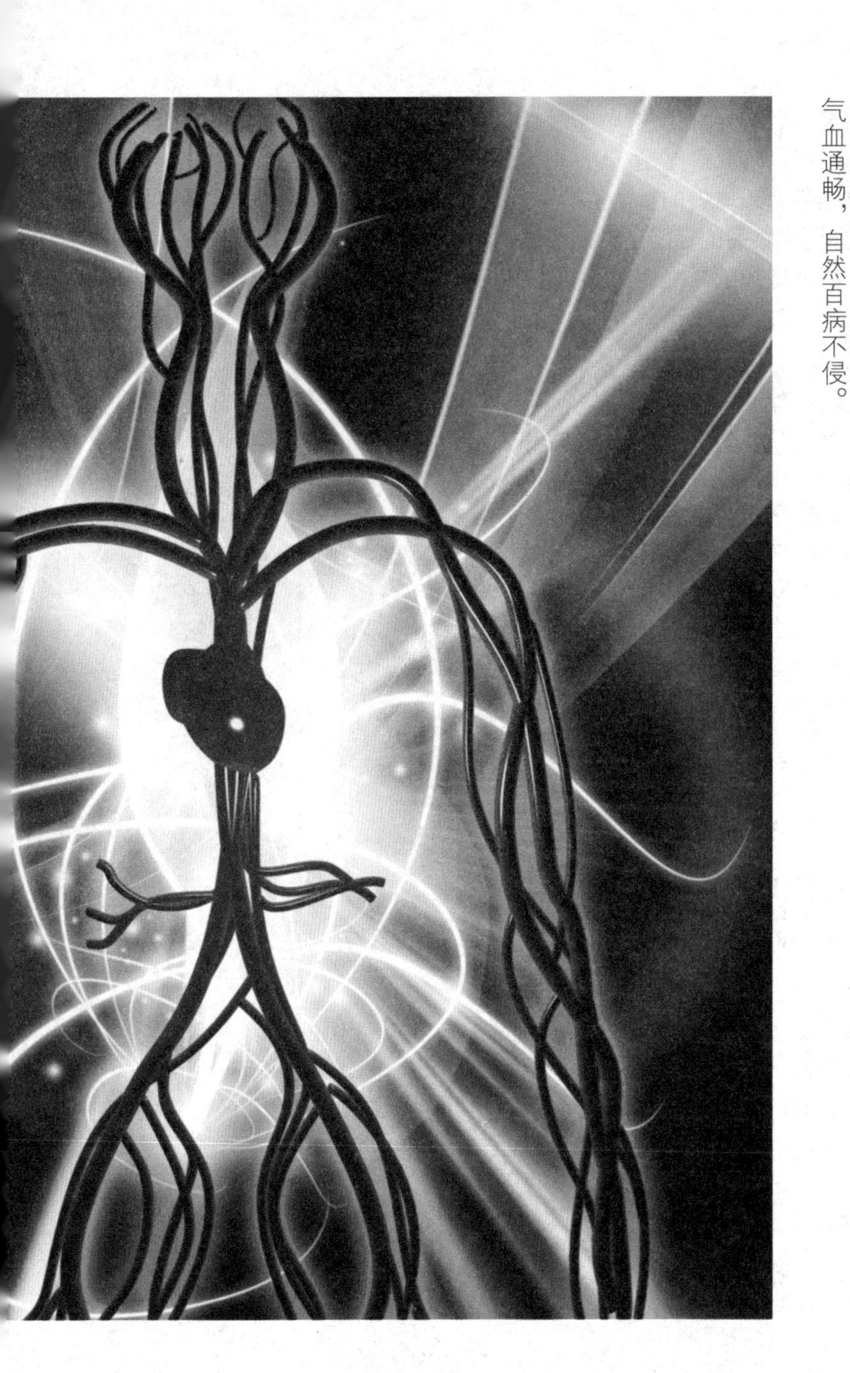

何谓经络

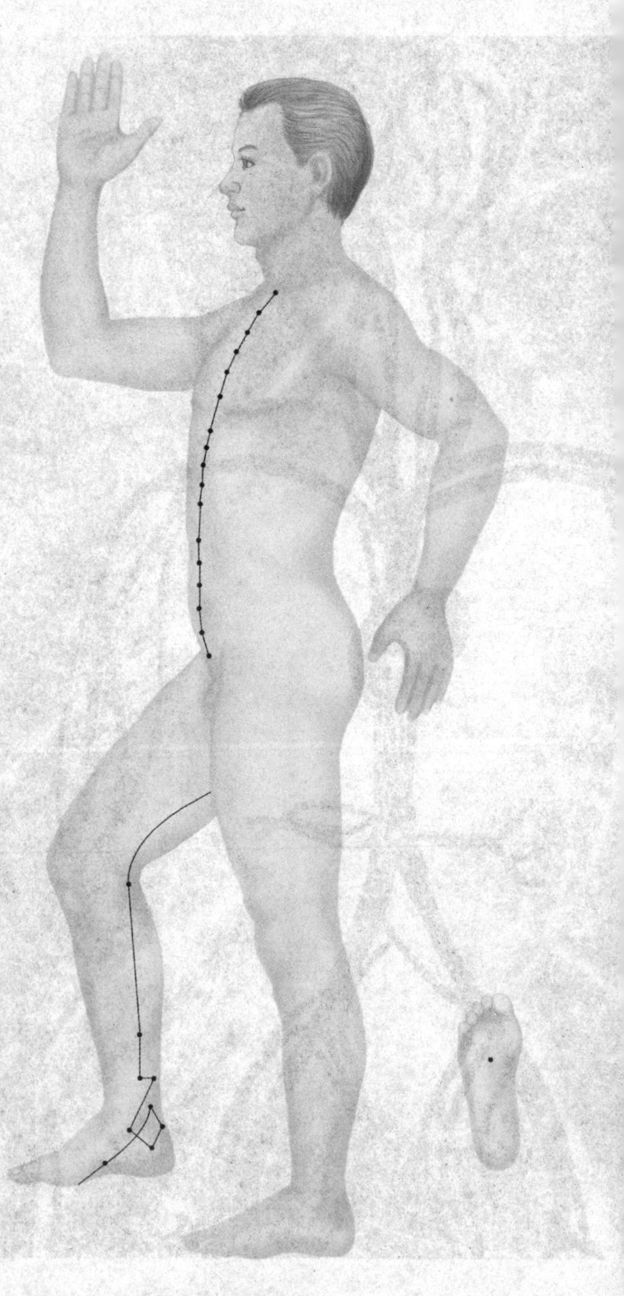

按照中医的解释来看，经络分别指的是两种系统。其中大的为经，它就好比是人体内的主路，广泛地连接着人体内的重要部位；小的叫络，就如同主路旁的辅路，既是对主路的补充，又能够增加细微之处的联系。经脉系统包括有十二经脉，也就是十二正经，还有奇经八脉，以及附属于十二经脉的十二经别、十二经筋、十二皮部，其中最主要的就是十二经脉和奇经八脉中的任脉和督脉；络脉系统包括有十五络脉，以及难以计数的浮络、孙络等。十二经脉里的气血就好像是江河里的水，在不停地流动着，而奇经八脉就好像是湖泊和水库，有着调节十二经脉气血的作用。当十二经脉的气血量多的时候，就会渗灌到奇经八脉中；要是十二经脉的气血不足的话，奇经八脉中的气血又会流到十二经脉中。

气血就是在这些主干和分支上进行着有机的往复循行。一旦经络出现了问题，不通畅了，身体里面的气血便会出现堵塞，再严重的话，整个气血交通也就瘫痪了，这样的话，病也就在人体中产生了。所以平时我们一定要保持这些道路的通畅，只有这样才能保证机体的健康。

经络是运行人体全身气血、连络脏腑肢节、沟通上下内外的通道。针灸、按摩等各种大量临床实践已经证明：沿经络及各穴位施加物理刺激（砭石、推拿、针灸、刮痧、电脉冲、微波等），能对脏腑及全身的疾病有效地发挥治疗作用。经络包括

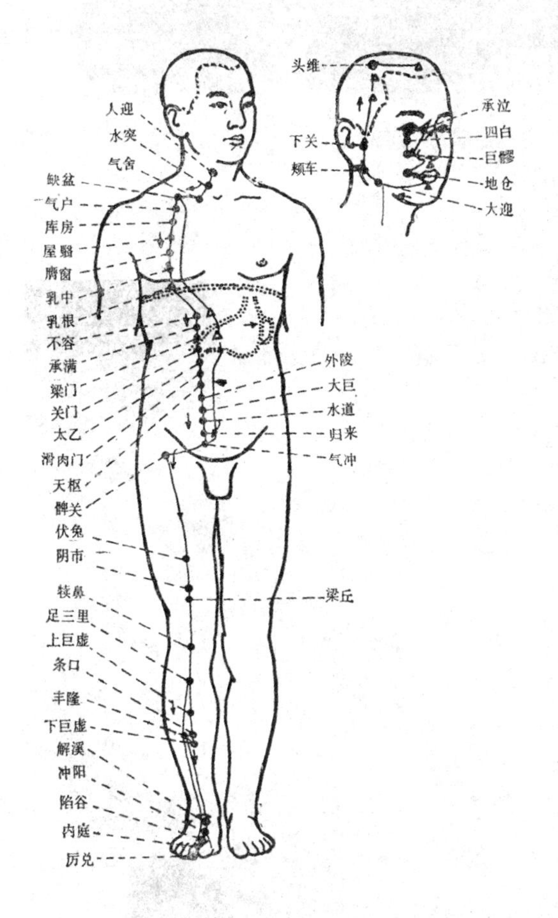

经脉和络脉。经脉是经络系统主干，多循行于人体的深部，有固定的循行部位；络脉是经脉的小分支，循行于浅表，纵横交叉，网络遍布全身，把人体所有的脏腑、器官、孔窍以及皮肉筋骨等组织联结成一个统一的有机整体。经络既不是血管，也不是神经，更不是单一的器官。现代的解剖学找不到它，但它是确实存在的。

经络系统由经脉、络脉、连属组织等结构共同构成。经脉是经络系统的主干，分为正经、奇经八脉、经别三种结构。正经是经络系统的主体和代表，有十二对，左右对称，合称为十二经脉。奇经是不同于正经的经脉主干，有三条五队，合称奇经八脉。经别是别行的正经，从正经分出，深入体腔深部，加强表里两经在深部的联系。十二正经和督脉、任脉合称为十四经脉。络脉是经络系统的分支，主要有别络、浮络、孙络三种。别络是经脉的较大分支，有比较固定的循行部位；浮络是浮显于人体浅表部位的脉络，可以看到；孙络是经络系统中最细小的分支，数目多，难计量。

十二经脉可以说是人体经络中的主干线，所以又被称为“十二正经”。这十二条经脉有的是从体内脏腑发出，有的是上行至头部，或者是从头走向双脚，还有的是从双脚进入体内脏腑的，总之是连接了内外表里。

对于那些刚刚接触经络的人来说，可能会觉得这些经脉的名称实在是太拗口了，而且根本不明白是什么意思，更不用说记住它们的名字了。其实，经脉非常好理解，每个名字带有的脏器就是它们联系的脏器，也就是说这条经脉就是负责调节这个脏器的。掌握了名字就知道了这十二条经脉内连的脏腑，这些脏腑也就是肝、胆、心、小肠、脾、胃、肺、大肠、肾、膀胱、心包、三焦这十二个主要脏腑器官。这样既容易理解，又便于掌握各条经脉的功能。其中，三焦泛指人的整个胸腹，心包则是指保护心脏的一块区域。

根据中医理论来看，阴阳是必须要进行区分的。这时只要记住：在外侧的属于阳，而内侧的当然就是阴；走行在身体前侧的是阴，后面的当然就是阳。将十二条经脉一分为二，结果就是：手上的六条经脉，分别称为手三阴经、手三阳经；腿上的六条经脉，分别叫足三阴经、足三阳经。

何谓腧穴

腧穴又称为孔穴、穴道、穴位，是人体上与脏腑器官和有关部位相联系的特殊区域。它属于经络，具有输注气血、反映病痛和感受信息的特性。“腧”原写作“输”，有“内外相输应”的意思，说明它是通过经络而与脏腑和其他部位相疏通的；“穴”是空隙凹陷的意思，说明它多位于肌肉纹理和骨节空隙凹陷处。

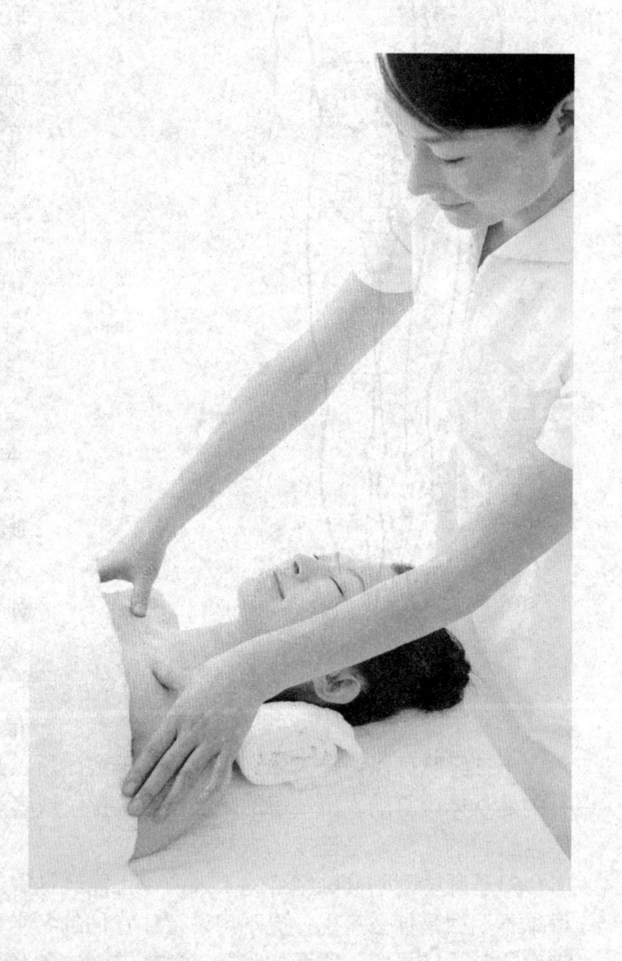

《千金药方》说“肌肉纹理、节解逢会……宛陷之中，及以手按之，病者快然”，指按压腧穴处常较为敏感或呈现舒适感。从形态结构的观察证明，穴位部的皮肤、皮下、肌层等组织内包含各种感受器、游离神经末梢、神经束和神经丛等，形成特为敏感的区域。

腧穴分为经穴、奇穴、阿是穴三类。经穴是十四经穴的简称，即分布于十二经脉及任脉、督脉上的穴位，主要治疗隶属于脏腑的本经疾病。奇穴即经外奇穴，指有一定名称与位置，但不隶属于十四经，对某些病症有特殊的治疗作用的穴位。阿是穴又称为“压痛点”“天应穴”“不定穴”，这一类腧穴既无具体名称，又无固定位置，而是压痛点或其他反应点，多位于病变部位附近。

临床上腧穴有诊断疾病和治疗疾病的作用，内在脏腑气血的病理变化可以反映于体表腧穴，相应的腧穴会出现压痛、酸楚、麻木、结节、肿胀、变色、丘疹、凹陷等反应，通过这些反应可诊断疾病。腧穴更重要的是治疗作用，通过针灸、按摩等刺激，可以达到治病的目的。

如何使用穴位治病

中医认为，人体当中的穴位主要有四种大的作用：首先，它是经络之气输注于体表的部位；其次，它还是疾病反映于体表的部位，当人体生理功能失调的时候，穴位局部可能会发生一些变化，比如说颜色变红或者变暗，局部摸起来有硬结或者是条索状的东西等；再者，我们可以借助这些变化来推断到底是身体的什么部位出现了问题，从而来协助诊断；最后，当人体出现疾病的时候，这些穴位还是针灸、按摩、气功等疗法的刺激部位，当然我们也可以用这些穴位来预防疾病的发生。

人体中有那么多的穴位，我们怎样才能够将每一个穴位的作用都记住呢？其实方法很简单，我们只要掌握住其中的规律就可以了：

第一条 穴位在什么部位，就可以治什么部位的病。比如说膝关节附近的膝眼、梁丘、阳陵泉等都能治疗膝关节的疼痛。

第二条 穴位在哪条经脉上，就可以治疗这条经脉经过部位的疾病。比如说手阳明大肠经的合谷穴不仅可以治疗手部局部的病症，还可以治疗大肠经经过的脖子和头面部的疾病，如牙疼等。

第三条 穴位除了可以治疗所在经脉的疾病以外，还可以治疗相表里的经脉的疾病。比如说手太阴肺经的列缺穴，不仅可以治疗与肺相关的咳嗽、胸闷，还能治疗和肺经相表里的手阳明大肠经的头疼、脖子僵硬等。

第四条 就是有些特殊穴位的特殊作用，比如说大椎穴可以退热，至阴穴可以矫正胎位等，这些可能就需要稍微记忆一下了。

穴位的治疗作用同用药还是不太一样的，每个穴位对于身体的调节作用都是双向良性的。这就是说，在按摩穴位的时候，我们的身体会根据自身或虚或实的情况，来采取或补或泻的调节方法。比如说内关穴调节心率，不管心率是快还是慢，我们都可以取这个穴位。每一处穴位施治都似服用一剂大药，能够放松肌肉、解除疲劳、激发人的经络之气、通经活络，从而达到调整人体机能、平衡阴阳、调节脏腑、防病祛病、强身健体的目的。

目前我们人类的平均寿命才 78 岁，距离现代生命科学预测的人类寿命 125 ~ 175 岁还相差很远，这说明我们的身体内还存在着巨大的潜能，有许多大药都还没有被我们好好利用起来。我们周身的那数百个穴位，便是人体中的百药。只要我们能够对其充分认识并好好开发利用，便一定能够达到防治疾病、强身健体、延年益寿的目的。

经络穴位，四种方法来疏通

按摩，行气活血、加强组织修复

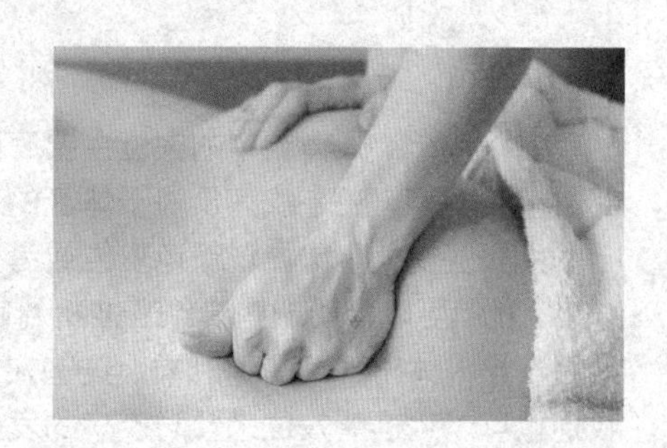

按摩又称为推拿，就是采用抚摸、按揉的手法来治疗疾病。按摩治病就是根据疾病的发病原因和症状，运用不同的补泻手法，按穴位、走经络，通畅经络的传导作用，调整脏腑组织器官的功能，从而扶正祛邪，达到治病的目的。

按摩疗法有哪些作用

按摩操作方法简单，能直接接触病体，使痛点、病源产生异常变化，从而使身体恢复正常。经常接受推拿按摩治疗或自我按摩，能调节神经功能，解除大脑的紧张和疲劳；能改善血液循环，加速代谢废物的排出，促进消化吸收和营养代谢，缓解肌肉痉挛，增强人体抵抗力，有效调理亚健康状况。

按摩防治疾病的原理

按摩是通过手或肢体其他部位作用于人体的经络和穴位，使之产生“热气”类的物质，通过经络腧穴系统，有规律地向人体内脏造成有效刺激，从而达到平衡阴阳、调和气血、祛风除湿、温经散寒、活血化瘀、消肿止痛等目的。

按摩有哪些手法

推法

▲ 用手或掌等部分着力于被按摩的部位，以腕部活动带动操作部位，屈伸往返来回不断地有节奏地直线推动的手法为推法。

拿法

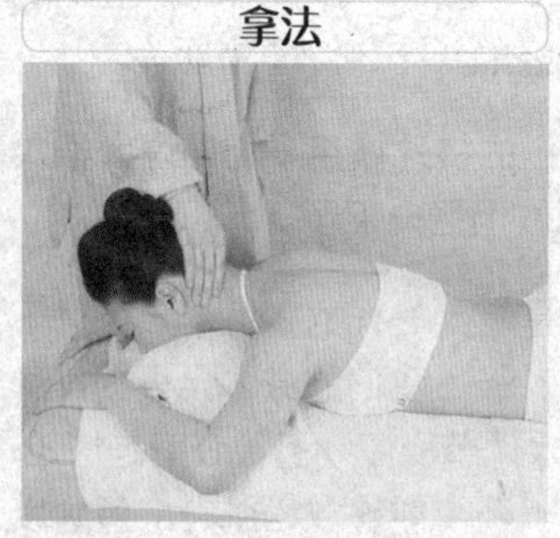

▲ 用大拇指和食、中两指对应形成钳形，捏住治疗部位的皮肤、肌肉、筋膜一起上提，稍停片刻，进行一松一紧、一提一放的操作方法。

按法

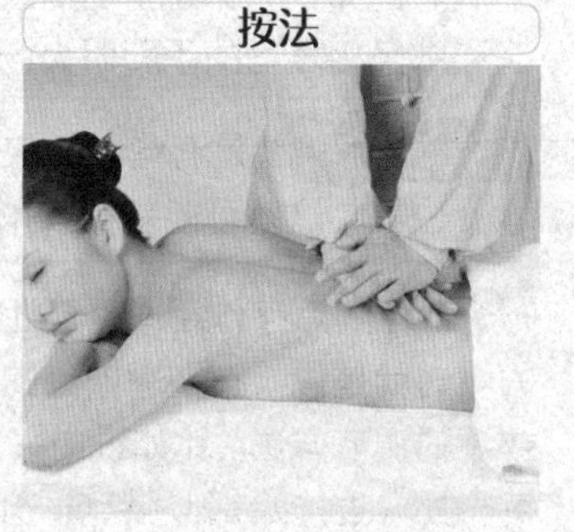

▲ 用手指、手掌、肘部按压的同时，逐渐用力，做深压捻动。根据按压时采用的是手指还是手掌，分为指按法和掌按法。

摩法

▲ 用手掌部或食指、中指、无名指指端螺纹面着力于体表治疗部位，同时手臂做主动摆动，带动手腕、手指在体表治疗部位做环转摩擦运动的手法。

捏法

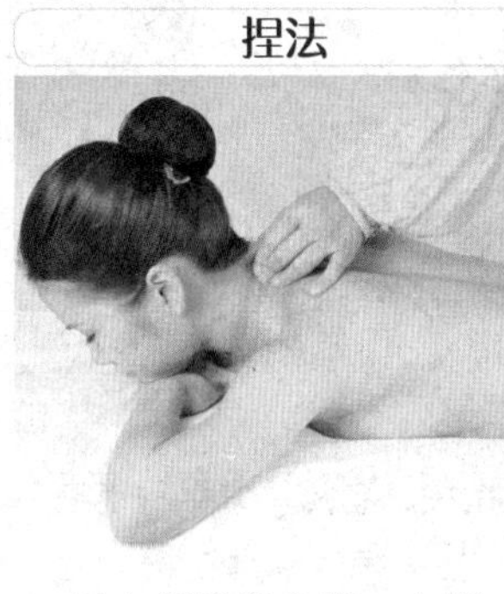

▲ 用大拇指和食指、中指，或拇指与另四指形成合力，捏拿皮肉肌筋。被着力的局部在手指的不断对合转动下捏起，再以手的自然转动，使皮肉肌筋自指腹间滑落的按摩方法。

揉法

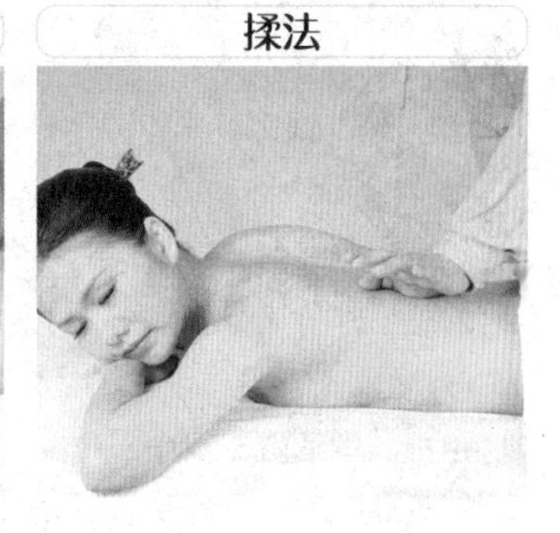

▲ 用手掌、掌根、手掌大鱼际、手指螺纹面、肘尖着力于体表的某一部位或穴位上，做轻柔缓和的旋转运动，以带动该处的皮下组织一起运动的方法。

搓法

▲ 搓法是指用双手的掌面或掌指夹持住机体一定的部位，相对用力做快速搓揉、转动，同时上下往返移动的方法。

一指禅推法

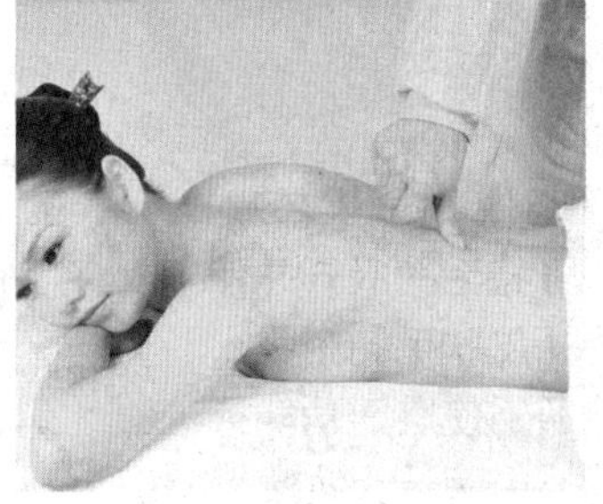

▲ 一指禅推法是以拇指端或螺纹面着力，通过腕部的往返摆动，使所产生的力度通过拇指持续不断地作用于操作部位或穴位上。

滚法按摩

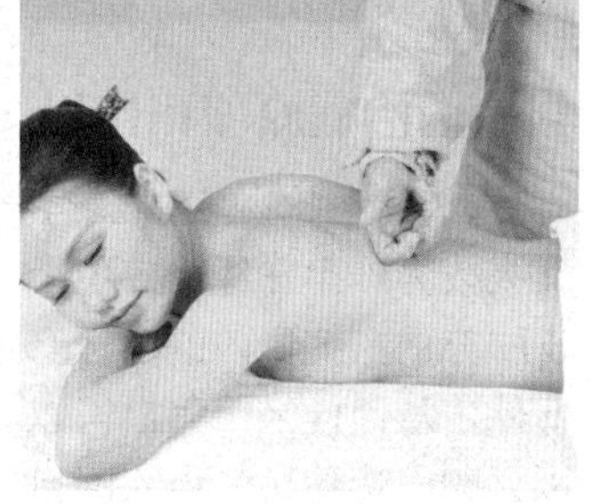

▲ 用手背近小拇指侧赤白肉际部，或小指、无名指和中指的掌指关节部分吸附着力于机体上或穴位上，通过腕关节的连续屈伸活动，连同前臂的外旋和内旋，手背在治疗部位上做连续的来回滚动，持续用力在局部的方法。

擦法

▲ 用指、掌贴附于操作部位，做快速的直线往返运动，使之摩擦生热，称为擦法。

拍法

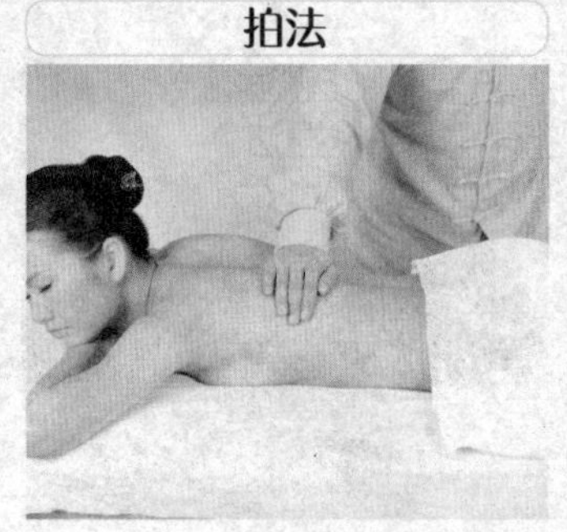

▲ 指按摩者用手掌平稳而有节奏地拍击病人身体的一种治疗方法。

抹法

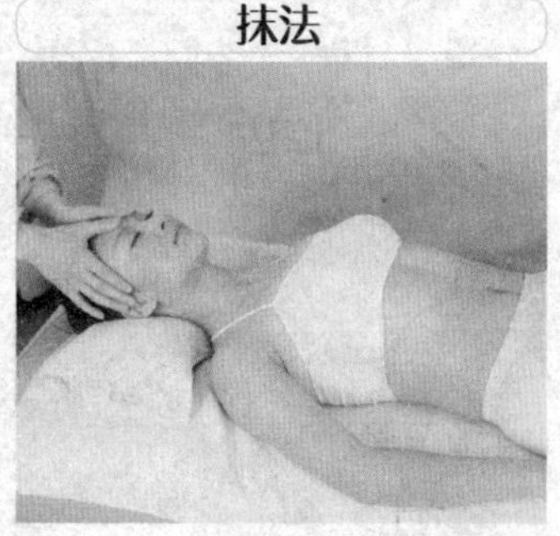

▲ 用拇指螺纹面或掌面在操作部位做上下或左右及弧形曲线的抹动，称为抹法。抹法与平推法相似，但用力较推法为轻，也可往返移动。

拔罐，祛风除寒、拔毒散热

拔罐疗法又名吸筒疗法，俗名拔罐子，古称角法，是以某种杯罐作工具，借热力排去其中的空气产生负压，吸附于身体一定部位，使之产生瘀血现象，而达到治疗疾病目的的一种方法。

拔罐的治病原理和作用

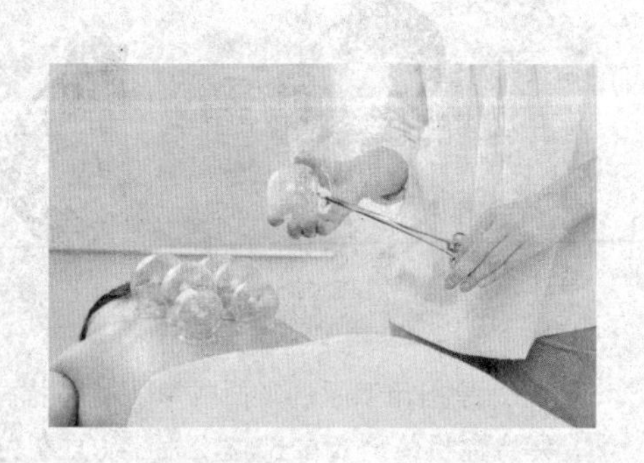

拔罐产生的真空负压有一种较强的吸拔之力，其吸拔力作用在经络穴位上，可将毛孔吸开并使皮肤充血，使体内的病理产物从皮肤毛孔中吸出体外，从而使经络气血得以疏通，使脏腑功能得以调整，达到防治疾病的目的。中医认为拔罐可以疏通经络、调整气血、开泄腠理、扶正祛邪。

拔罐法可用于哪些疾病？

拔罐疗法一般适用于风湿痛、肌肉劳损、腹痛、胃痛、头痛、消化不良、感冒、咳嗽、喘息、月经痛、目赤肿痛、四肢麻木、面瘫、跌扑瘀血、毒蛇咬伤及疮疡初起未溃诸症。高热、抽搐、痉挛及皮肤过敏、溃疡、外伤骨折等不宜使用。孕妇腰骶部位及腹部慎用。

拔罐有哪些罐法？分别如何操作？

走罐法

▲ 又称推罐法。用闪火法将罐子吸拔在患处，并在患处周围涂一点润滑油脂，医者双手将罐由上而下或左右推移滑动，至皮肤潮红为度。

刺血拔罐法

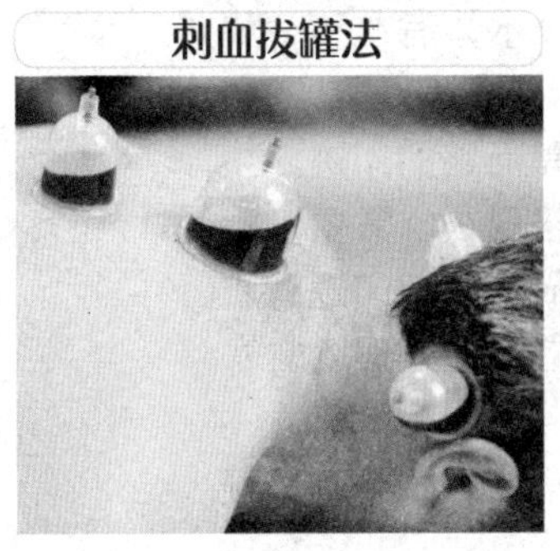

▲ 先在一定部位用三棱针、陶瓷片、小眉刀、皮肤针等点刺出血，再以闪火法将火罐拔上。如果与药罐结合，称为药罐刺血法。

闪罐法

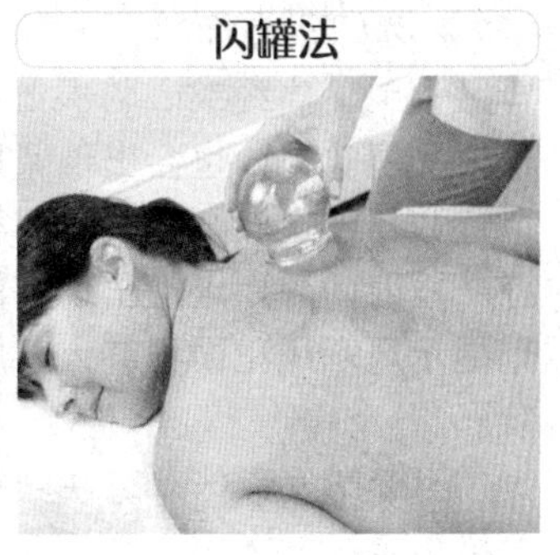

▲ 罐子吸拔在皮肤上后，立即起下，反复操作多次，至皮肤潮红为度。若罐子已热，可换罐拔之。

火罐法

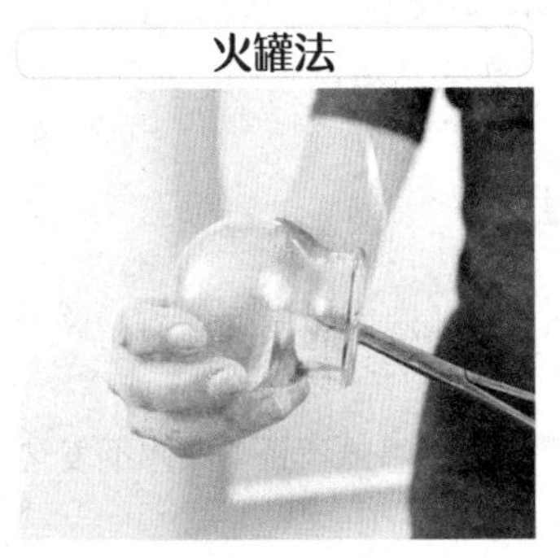

▲（1）投火法：用小纸条点燃上端，迅速投入罐内，在火旺时立即将罐扣在应拔的部位，即可吸住。（2）闪火法：用止血钳或镊子挟干棉球裹紧，沾95%酒精点燃后，在罐内迅速绕转一下再抽出，速将罐子罩在应拔的部位，即可吸住。

抽气罐法

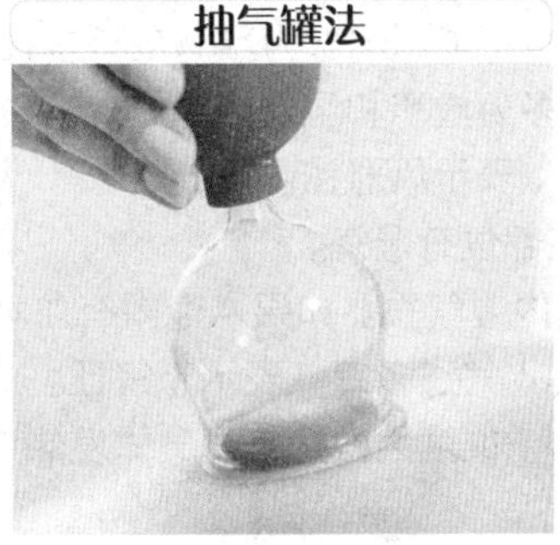

▲ 用青、链霉素空瓶1个（瓶口加盖橡皮塞，将瓶底切去，边缘磨平），紧贴皮肤扣于被拔部位，然后将10～20毫升注射器针头从橡皮塞刺入瓶内，把瓶内空气抽出，使产生负压，即可将瓶吸住。

针罐法

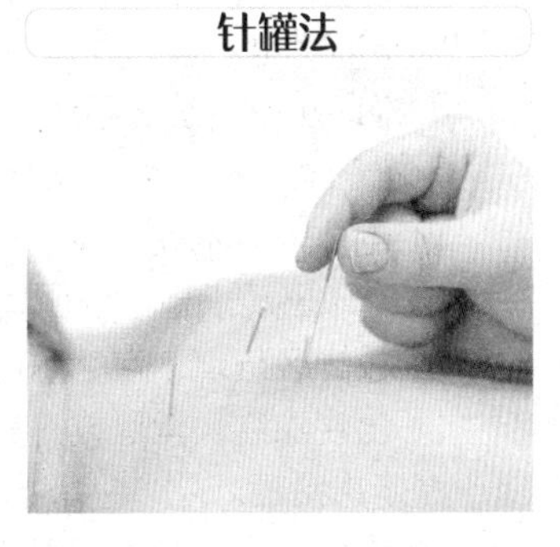

▲ 先在穴位上针刺，待施毕补泻手法后，将针留在原处，再以针刺为中心拔上火罐即可。如果与药罐结合，称为针药罐法。

拔火罐留下的罐斑及颜色代表什么意义？

1. 罐印紫黑而黯：一般表示体有血瘀，如行经不畅、痛经或心脏供血不足等。当然，如患处受寒较重，也会出现紫黑而黯的印迹。如印迹数日不退，则常表示病程已久，需要多治疗一段时间。如走罐出现大面积黑紫印迹时，则提示风寒所犯面积甚大，应对症处理以驱寒除邪。

2. 罐印发紫伴有斑块，一般可表示有寒凝血瘀之症。

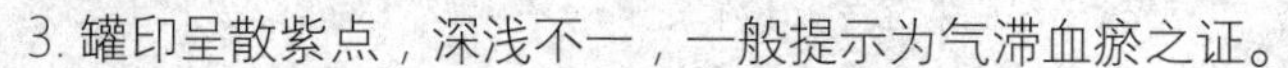

3. 罐印呈散紫点，深浅不一，一般提示为气滞血瘀之证。

4. 罐印淡紫发青伴有斑块，一般以虚证为主。

5. 罐印鲜红而艳，一般提示气阴两虚。阴虚火旺也可出现此印迹。

6. 罐印呈鲜红散点，通常在大面积走罐后出现，并不高出皮肤。如在某穴及其附近集中，则预示该穴所在脏腑存在病邪。

7. 吸拔后没有罐迹或虽有但启罐后立即消失，恢复常色者，则多提示病邪尚轻。当然，如取穴不准时也会拔无罐迹。也不能以一次为准，应该多拔几次确认是否有病症。

8. 罐印灰白，触之不温，多为虚寒和湿邪。

9. 罐印表面有纹络且微痒，表示风邪和湿证。

10. 罐体内有水气，表示该部位有湿气。

11. 罐印出现水泡，说明体内湿气重。如果水泡内有血水，是热湿毒的反映。

12. 拔罐区出现水泡，水肿水气过多者，表示患气证。

13. 出现深红、紫黑或丹痧，或触之微痛兼见身体发热者，提示患热毒证；身体不发热者，提示患瘀证。

14. 皮色不变，触之不温者，提示患虚证。

拔罐要注意哪些事项？

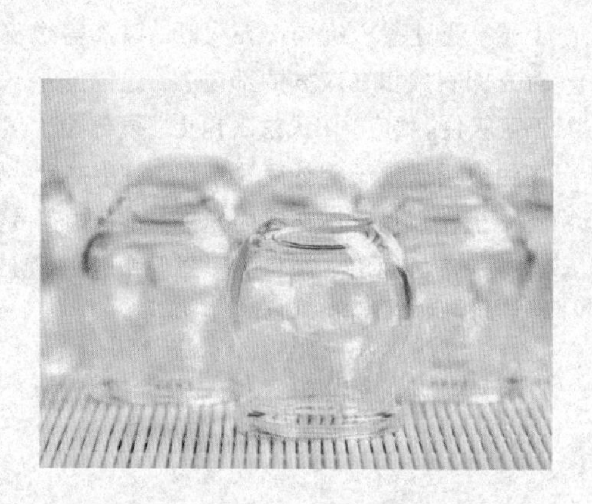

1. 选择肌肉丰满、毛发少的部位拔罐。骨骼凹凸不平及毛发多的部位不能应用。

2. 根据病情和不同部位，采用不同的拔罐方法及选用口径大小合适的罐。

3. 操作时防烫伤皮肤。在点火过程中如发现罐口发烫时，应当换罐；应用投火法时，火焰须旺，动作要快，避免火源掉下烫伤皮肤；应用闪火法和滴酒法时，蘸酒精不要太多，以免滴下，并防止酒精沾着罐口；应用贴棉法时，防止燃着的棉花掉下等。

4. 在应用针罐时，避免将针撞压入深处，并防止弯针和折针。

5. 在应用刺血拔罐时，刺血工具要严格消毒，出血量要适当。眼区及面颊部不宜采用。体质虚弱，贫血、肿瘤患者，出血性疾患，孕妇及月经期不宜采用此法治疗。

6. 在应用走罐时，罐口要光滑，不宜吸拔过紧，不能在骨突出处推拉，以免损伤皮肤。

7. 留罐时间不宜太久，以免皮肤起泡，引起烫伤。

8. 拔罐后如局部瘀血严重或者疼痛时，可轻轻按摩被拔部位，即可缓解。

刮痧，散瘀阻、活气血、调整阴阳平衡

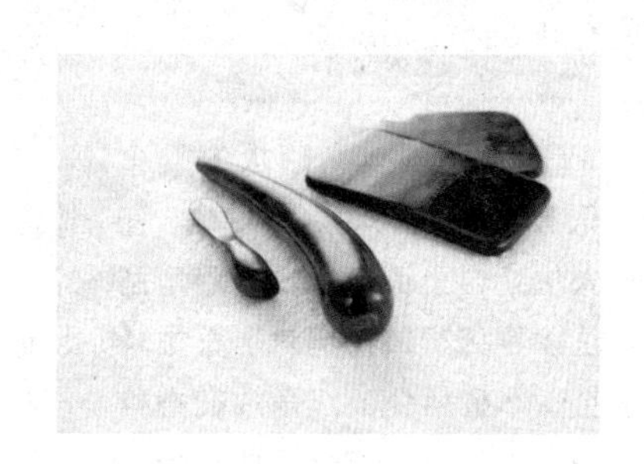

刮痧是指用边缘光滑的羊角、牛角片，或嫩竹板、瓷器片、小汤匙、铜钱、硬币、纽扣等工具，蘸润滑油，或清水，或药液、药油，在体表部位进行反复刮动以达到治疗疾病目的方法。

1. 刮痧的治病原理和作用

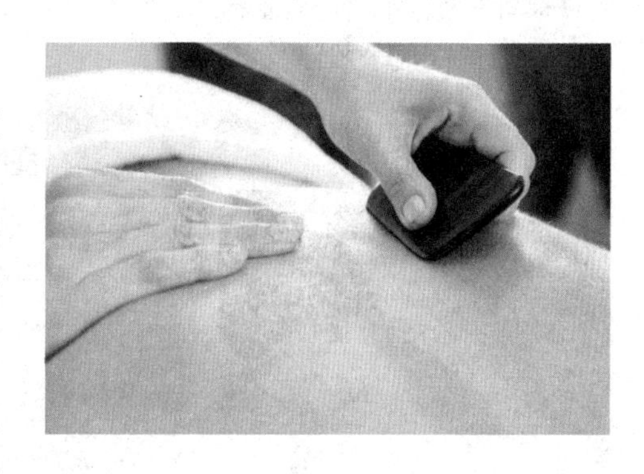

五脏之腧穴皆分布于背部，刮治后可使脏腑秽浊之气通达于外，促使周身气血流畅，逐邪外出。根据现代医学分析，本疗法首先是作用于神经系统，借助神经末梢的传导以加强人体的防御机能；其次可作用于循环系统，使血液回流加快，循环增强，淋巴液的循环加快，新陈代谢旺盛。刮痧具有疏风解表、活血化瘀、疏通经络、解除痉挛、退热镇痛的功效。

2. 刮痧法如何操作

先暴露患者的刮治部位，用干净毛巾蘸肥皂，将刮治部位洗擦干净。施术者用右手拿取操作工具，蘸植物油或清水后，在确定的体表部位轻轻向下顺刮或从内向外反复刮动，逐渐加重，刮时要沿同一方向刮，力量要均匀，采用腕力，一般刮 10 ~ 20 次，以出现紫红色斑点或斑块为度。一般要求先刮颈项部，再刮脊椎两侧部，然后再刮胸部及四肢部位。刮痧一般约 20 分钟左右，或以病人能耐受为度。

刮痧的具体操作手法

角刮法

▲ 单角刮法以刮痧板的一个角，朝刮拭方向倾斜 45°，在穴位处自上而下刮拭；双角刮法以刮痧板凹槽处对准脊椎棘突，凹槽两侧的双角放在脊椎棘突和两侧横突之间的部位，刮痧板向下倾斜 45°，自上而下刮拭。此法用于脊椎部。

面刮法

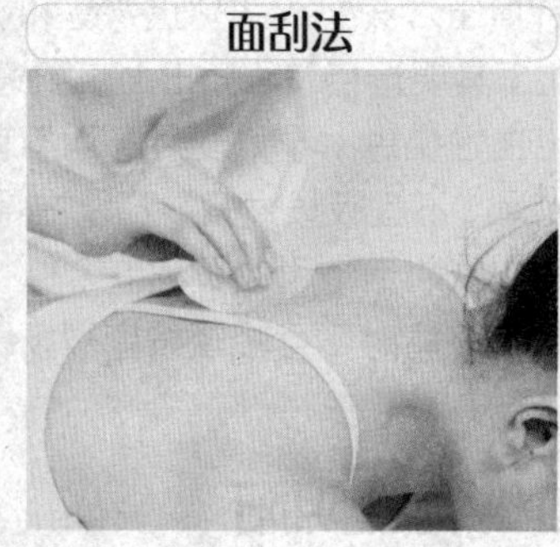

▲ 将刮痧板的一半长边或整个长边接触皮肤，刮痧板向刮拭的方向倾斜 30°~60°，自上而下或从内到外均匀地向同一方向直线刮拭。

推刮法

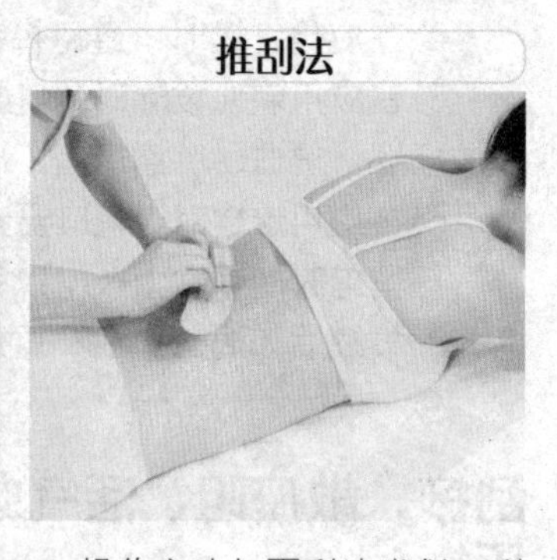

▲ 操作方法与面刮法类似，刮痧板向刮拭方向倾斜的角度小于 45°，刮拭速度慢，按压力大，每次刮拭的长度要短。

立刮法

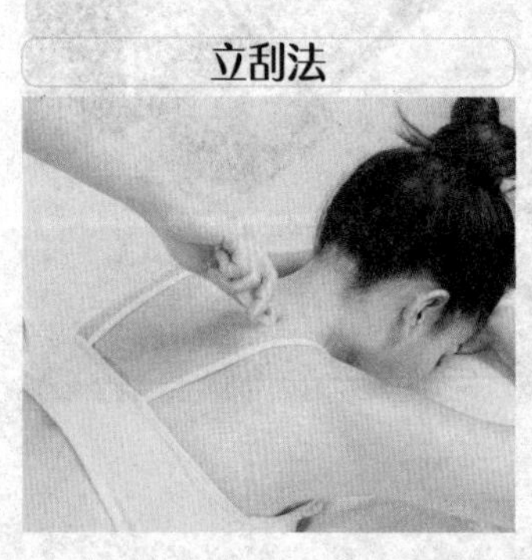

▲ 将刮痧板角度与穴位区呈 90°垂直，刮痧板始终不离皮肤，并施以一定的压力做短距离前后或左右摩擦刮拭。

揉刮法

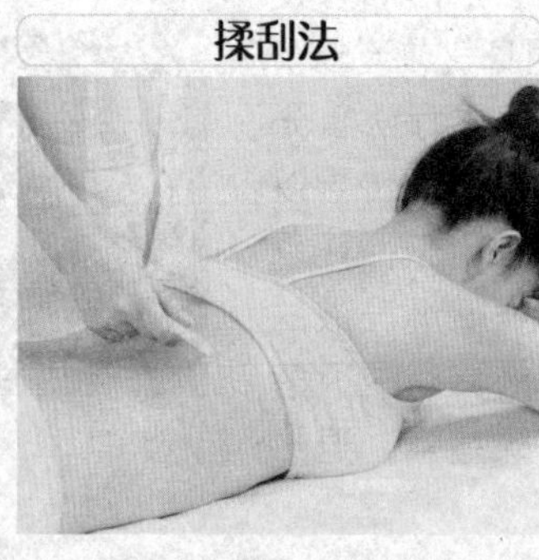

▲ 以刮痧板整个长边或一半长边接触皮肤，刮痧板与皮肤的夹角小于 15°，均匀、缓慢、柔和地做弧形旋转刮拭。

点按法

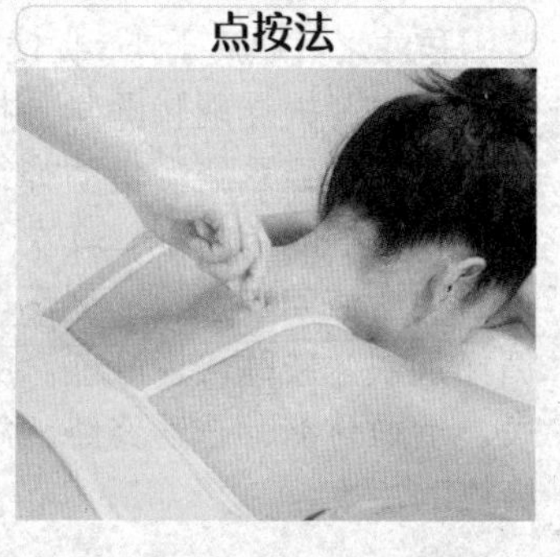

▲ 将刮痧板角部与穴位呈 90°垂直，向下按压，由轻到重，按压片刻后立即抬起，使肌肉复原。多次重复，手法连贯。

刮痧可治疗哪些病症?

刮痧可治疗痧症（头昏、恶心、呕吐，胸腹或胀或痛，甚则上吐下泻）、中暑、伤暑表证、伤暑里证、湿温初起（如感冒、厌食、倦怠、低热等证）、感冒、发热咳嗽、风热喉痛、疳积、伤食所致呕吐腹泻、头昏脑涨、小腿痉挛疼痛、汗出不畅、风湿痹痛等。

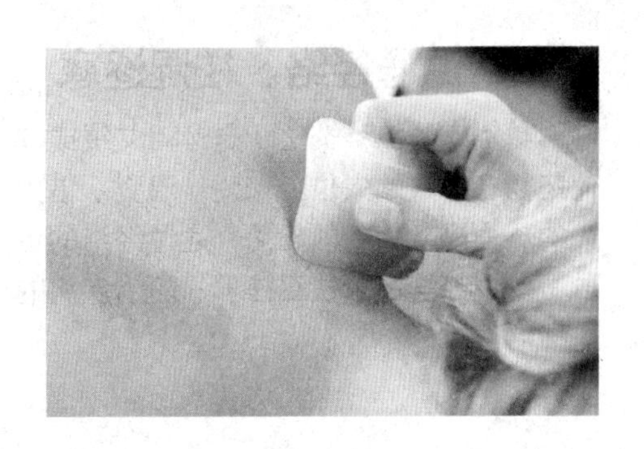

刮痧后皮肤颜色的意义

痧色分寒证和热证，热清寒重。

热证

（1）皮肤浅红色，侵犯到肺、心、胃。
（2）皮肤火红色，侵犯到肺、心、胃、肝。
（3）皮肤大红色，侵犯到肺、心、胃、肝，伴有头晕。

寒证

（1）皮肤青色，青色为风，侵犯到皮肤，皮肤易过敏。
（2）皮肤紫色，紫色为寒，侵犯到关节浅筋膜（连结骨骼）。
（3）皮肤黑色，黑色为湿，侵犯到滑囊。

哪些人不宜刮痧?

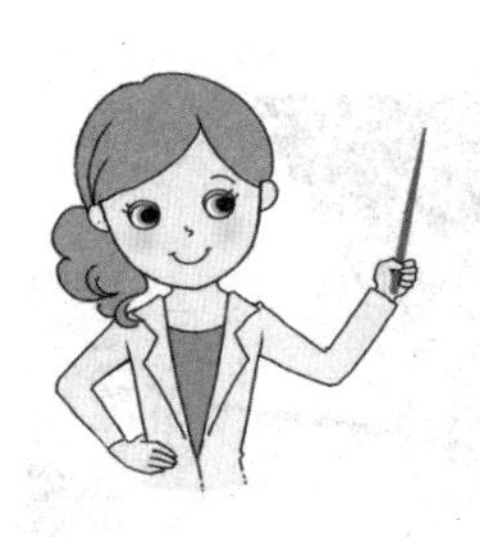

1. 凡危重病症，如急性传染病、重症心脏病、高血压、中风等不宜用。

2. 凡刮治部位的皮肤有溃烂、损伤、炎症均不能用本疗法，如初愈也不宜采用。

3. 凡饱食后或饥饿时，以及对刮痧有恐惧者忌用本疗法。

艾灸，温通经络、祛湿逐寒

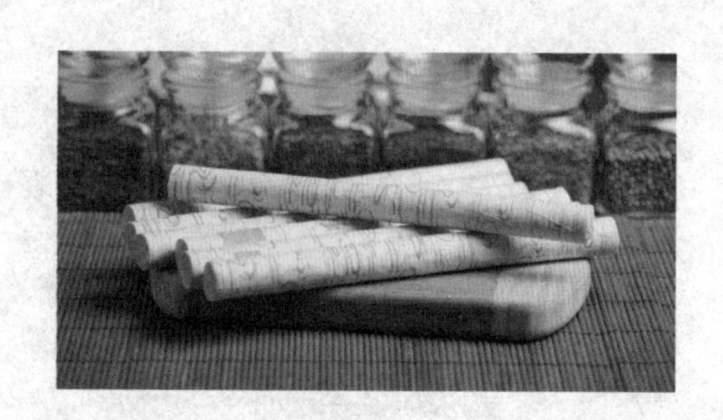

艾灸疗法简称灸法，是运用艾绒或其他药物在体表的穴位上烧灼、温熨，借灸火的热力以及药物的作用，通过经络的传导，以温通气血、扶正祛邪、防治疾病的一种治法。

艾灸法中的艾叶有何作用?

由于易于燃烧，气味芳香，火力温和，其温热能窜透皮肤，直达组织深部，所以用艾叶作为施灸材料，有通经活络、理气祛寒、回阳救逆等作用。

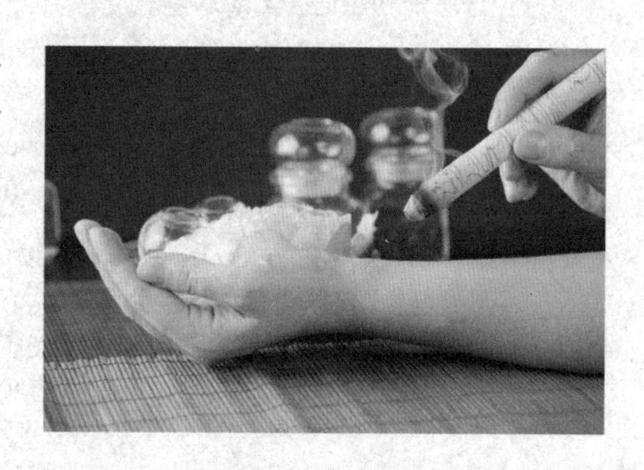

艾灸种类有哪些?

灸法大体上可分为艾灸法和非艾灸法两大类。艾灸法又可分为艾炷灸、艾卷灸和温灸；非艾灸法可分为敷灸、灯火灸、硫黄灸、药熏蒸气灸和电热灸等多种。

艾灸的治病原理和功效

艾灸治病源于灸的温热刺激。灸的方法可谓多种多样，但有一点是相同的，即通过温热刺激达到温经活络、行气活血、祛湿散寒、消肿散结、回阳救逆、防病保健的目的。

艾灸法的操作方式有哪些?

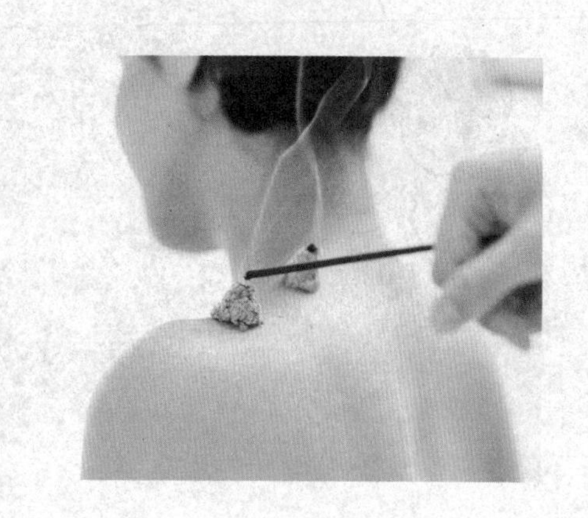

艾灸疗法经过历代医家经验的积累，其种类和灸法有了很大的变化。艾灸的操作一般都较为简单，与针灸相比，它不需要专业的行针手法，而且灸的范围较大，取穴也没有针灸严格。常用的方法有温和灸、雀啄灸、回旋灸、隔姜灸、隔盐灸、隔蒜灸和天灸，患者可根据自身的具体情况选择最适合自己的方法。

温和灸

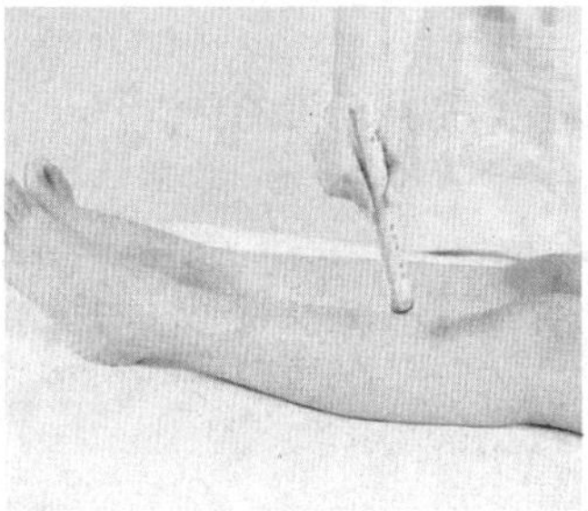

▲ 施灸者手持点燃的艾条，对准施灸部位，在距皮肤 3 厘米左右的高度进行固定熏灸，使施灸部位温热而不灼痛，一般每处需灸 5 分钟左右。温和灸时，在距离上要由远渐近，以患者自觉能够承受为度，也可放于艾灸盒内艾灸。

雀啄灸

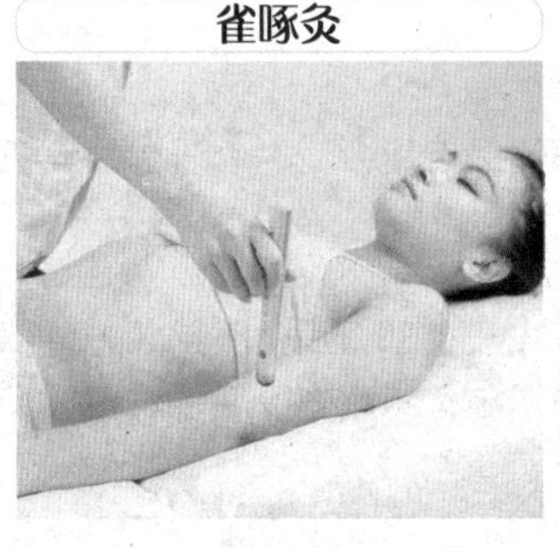

▲ 施灸者手持点燃的艾条，在施灸穴位皮肤的上方约 3 厘米处，如鸟雀啄食一样做一上一下的活动熏灸，而不固定于一定的高度，一般每处熏灸 3 ~ 5 分钟。

回旋灸

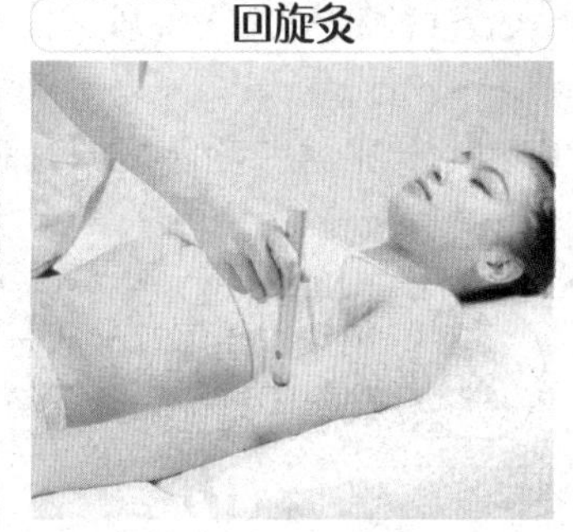

▲ 施灸者手持燃着的艾条，在施灸部位的上方约 3 厘米高度，根据病变部位的形状做速度适宜的上下、左右往复移动或反复旋转熏灸，使局部 3 厘米范围内的皮肤温热而不灼痛。

隔姜灸

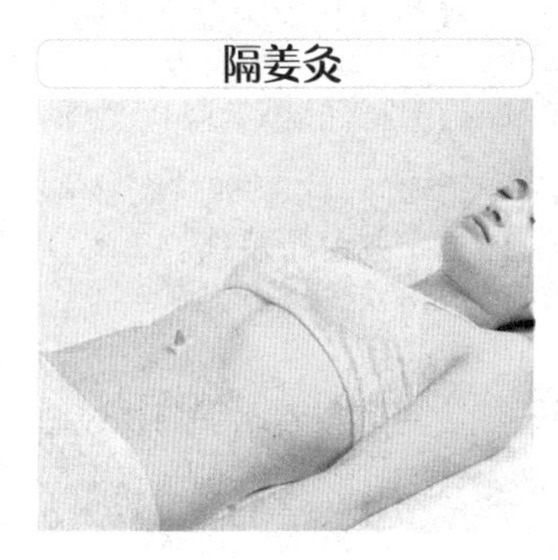

▲ 用厚约 0.3 厘米的生姜一片，在中心处用针穿刺数孔，上置艾炷放在穴位上施灸，病人感觉灼热不可忍受时，可用镊子将姜片向上提起，衬一些纸片或干棉花，放下再灸，或用镊子将姜片提举稍离皮肤，灼热感缓解后重新放下再灸，直到局部皮肤潮红为止。

隔盐灸

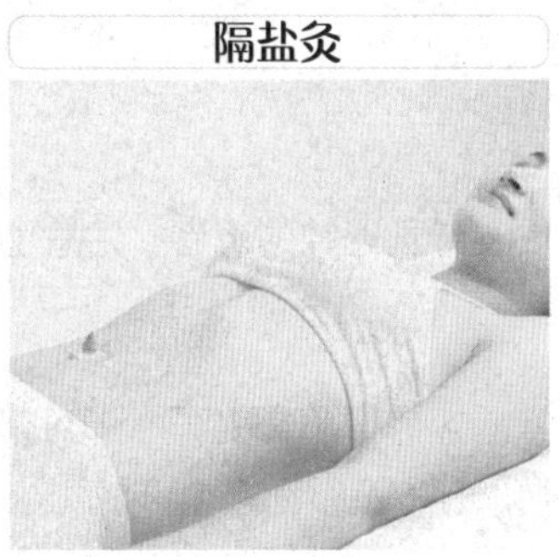

▲ 用于脐窝部（神阙穴）施灸。操作时用食盐填平脐孔，再放上姜片和艾炷施灸。若患者脐部凸起，可用水调面粉，搓成条状围在脐周，再将食盐放入面圈内隔姜施灸。

隔蒜灸

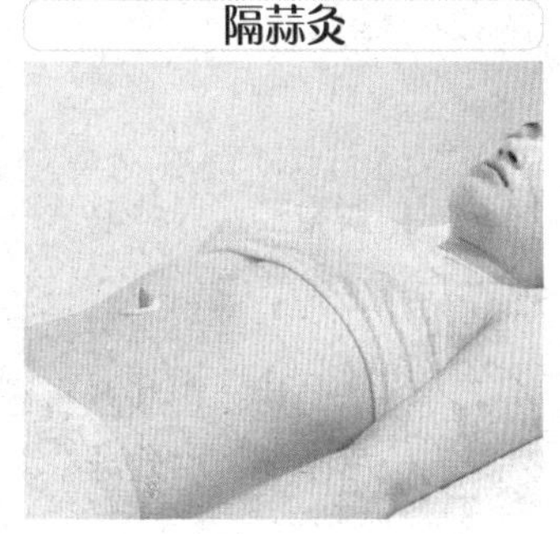

▲ 取新鲜独头大蒜，切成厚约 0.3 厘米的蒜片，用细针于中间穿刺数孔，放于穴位或患处，上置艾炷点燃施灸。艾炷如黄豆大，每灸 4 ~ 5 壮更换蒜片，每穴一次灸足 7 壮。也可取适量大蒜，捣成泥状，敷于穴上或患处，上置艾炷点燃灸之。

灸法有哪些注意事项?

1. 根据患者的体质和病情，选用合适的灸法，耐心解释，以取得患者的合作。

2. 施灸的程序，一般是先灸上部，后灸下部；先背部，后腹部；先头部，后四肢；先灸阳经，后灸阴经；施灸壮数先少后多。

3. 腰背腹部施灸，壮数可多；胸部、四肢施灸，壮数应少；头颈部更少。青壮年施灸壮数宜多，时间较长；年老、小儿施灸壮小数少，时间较短。

4. 施灸时患者的体位要舒适，并便于术者操作。一般空腹、过饱、极度疲劳以及惧灸者不宜施灸。对于体弱患者，灸治时艾炷不可过大，刺激量不可过强。

5. 颜面部、心区、大血管部和肌腱处不可用瘢痕灸。禁灸和慎灸穴有睛明、丝竹空、瞳子髎、人迎、经渠、曲泽、委中等。妇女妊娠期间，腰骶部和少腹部不宜用瘢痕灸。

6. 对昏迷、肢体麻木不仁及感觉迟钝的患者，注意勿灸过量，并避免烧伤。

7. 施灸后，皮肤多有红晕灼热感，不需处理，即可消失。应用敷灸若出现药物过敏者，要及时处理，对症治疗。

图解人体十四经脉

手太阴肺经 ——养肺气、泻肺热、止喘咳

肺经的相关器官

鼻、咽喉、皮肤、支气管、肺。

肺经的循行

起于胸部中府穴，从胸走手，行于上肢内侧前缘，止于拇指桡侧指甲角旁的少商穴。

肺经的警告信号

● **经络症**

怕风，容易出汗，容易伤风感冒、鼻塞、流涕、咽喉痛及沿肺经所过部位的肿痛、麻痹、厥冷、异常感觉。

● **脏腑症**

肺脏异常会出现咳嗽气喘、短气上气、胸部胀痛。肺气衰弱，不能行气布津、温养皮毛，则见皮肤干皱，无光泽，毛发脱落。

● **亢进热症时症状**

体热，汗出，气喘咳嗽，痰涎多，支气管哮喘，血液充于头部，背、肩部酸痛，紧绷。

● **衰弱寒症时症状**

恶寒，出冷汗，鼻塞，咽干口淡，咳嗽嘶哑，锁骨、胸部疼痛，四肢末端麻木或发冷，皮肤异常，失眠，面色苍白。

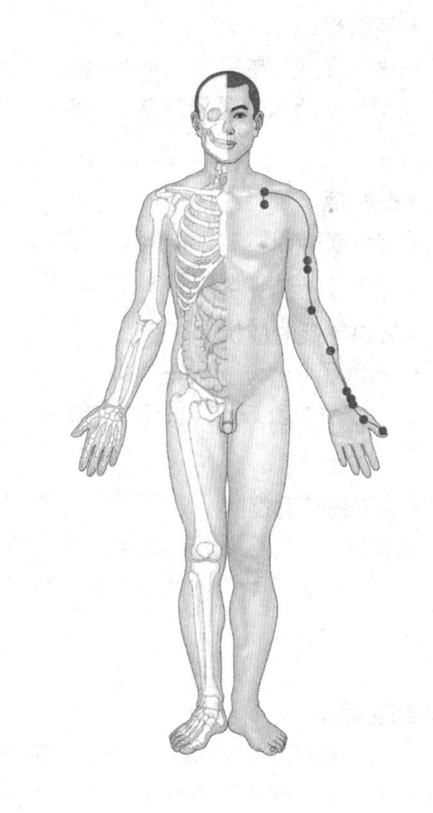

肺经的保养

手太阴肺经在《黄帝内经》中说是在寅时循行，即我们现在说的凌晨 03:00 ~ 05:00。保养肺经此时按摩最好，但此时正是早上睡眠时间，可选择在同名经络，也就是足太阴脾经循行时段上午 09:00 ~ 11:00，对肺经和脾经进行保养。平常可以用手掌拍打该经循行部位，力度稍轻，每次轻轻拍打 1 ~ 3 分钟即可。

手少阴心经 ——泻心火、安心神、镇心痛

心经的相关器官

舌、脑、心脏。

心经的循行

起于腋窝下的极泉穴，从胸走手，沿上肢内侧后缘，下行至肘窝内侧，抵达于手掌后，进入手掌内侧后缘，至小指末端，止于小指挠侧指甲旁少冲穴。

心经的警告信号

- **经络症**

失眠，多梦，易醒，难入睡，健忘，痴呆，并沿心经所过的手臂疼痛、麻痹，厥冷和血压不稳。

- **脏腑症**

心烦，心悸，心翁，心闷，心痛。心气绝则头发不泽，人瘦，面色晦暗。

- **亢进热症时症状**

运动过后心悸动，兴奋，口干，处于压力状态下时有压迫感，忧郁，内侧肩麻木，小指痛。

- **衰弱寒症时症状**

胸口沉闷，呼吸困难，面色苍白，肩与前臂疼痛，四肢节重，血液循环不足引起的晕眩。

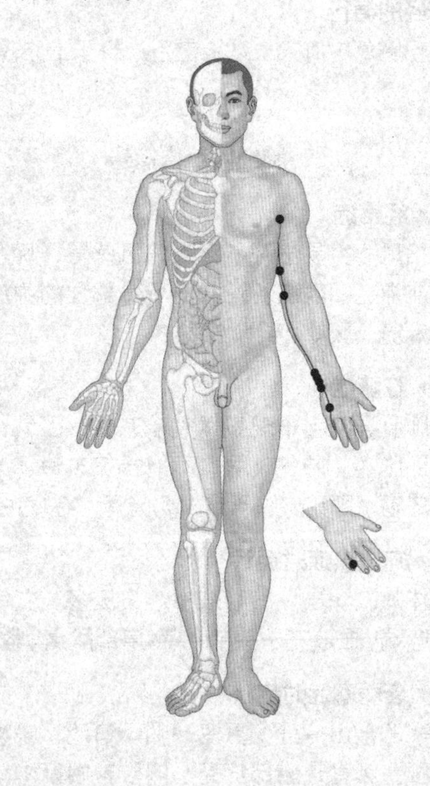

心经的保养

手少阴心经在《黄帝内经》中说是在午时循行，即我们现在说的上午 11:00 ~ 13:00，此时心经最旺，不宜做剧烈运动，人在这个时段小睡片刻就是对心经最好的保养，让下午处于精力充沛的状态。日常生活中，用按摩、刮痧、艾灸等方法对心经循行路线进行刺激，有助于强化心功能，养心安神，使人可以一整天处于精神焕发的状态。

手厥阴心包经 ——“心包”包治百病

心包经的相关器官

血管、心脏、手。

心包经的循行

起于乳头外开1寸天池穴，行于上肢内侧正中线，止于中指尖端的中冲穴。

心包经的警告信号

- **经络症**

失眠、多梦、易醒、难入睡，健忘，口疮口臭，全身痛痒等。

- **脏腑症**

心烦、心悸、心痛、心闷、神志失常等，心包气绝则眼大无神直视，形体萎黄如烟熏。

- **亢进热症时症状**

心烦，易怒，失眠多梦，胸痛，头热痛，上肢痛，目赤，便秘。

- **衰弱寒症时症状**

容易心悸，心动过缓，晕眩，呼吸困难，上肢无力，胸痛，目黄，易醒，难入睡。

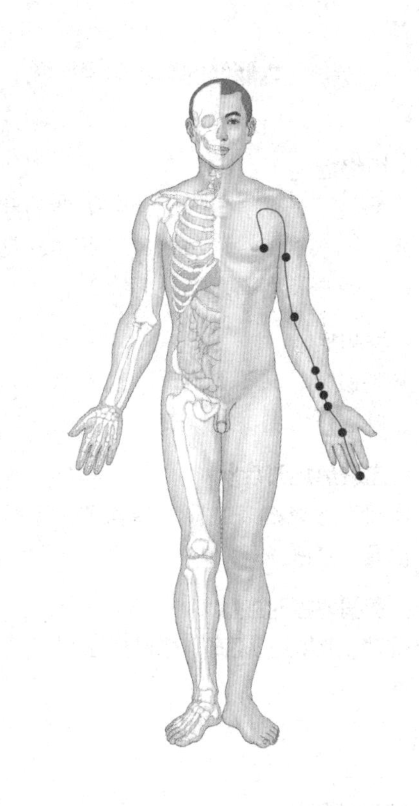

心包经的保养

手厥阴心包经在《黄帝内经》中说是在戌时循行，即我们现在说的晚上19:00～21:00，此时心包经最旺，是保养心包经的最好时段。这个时段切忌晚餐油腻，否则易产生亢热而导致胸中产生烦闷、恶心症状。在日常生活中，用按摩、刮痧、艾灸等方法对心包经循行路线进行刺激，有助于强化心脏功能，养心安神，可以使人心情愉悦，从而释放压力。

手阳明大肠经 ——泻肺热、排肠毒

大肠经的相关器官

口（齿）、皮肤、鼻、咽喉、大肠。

大肠经的循行

起于食指桡侧的商阳穴，从手走头，行于上肢外侧前缘及面前部，止于鼻旁的迎香穴。

大肠经的警告信号

- **经络症**

大肠经不畅，会出现因津液失调而致的牙痛、咽喉肿痛、流鼻血、流鼻涕、颈颊肿痛、暗疮及肩痛、上肢疼痛等。

- **脏腑症**

肠鸣腹痛、便秘、泄泻、脱肛等。大肠气绝则泄泻无度，大便失禁。

- **亢进热症时症状**

便秘，腹胀痛，头痛，肩与前臂部疼痛，指痛，体热，口干。

- **衰弱寒症时症状**

便溏，腹泻，腹痛，晕眩，上肢无力，手足怕冷。

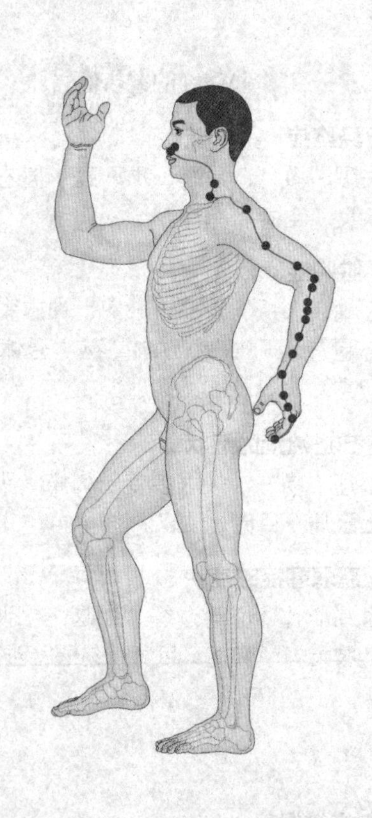

大肠经的保养

手阳明大肠经在《黄帝内经》中说是在卯时循行，即我们现在说的凌晨05:00～07:00，此时大肠经最旺，大肠蠕动、排出毒物保养大肠经最好。清晨起床后最好养成排便的习惯，可以先喝杯温开水，再去排出体内废物毒素，这样既可稀释血液，也可有效防止血栓形成。日常生活中可用刮痧、敲打、按摩等方法对大肠经循行路线进行刺激，清除毒素，预防暗疮、便秘等，如每天拍打1次，每次以12分钟为宜，可双手交替进行。

手太阳小肠经 ——泻小肠之热、调五官疾病

小肠经的相关器官

耳、腮腺、扁桃体、牙、眼、小肠。

小肠经的循行

起于手小指甲尺侧甲角旁的少泽穴，从手走头，行于上肢外侧后缘，经肘内两骨之间，上绕肩胛，经面颊，止于耳屏前方的听宫穴。

小肠经的警告信号

- **经络症**

耳聋，目黄，口疮，咽痛，下颌和颈部肿痛，以及沿经脉所过的手肩疼痛。

- **脏腑症**

绕脐而痛，心烦心闷，头顶痛坠，腰脊痛引，睾丸疝气，小便赤涩，尿闭、血尿，小肠气绝则自汗不止。

- **亢进热症时症状**

颈、后脑、太阳穴至耳疼痛，肚脐与下腹部疼痛，便秘，后肩胛至臂外后廉疼痛。

- **衰弱寒症时症状**

颌、颈浮肿，耳鸣，听力减退，呕吐，腹泻，手足怕冷，身体虚弱等。

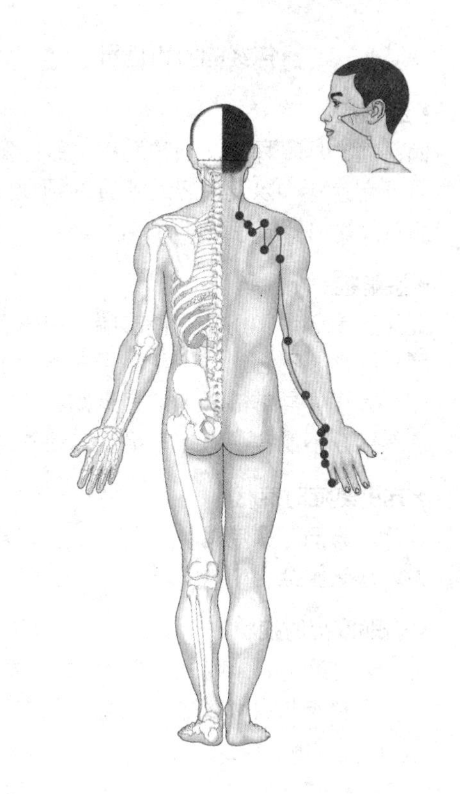

小肠经的保养

手太阳小肠经在《黄帝内经》中说是在未时循行，即我们现在说的下午 13：00 ~ 15：00，此时小肠经最旺，是保养小肠经的最好时段，在这个时段多喝水、喝茶有利于小肠排毒降火。在 13:00 之前吃完午餐有助于吸收营养物质。在日常生活中，用按摩、刮痧、艾灸等方法对小肠经循行路线进行刺激，有助于强化小肠功能，加强吸收营养。

手少阳三焦经——三焦通，则内外左右上下皆通

三焦经的相关器官

耳、眼、头、腮腺、扁桃体、膜系统。

三焦经的循行

起于无名指尺侧指甲角旁的关冲穴，经上肢外侧正中线，经颈项绕耳后，止于眉梢的丝竹空穴。

三焦经的警告信号

- **经络症**

偏头痛、耳鸣耳聋、咽喉肿痛、眼痛等头面五官症状，以及沿经络所过的颈项痛、肩背痛、肘臂痛等运动障碍。

- **脏腑症**

上焦容易心烦胸闷，心悸咳喘；中焦容易脾胃胀痛，不思饮食；下焦容易水肿，遗尿，大小便异常等。上焦气绝则喜噫，中焦气绝则不能食，下焦气绝则二便失禁。

- **亢进热症时症状**

耳鸣，耳痛，头剧痛，上肢痛，肩、颈无力，缺乏食欲，失眠，发怒。

- **衰弱寒症时症状**

上肢无力麻木，面色白，呼吸浅表，发冷，尿少，精神与身体倦怠，忧郁，肌肉松弛无力，听力障碍。

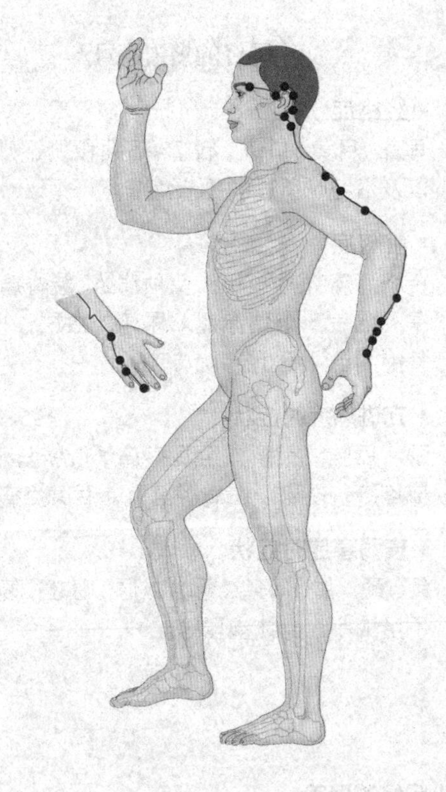

三焦经的保养

在经络子午流注中，晚上 9 点至晚上 11 点是三焦经运行时间，是人体内分泌系统最活跃的时候，此时休息是对三焦经最好的保养。但现在这种夜生活的时代，不到晚上 12 点左右是不会卧床休息的，因此，沿经络循行拍打、刮痧、拔罐、按摩等方法是对三焦经最好的保养。

足太阴脾经 ——健脾胃、调肠道、调经血

脾经的相关器官

脾、胰、胃、子宫、卵巢、膀胱、前列腺。

脾经的循行

起于足大趾内侧甲角旁的隐白穴，从足走胸，经足内侧内踝前方，行于下肢内侧前缘，在腹部行于任脉旁 4 寸，胸部行于任脉旁 6 寸，止于腋下 6 寸大包穴。

脾经的警告信号

- **经络症**

脾经不畅，容易湿重疲倦，全身困重，四肢无力，并沿经脉所过大腿、膝、足趾肿胀，麻痹，怕冷。

- **脏腑症**

脾经功能下降，则脘腹胀满，不思饮食，呕吐嗳气，便溏，食难消化。脾气绝则肌肉松软、消瘦萎缩。

- **亢进热症时症状**

消谷善饥，胁下胀痛，呕吐，排气，足膝关节疼痛，足大趾活动困难，失眠。

- **衰弱寒症时症状**

消化不良，胃胀气，排泄物积囤，上腹部疼痛，呕吐，肢倦乏力麻木，腿部静脉曲张，嗜睡，皮肤易损伤。

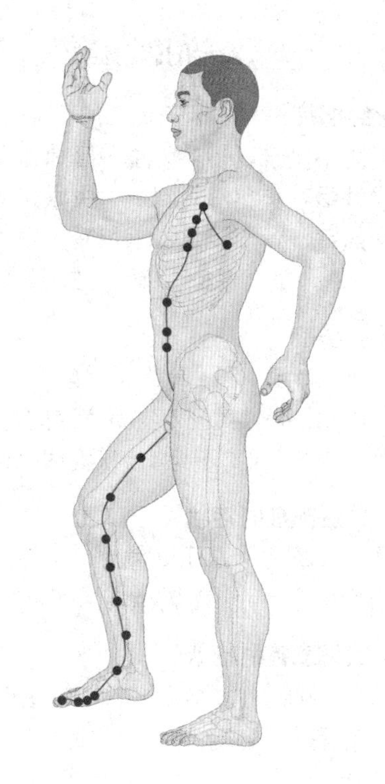

脾经的保养

足太阴脾经在《黄帝内经》中说是在巳时循行，即我们现在说的上午 09:00 ~ 11:00，此时脾经最旺，在这个时段拍打刺激脾经就是对脾最好的保养，切记不要食用燥热及辛辣刺激性食物，以免伤胃败脾。日常生活中，用按摩、刮痧、艾灸等方法对脾经循行路线进行刺激，有助于强化脾功能，使其消化吸收好，血液质量好，面色红润、气色好。

足少阴肾经 ——是人体最具防御能力的经脉

肾经的相关器官

耳、腰椎、关节、肾上腺、肾。

肾经的循行

起于足底涌泉穴，绕过足跟，在下肢行于内侧后缘上行至腹，在股部行于任脉旁开 0.5 寸，在胸部行于任脉旁 2 寸，止于锁骨下的俞府穴。

肾经的警告信号

- **经络症**

肾阴不足，以怕热为主，容易口干舌燥，慢性咽喉炎，气短喘促，失眠多梦，五心发热等；肾阳不足，以怕冷为主，容易手足冰冷，面色晦滞，头晕目眩，腰膝酸软等。

- **脏腑症**

水肿，小便不利，遗精，阳痿，心悸，恐惧，耳鸣，眼花，目视不清。肾气绝则骨髓失养，骨质疏松，肌肉萎缩，齿松发枯，面色无华。

- **亢进热症时症状**

尿黄，尿少，口干，倦怠，足下热，大腿内侧疼痛，劳热，性欲增强，月经异常。

- **衰弱寒症时症状**

尿频，肿胀，腿冷，足下冷，下肢麻木萎弱，容易受凉，犹豫不决，性欲减退，肠功能减弱。

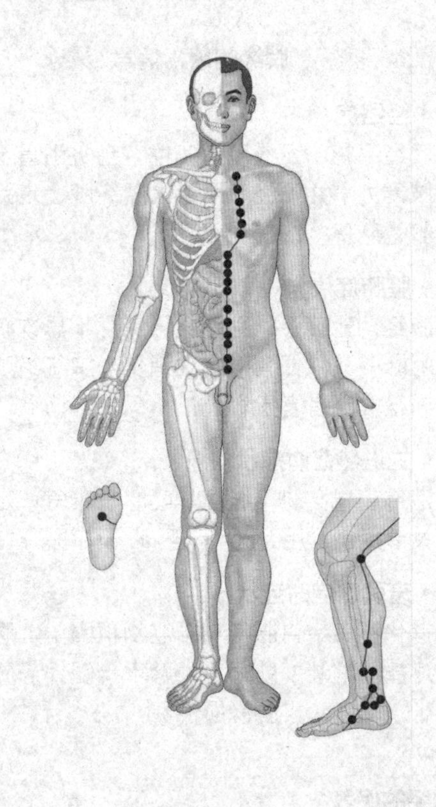

肾经的保养

肾经在《黄帝内经》中说是在酉时循行，即我们现在所说的晚上 17：00 ~ 19：00，此时肾经最旺。肾经是人体协调阴阳能量的经脉，也是维持体内水液平衡的主要经络，人体经过申时泻火排毒，在酉时进入储藏精华的阶段。肾经位于人体上身内侧以及腿部内侧和脚底，左右共 54 穴。休息时可用手掌或按摩槌等工具对肾经循行路线上的穴位进行拍打刺激，对于重点穴位，如涌泉穴和太溪穴等，可进行按摩和艾灸，每次拍打 5 ~ 10 分钟即可。

足厥阴肝经 ——泻肝火、解肝郁、养肝血

肝经的相关器官

生殖器官、眼、肝、胆、消化系统。

肝经的循行

起于足大趾外侧甲角旁 0.1 寸的大敦穴，经足背，在下肢内踝上 8 寸之前行于下肢内侧前缘，内踝 8 寸以上行于下肢内侧中线，绕阴器，抵小腹，行于侧腹胸部，止于乳下 2 肋的期门穴。

肝经的警告信号

- **经络症**

口干口苦，头晕目眩，头顶重坠，眼睛干涩，胸胁胀痛，肋间神经痛，小腹胀痛及沿经脉所过的疾病。

- **脏腑症**

胸胁苦满，情志抑郁，脂肪肝，月经不调，乳腺增生，子宫肌瘤，前列腺肥大、疝气等。

- **亢进热症时症状**

头痛，肤黄，腰痛，小便困难疼痛，经痛，易怒，兴奋易冲动。

- **衰弱寒症时症状**

眩晕，面色白，性冷淡，大腿与骨盆疼痛，下肢无力，易倦，视力模糊，压迫，惊恐。

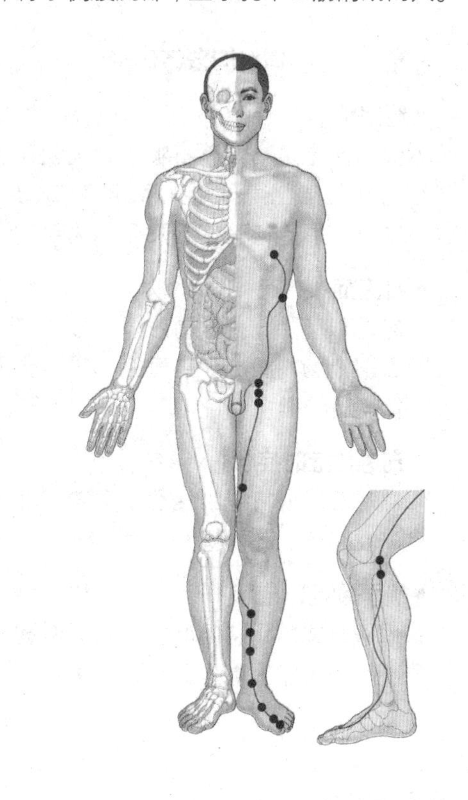

肝经的保养

一天当中，人的睡眠最重要的时间段是凌晨的 1 点至 3 点，而肝经的运行时间是在晚上的 11 点至凌晨 1 点，只要把握这几个时间段好好休息，人一般就很难发生奇难杂症，整个人就像充足了电一样。十二条经脉中只有肝经有肿瘤的发生，称为症瘕积聚，意思就是有形物质积聚引发的疾病和无形的郁气积聚引发的疾病，当无形的郁气和有形的毒素一起恶化就形成了癌。日常生活中保养肝经可用刮痧、敲打、按摩等方法对肝经循行路线进行刺激，然后保持好平常的心态。

足阳明胃经 ——调肠胃、养后天

胃经的相关器官

口腔（齿）、鼻、乳腺、膝、胃。

胃经的循行

起于眼眶下的承泣穴，从头走足，行于面前部，在胸部行于任脉旁 4 寸，在腹部行于脐旁 2 寸，下肢行于外侧前沿，止于足次趾外侧甲角旁的厉兑穴。

胃经的警告信号

- **经络症**

本经从头走足，如有不畅，则久积化火，容易发高烧、出汗、前头痛、咽喉痛、牙痛、下肢风湿关节痛等沿经脉所过的疾病。

- **脏腑症**

胃经功能下降，胃痛胃胀，易食难消，呕吐吞酸，肠鸣腹胀。胃气绝则胃口全无，不能饮食。

- **亢进热症时症状**

体热，腹胀，打嗝，便秘，食欲增加，胃痉挛性疼痛，胃酸过多，唇干裂。

- **衰弱寒症时症状**

餐后腹疼或腹泻或呕吐，消化力减弱，胃酸不足，忧郁，清涎多，下肢倦怠。

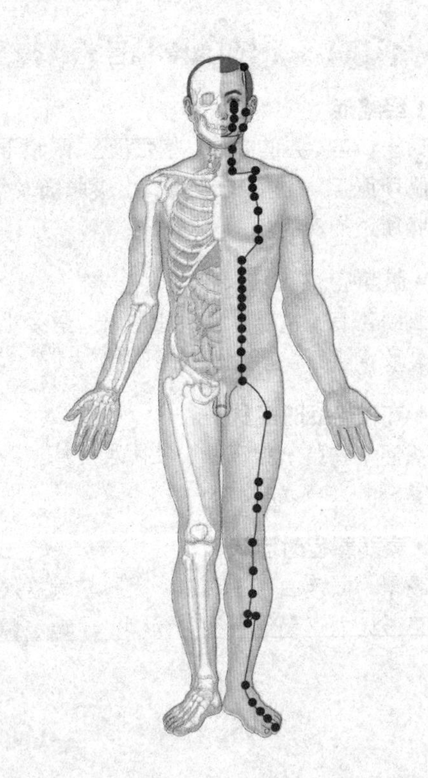

胃经的保养

足阳明胃经在《黄帝内经》中说是在辰时循行，即我们现在说的上午 07:00 ~ 09:00，此时胃经最旺，适宜吃早餐，补充能量肠胃好。在这个时段吃早餐最容易消化，吸收也好。早餐应食用温和养胃的食品，减少食用过于燥热的食品。日常生活中，用按摩、刮痧、艾灸等方法对胃经循行路线进行刺激，可以疏通经络调理气血，缓解身体不适。饭后一小时循按胃经可以调节人体的肠胃功能。

足太阳膀胱经 ——为人体最大的排毒通道

膀胱经的相关器官

头、鼻、眼、脑、脊椎关节、膀胱。

膀胱经的循行

起于目内眦的睛明穴，行于头项，后项背部，在背部分为2支下行，第一行行于距督脉1.5寸，第二行行于距督脉3寸，行于下肢后侧正中线，经外踝后至足外侧，止于足小趾外侧的至阴穴。

膀胱经的警告信号

● **经络症**

本经虚寒则容易怕风怕冷，流鼻涕、喷嚏，并沿经脉循行所过的项、背、腰、小腿疼痛及运动障碍。

● **脏腑症**

小便不利，遗尿，尿浊，尿血。膀胱气绝则遗尿，翻白眼。

● **亢进热症时症状**

尿频，泌尿生殖器疾病，前列腺炎，后背肌肉强直酸痛，脊椎部酸痛，下肢痉挛疼痛，前头与后头痛。

● **衰弱寒症时症状**

尿液少，生殖器肿胀，后头与背部肌肉胀痛，四肢倦重无力，眩晕，腰背无力。

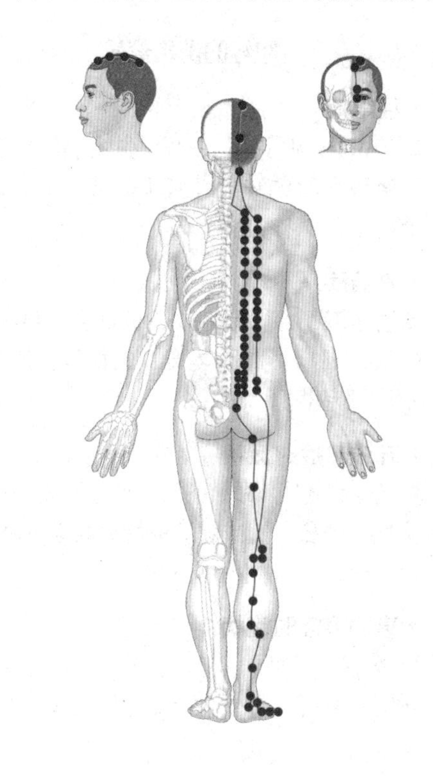

膀胱经的保养

膀胱经在《黄帝内经》中说是在申时循行，即我们现在所说的下午15:00～17:00，此时膀胱经最旺。膀胱经负责贮藏水液和津液，水液排出体外，津液循环在体内，此时宜适时饮水，适当运动，有助于体内津液循环，喝滋阴泻火的茶水对阴虚的人最有效。膀胱经循行从头顶到足部，平时可用双手拇指和食指捏住脊柱两旁肌肉（或手掌根）尽可能从颈椎一直推到尾骨，然后十指并拢，按住脊柱向上推回到开始的位置；腿部的膀胱经穴位可用点揉或敲打的方式充分刺激。每日一次，每次反复推几遍，有助于防患和治疗膀胱经疾病。

足少阳胆经——常敲胆经，可强身健体

胆经的相关器官

眼、头、关节、脖子、微血管、胆。

胆经的循行

起于眼外眦角的瞳子髎穴，上行至额角，环绕侧头部，向下循行于耳后，至肩入缺盆，下至腋窝，下行至环跳穴，经膝外侧腓骨前缘、外踝前方到足背，止于第四趾外侧的足窍阴穴。

胆经的警告信号

- **经络症**

口苦口干，偏头痛，白发，脱发，怕冷怕热，沿经脉所过的缺盆和腋下肿痛，膝、踝关节痛，坐骨神经痛。

- **脏腑症**

胸胁苦满，胆怯易惊，不欲饮食，善太息，失眠、易怒，皮肤萎黄、便秘等。胆气绝则眉倾毛落。

- **亢进热症时症状**

口苦，胸胁胀，颈、下颌、喉咙不适，失眠，头痛，便秘，髀或腿膝胫踝外侧痉挛疼痛，足下热。

- **衰弱寒症时症状**

虚弱，关节肿胀，下肢无力，目黄，吐苦水，嗜睡，夜汗，惊悸太息，呼吸沉闷，便溏。

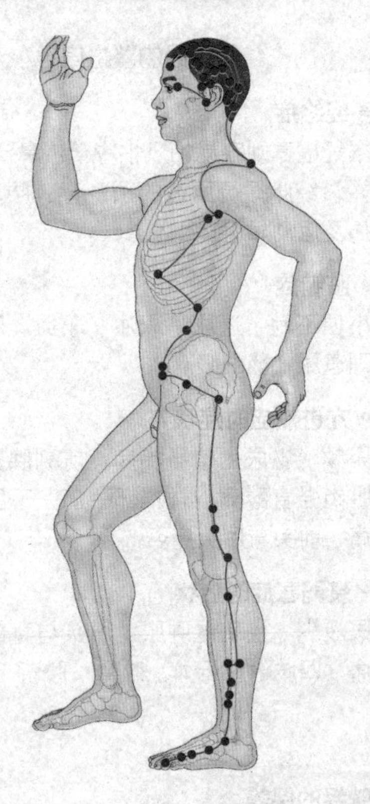

胆经的保养

中医认为，休息得好，病情的好转速度就会加快，睡眠最重要的黄金时间是在夜晚的11点至凌晨的1点，也就是肝胆经在运行的时候，此时肝胆经气最旺，用来进行重要的人体代谢清理工作。如果此时熬夜，人体推陈出新的工作就无法完成，体内的毒素就无法代谢，新鲜的气血也就无法完成，因此对人体造成的危害很大。日常生活中，保养胆经可用刮痧、敲打、按摩等方法对胆经循行路线进行刺激。

任脉 ——为“阴脉之海”，主胞胎

任脉的循行

起于小腹之内，胞宫之下，出会阴穴，沿腹胸正中线上行，上喉咙，绕唇，止于唇下承浆穴，与督脉交。

任脉的警告信号

任脉失调，容易汗多怕热，并可发生前阴诸病，如月经不调、不育不孕、白带、小便不利、疝气等，及沿经脉所过的下腹部生殖泌尿系统、上腹部消化系统及胸部呼吸系统等疾病。

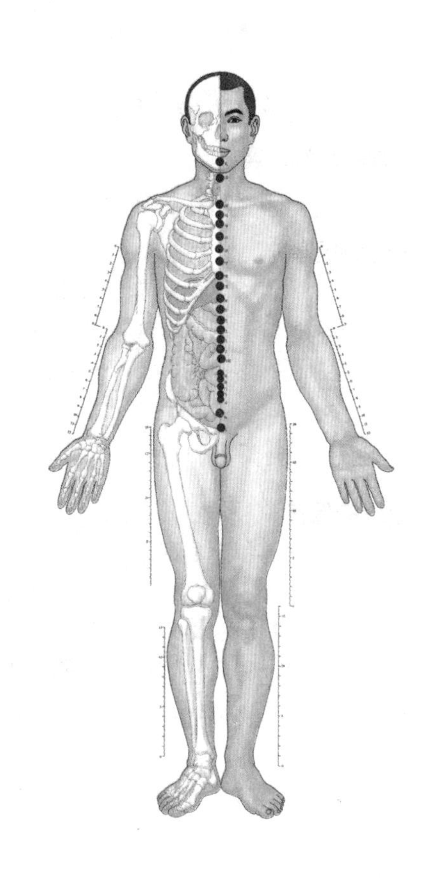

任脉的保养

任脉保养没有特定的时间，可随时进行。可选取中脘、气海、关元三个穴位，用中指指腹进行按摩，每次 3 ~ 5 分钟，以有微微的麻胀感为宜。也可用艾条温和灸这三穴，每次 10 ~ 15 分钟，对于女性生殖系统有良好的保健养生作用，能保养整个生殖系统，预防早衰。

督脉 ——为“阳脉之海”，补养肾气

督脉的循行

起于小腹之内，胞宫之下，出长强穴，沿脊椎上行，经风府穴，进入脑部，上达巅顶，并沿前额正中至鼻柱，止于上唇内的龈交穴，与任脉交。

督脉的警告信号

- **督脉阳气过盛**

角弓反张，项背腰痛，烦躁易怒，失眠多梦。

- **督脉虚寒**

畏寒肢冷，走路摇摆不定，头晕目眩，神经衰弱，健忘，痴呆，精神分裂等以及经脉所过部位的痔疮、脱肛、子宫脱垂等。

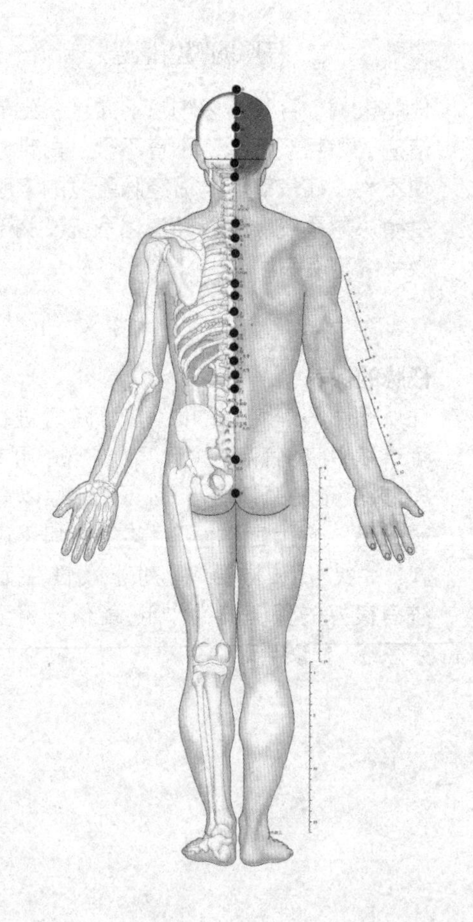

督脉的保养

督脉保养没有特定的时间，可随时进行。用艾条温和灸督脉上的命门、腰阳关，每次10 ~ 15 分钟，可以对督脉起到很好的保养作用，还可以提升人体阳气，增强抵抗力。用刮痧板沿督脉进行刮痧，可以缓解头痛、热病、颈背腰痛。

第五章 中医治病入门：常见疾病全攻略

生活中许多小病痛都是由不健康的生活方式引起的。现代人熬夜加班、不吃早饭、不加节制地大补特补、在寒冷的冬日穿薄丝袜，这些都在无形中损害着自己的健康。人生在世，难免会被小病小痛缠身，只要正确运用中医疗法及对症中药材，只要您学会使用经络并悟出穴位的深意，您就拥有了少生病、健康常在的法宝。本章将详细介绍常见疾病的防治全攻略。

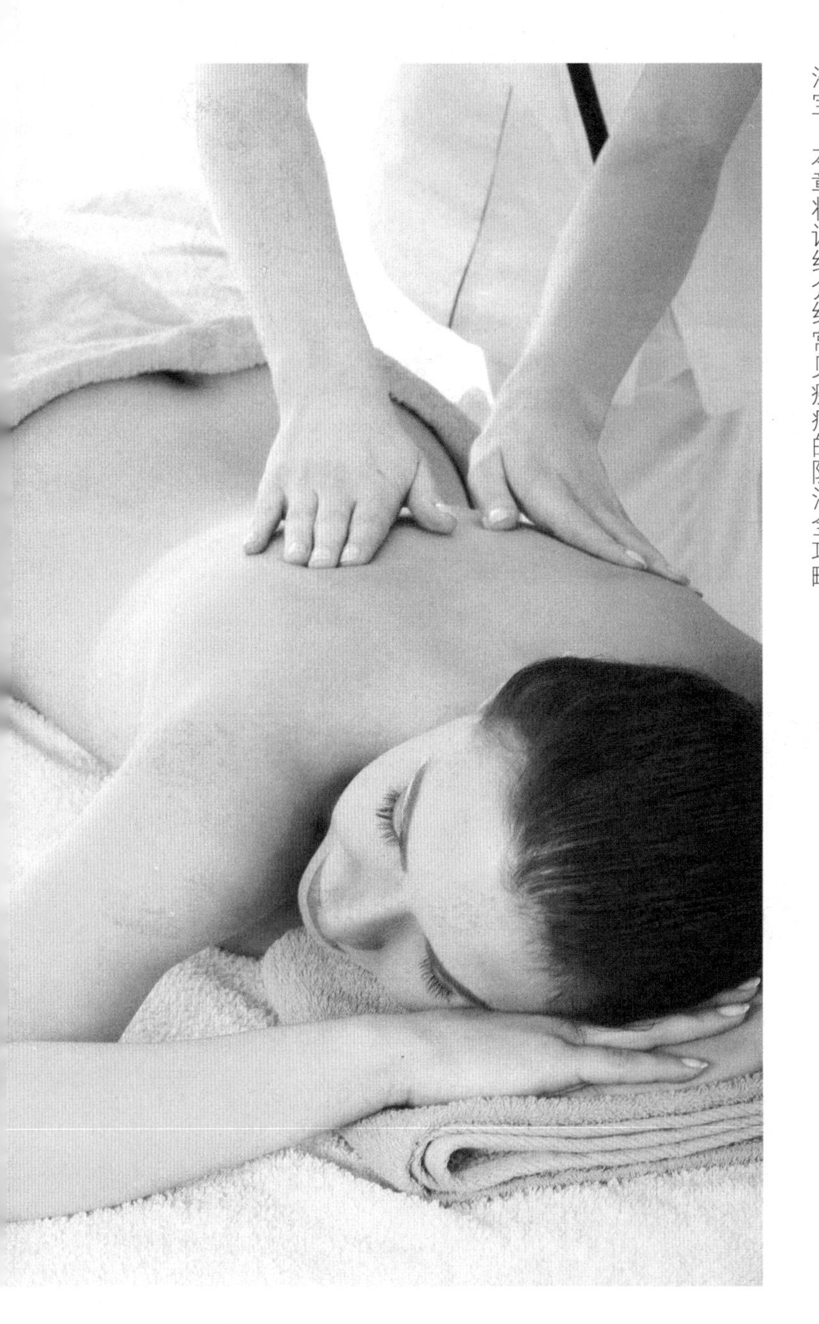

感冒

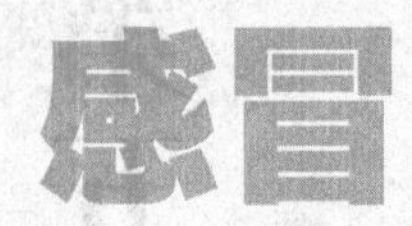

典型案例

小芳前几天去图书馆自习完后顶着绵绵细雨就回宿舍了，第二天身体便出现了问题。先是一直打喷嚏，然后就出现流鼻涕、咳嗽、全身酸疼无力的症状。医生发现她苔薄白、脉浮紧、鼻塞声重、打喷嚏，还有恶寒、头痛、喉痒咳嗽、骨节酸痛的症状。

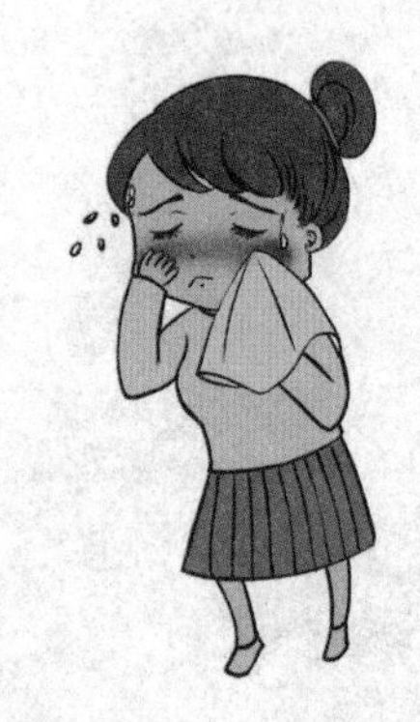

中医诊断

感冒是由于感受六淫之邪伤及肺卫所引起的外感疾病。本病四时皆有，以春冬季较多见，临床上以头痛、恶风寒、发热、鼻塞、流清涕、脉浮为特征。感冒最重要的关键在于预防，很多人流完汗直接吹空调，却不知道流汗的同时人体毛孔会舒张开，这时候外邪最容易侵入体内，导致肺气失宣而引起感冒。

荆防败毒散配方

荆芥 10 克
防风 10 克
茯苓 10 克
独活 10 克
柴胡 10 克
前胡 6 克
川芎 6 克
枳壳 6 克
羌活 6 克
桔梗 6 克
薄荷 6 克
甘草 3 克

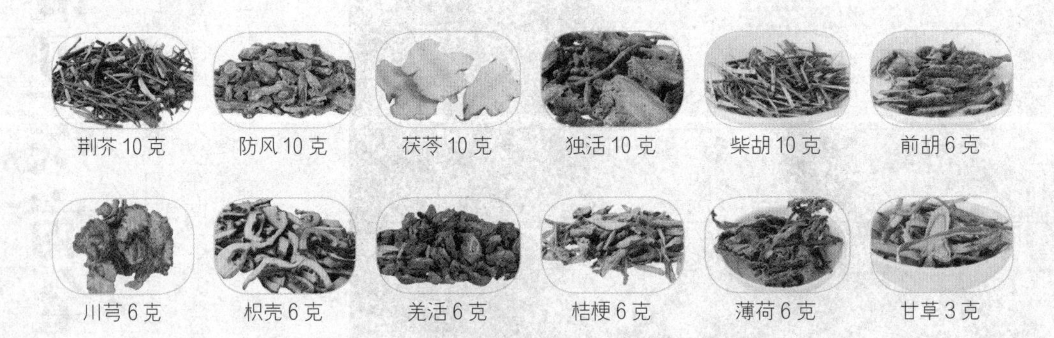

具体功效：辛温解表，宣肺散寒。

主治范围：用于流感、感冒等病证初起，出现恶寒、发热、无汗、剧烈头痛、肌肉关节酸痛者。本方亦可用于痢疾、疮痈初起而有表寒证者。

用法：水煎温服。现如今，药房也可以买得到此方的中成药散剂或丸剂，不愿煲药饮用的患者也可选购中成药。

对症治疗方・艾灸

基础穴位 → **风池・风府・合谷・列缺**

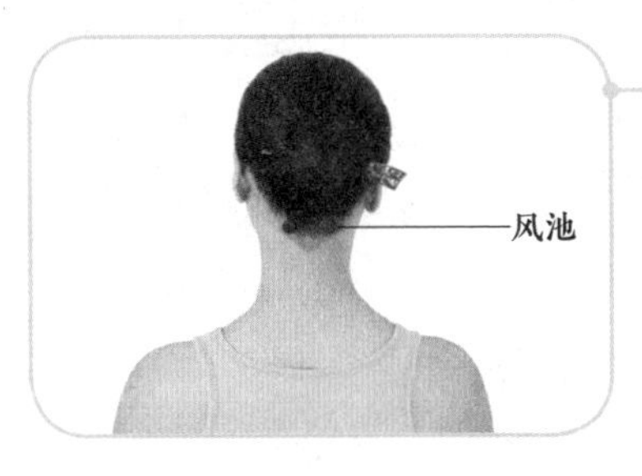

回旋灸灸治风池

用艾条回旋灸法来回灸治风池穴 10 ～ 15 分钟，以患者感觉温热舒适为宜。

回旋灸灸治风府

用艾条回旋灸法来回灸治风府穴 10 ～ 15 分钟，以患者感觉温热舒适为宜。

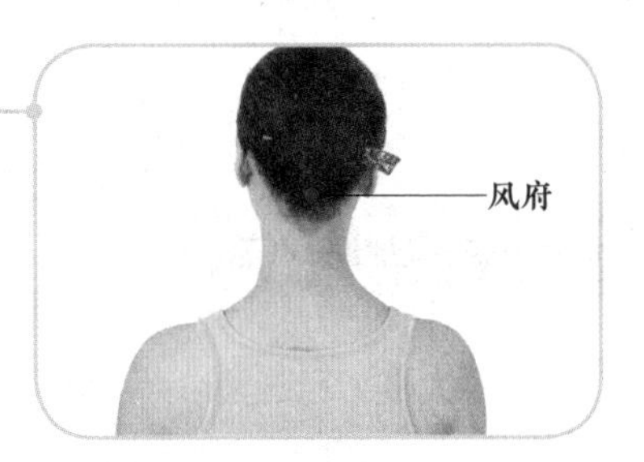

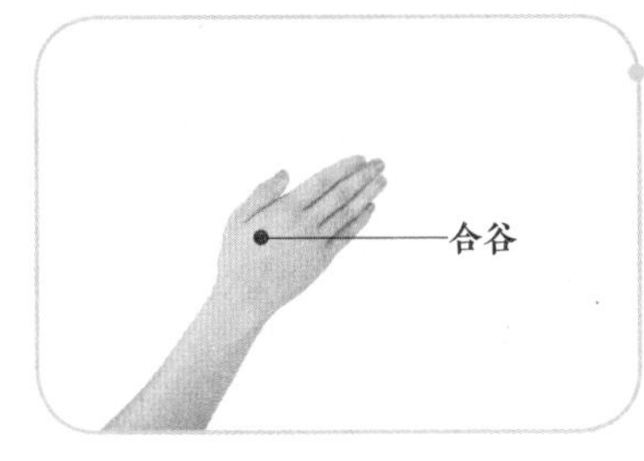

温和灸灸治合谷

用艾条温和灸法灸治合谷穴 10 ～ 15 分钟，以潮红为度。

温和灸灸治列缺

用艾条温和灸法灸治列缺穴 10 ～ 15 分钟，以潮红为度。

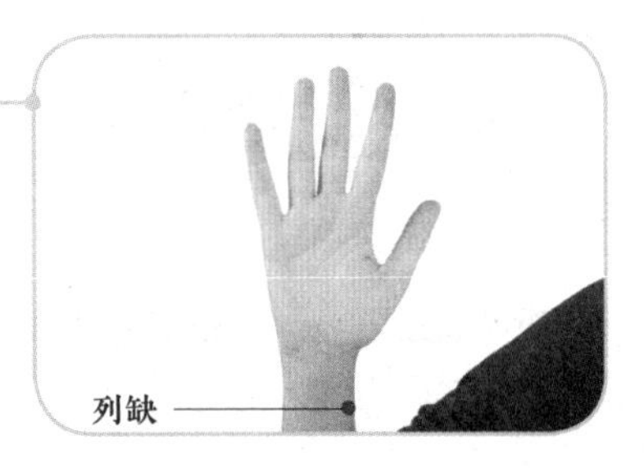

风寒侵袭者加减穴位

穴位 → **风门 · 肺俞**

症状 恶寒重，发热轻，无汗，头痛，肢节酸疼，鼻塞声重，时流清涕，喉痒，咳嗽，痰吐稀薄色白。

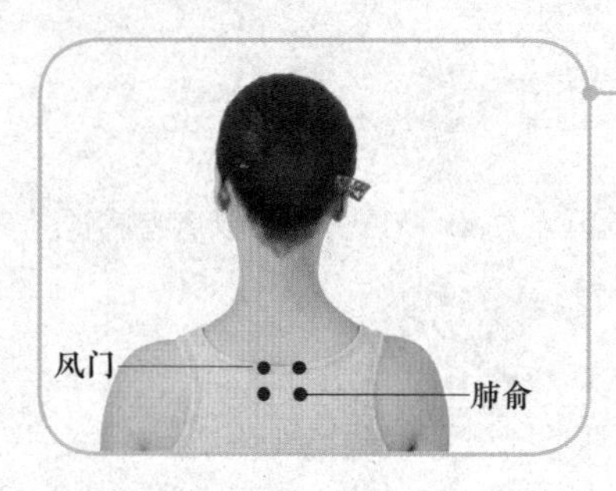

1 将燃着的艾灸盒置于风门穴上灸治 10 ~ 15 分钟，以有热感为度。

2 将燃着的艾灸盒置于肺俞穴上灸治 10 ~ 15 分钟，以有热感为度。

体虚气弱者加减穴位

穴位 → **大椎 · 足三里**

症状 年老或体质素虚，或病后、产后体弱，气虚阴亏，卫外不固，容易反复感冒，或感冒后缠绵不愈。

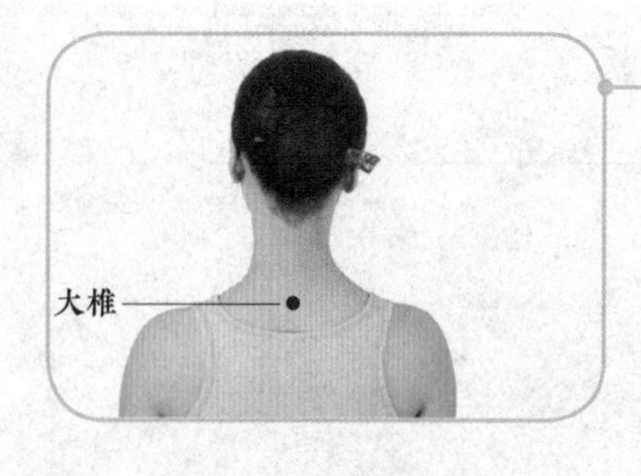

1 将燃着的艾灸盒置于大椎穴上灸治 10 ~ 15 分钟，以局部皮肤潮红为度。

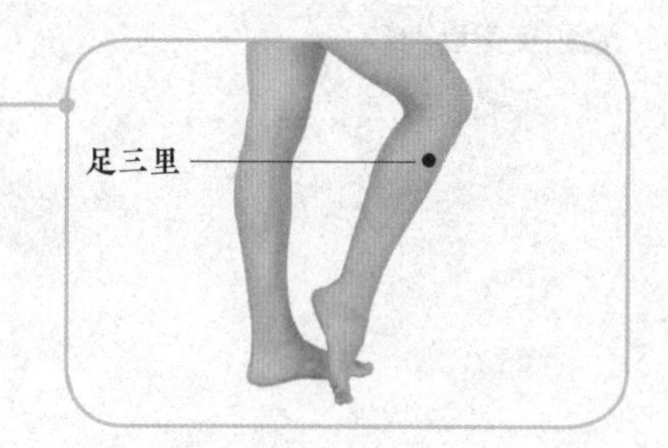

2 用艾条温和灸法灸治足三里穴 10 ~ 15 分钟，以出现循经感传为度。

咳嗽

典型案例

这几天，气温骤降，办公室里很多人都感冒了，咳嗽声、擤鼻涕声此起彼伏。小兰也咳了好几天了，喉咙痒得厉害，咳得一声比一声重，面色苍白，萎靡不振，一点精神都没有，又发现她舌苔薄白，脉象浮紧，痰液稀薄，颜色发白。

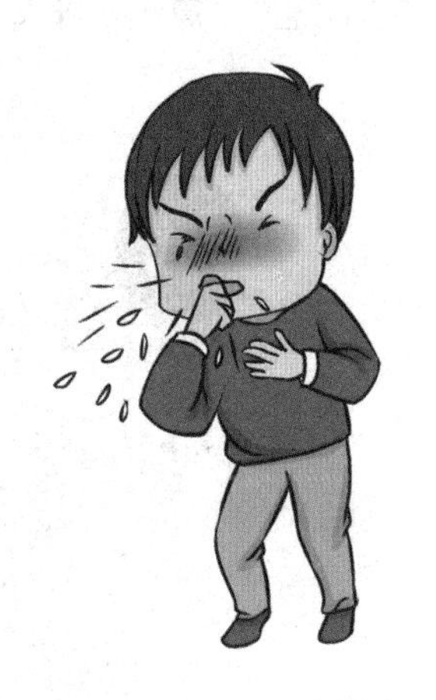

中医诊断

咳嗽是因外感六淫、脏腑内伤，影响于肺所致有声有痰之症。见《素问・病机气宜保命集》："咳谓无痰而有声，肺气伤而不清也；嗽是无声而有痰，脾湿动而为痰也。咳嗽谓有痰而有声，盖因伤于肺气动于脾湿，咳而为嗽也"。随着天气的变化，很多人被风邪所侵犯，在气温变化的季节应该注意防寒保暖。

止嗽散配方

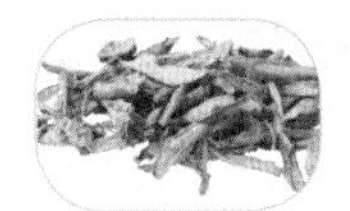
桔梗 10 克

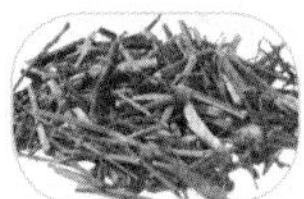
荆芥 10 克

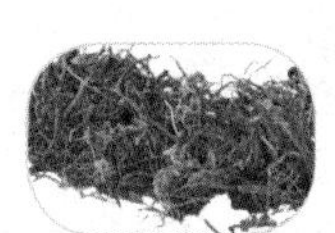
紫菀 10 克

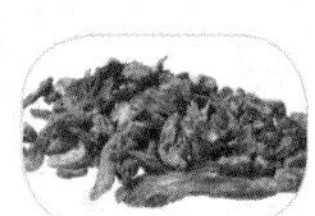
百部 10 克

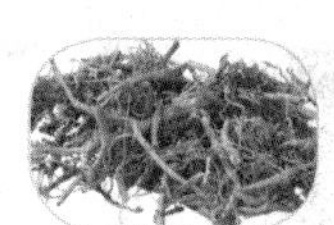
白前 10 克

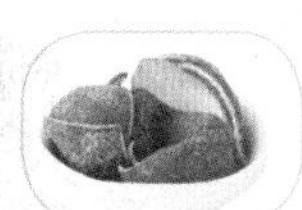
陈皮 5 克

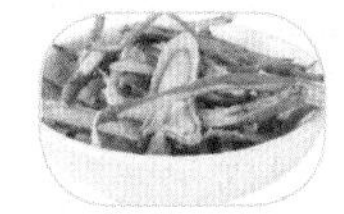
甘草 4 克

具体功效：宣利肺气，疏风止咳。

主治范围：风邪犯肺证。咳嗽咽痒，咯痰不爽，或微有恶风发热，舌苔薄白，脉浮缓等。

用法：共研为末，每服 9 克，开水调下，食后临卧服。初感风寒，生姜汤调下。

对症治疗方·拔罐

基础穴位 → **风门·肺俞·身柱·外关**

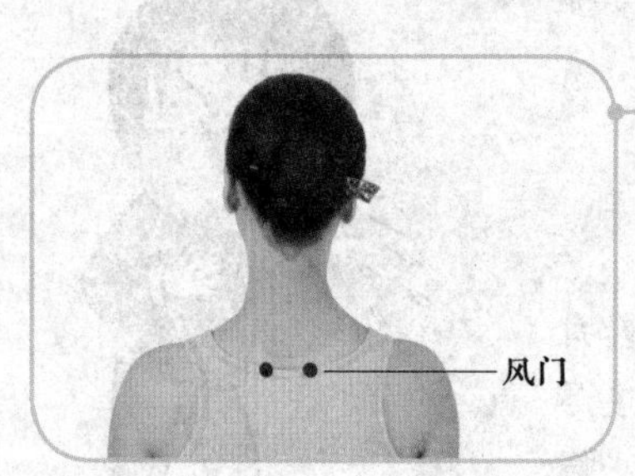

拔取风门穴

用火罐法拔取风门穴，留罐 10 ~ 15 分钟。

拔取肺俞穴

用火罐法拔取肺俞穴，留罐 10 ~ 15 分钟。

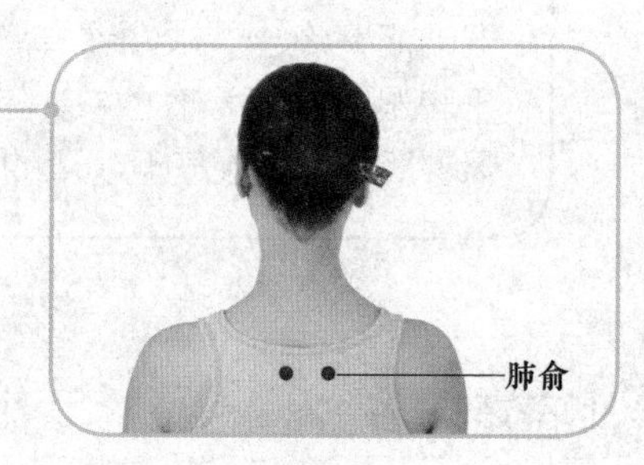

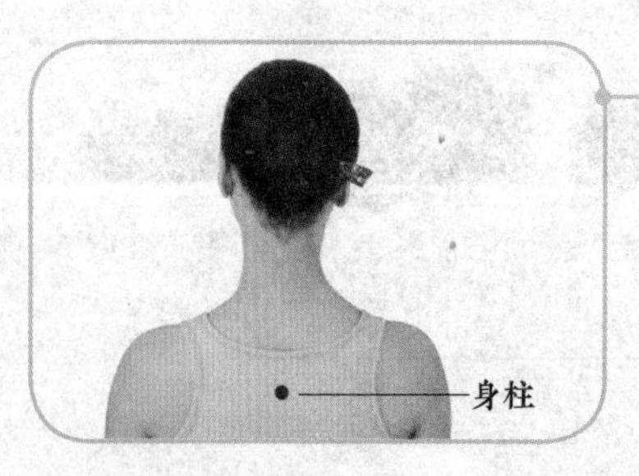

拔取身柱穴

用火罐法拔取身柱穴，留罐 10 ~ 15 分钟。

拔取外关穴

用气罐法拔取外关穴，留罐 10 ~ 15 分钟。

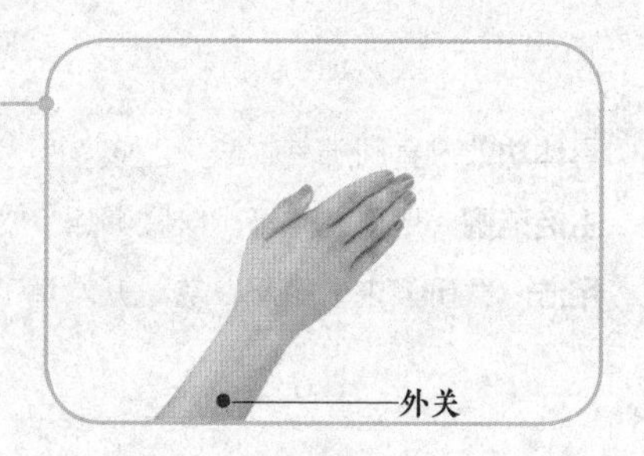

风寒袭肺者加减穴位

穴位 → **风池・合谷**

症状 咳声重浊，气急，喉痒，咯痰稀薄色白，常伴鼻塞、流清涕，头痛，肢体酸楚，恶寒发热，无汗。

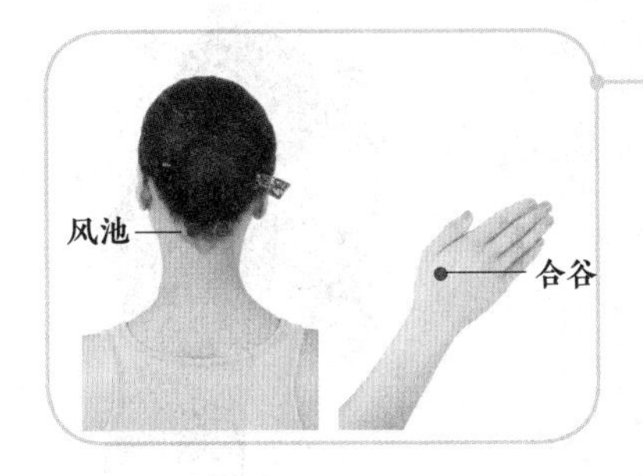

1 用火罐法拔取风池穴，留罐 10 ~ 15 分钟。

2 用气罐法拔取合谷穴，留罐 10 ~ 15 分钟。

痰湿蕴肺者加减穴位

穴位 → **中脘・丰隆**

症状 咳嗽反复发作，尤以晨起咳甚，咳声重浊，痰多，痰黏腻或稠厚成块，色白或带灰色，胸闷气憋，痰出则咳缓、憋闷减轻，常伴体倦、脘痞、腹胀，大便时溏。

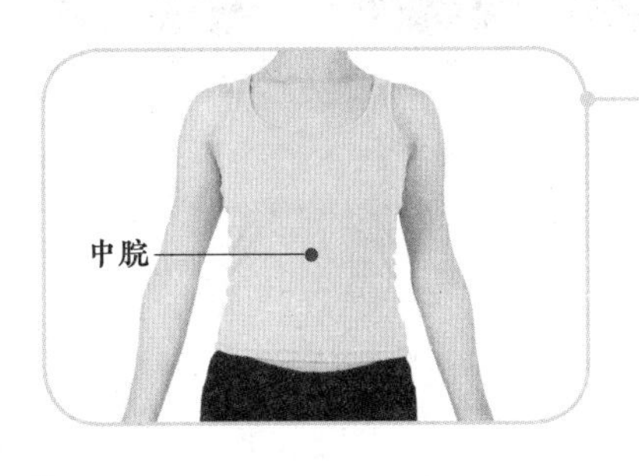

1 用火罐法拔取中脘穴，留罐 10 ~ 15 分钟。

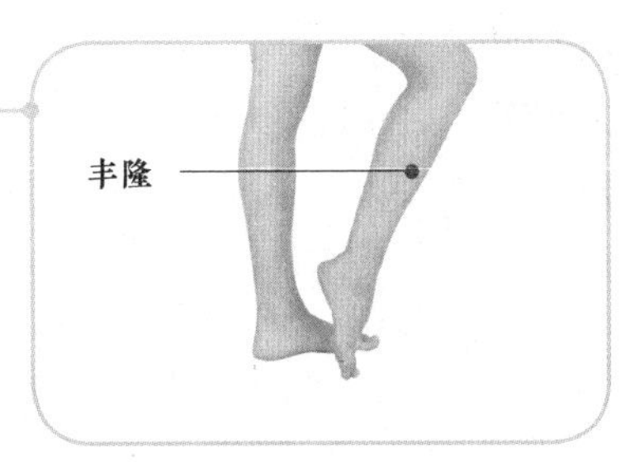

2 用气罐法拔取丰隆穴，留罐 10 ~ 15 分钟。

头痛

典型案例

周女士在一次爬山中受凉，回来后就感冒了，不光鼻塞、流涕、咳嗽，头痛得就像要裂开似的，头痛还连着颈项后背，后背发紧。以为多休息休息就会好的，没想到几个月过后，她的头痛非但没有见好，反而愈发严重了。

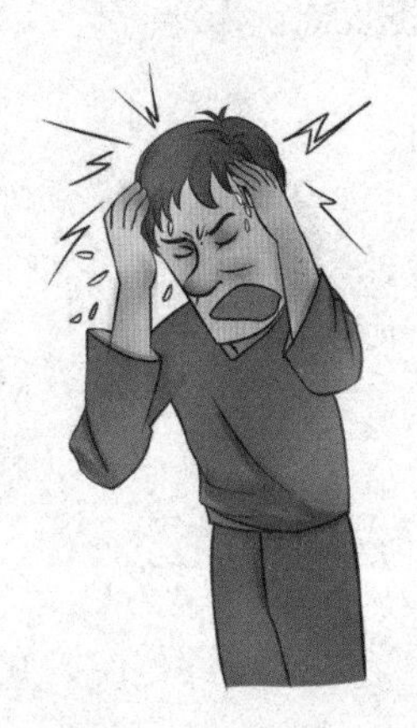

中医诊断

中医认为，头痛由于感受外邪、情志不和、久病体虚及饮食不节，影响头部络脉或脑髓失养所致，可分为风寒头痛、风热头痛、肝阳头痛、血虚头痛、痰浊头痛及血瘀头痛。而血虚型头痛多因阴血亏虚，不能上荣，窍络失养所致。此外，气能生血，气旺则血充，气虚则血少，故在临床治疗血虚疾患时常配合补气。

川芎茶调散配方

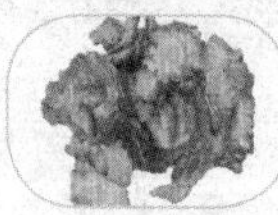
川芎 12 克

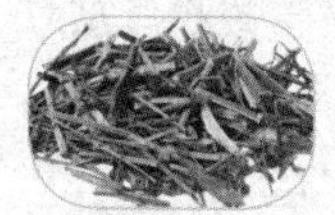
荆芥（去梗）12 克

白芷 6 克

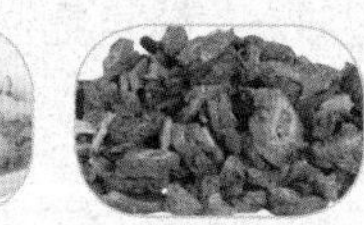
羌活 6 克

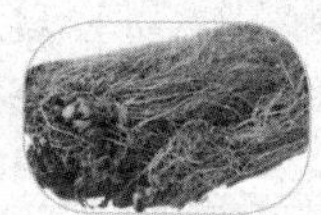
细辛 3 克

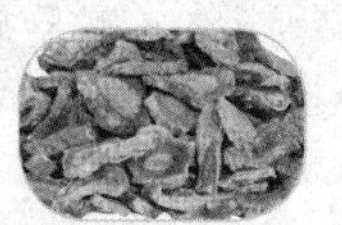
防风（去芦）4.5 克

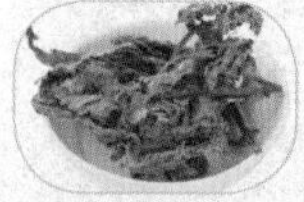
薄荷 12 克

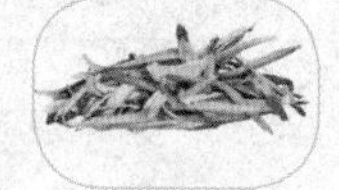
甘草（炙）6 克

具体功效：疏风止痛。

主治范围：主治风邪头痛。偏正头痛或巅顶作痛，恶寒发热，目眩鼻塞，舌苔薄白，脉浮者。

用法：上药研为细末，每次 6 克，每日 2 次，饭后清茶调服。

对症治疗方·按摩

基础穴位 → **太阳·攒竹·合谷·内庭·曲池·风池·外关·足临泣·太冲**

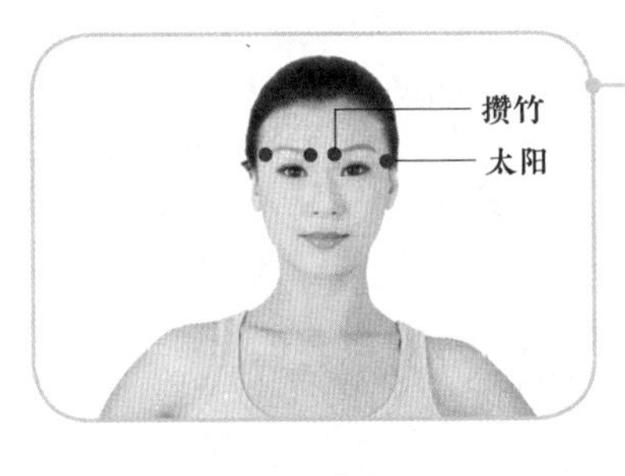

推按太阳、攒竹

用推法推按太阳、攒竹等面部穴位，操作1分钟。

揉按合谷、曲池、外关

用揉按法揉按合谷、曲池、外关等上肢部穴位，操作1分钟。

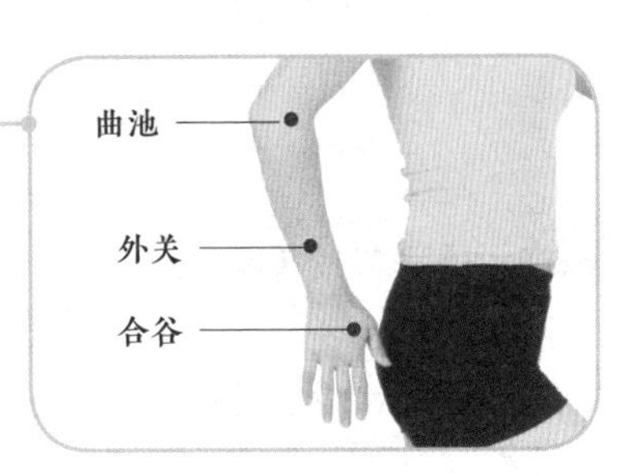

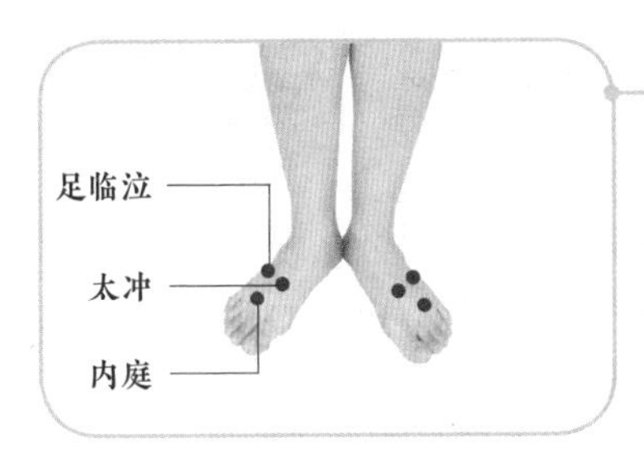

掐按内庭、足临泣、太冲

用掐法掐按内庭、足临泣、太冲等下肢部穴位，操作1分钟。

按风池穴

用按法按位于后颈部的风池穴，操作1分钟。

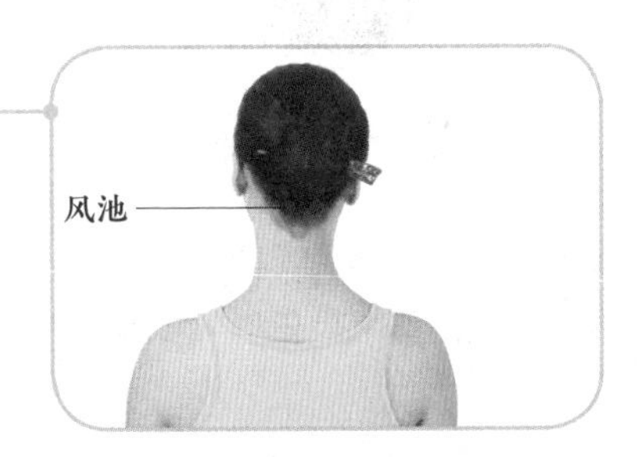

外感风寒者加减穴位

穴位 → **风府・列缺**

症状 吹风受寒易诱发，有时痛连项背，恶风寒，喜裹头，口不渴。

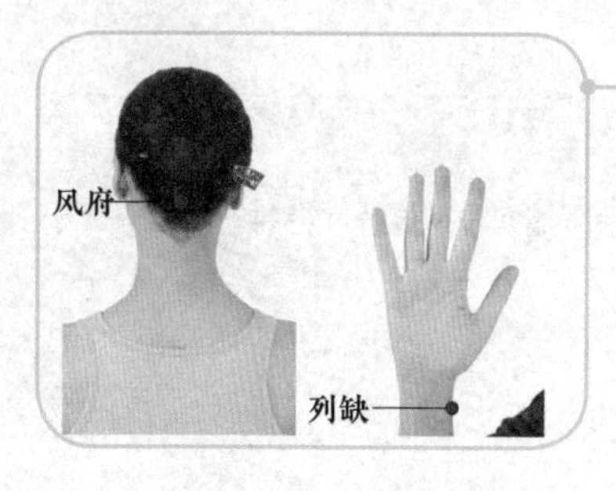

1 用揉按法揉按风府穴，操作1分钟。

2 用按法按列缺穴，操作1分钟。

气血亏虚者加减穴位

穴位 → **百会・足三里**

症状 发病缓慢，头痛昏重，头晕，心悸不宁，神疲乏力，面色苍白。

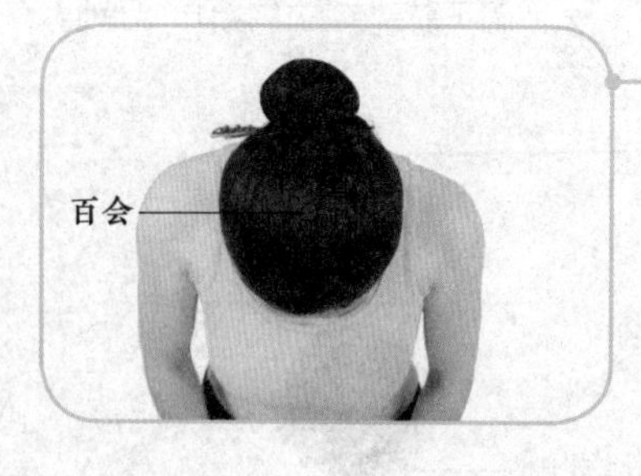

1 用揉法揉按百会穴，操作1分钟。

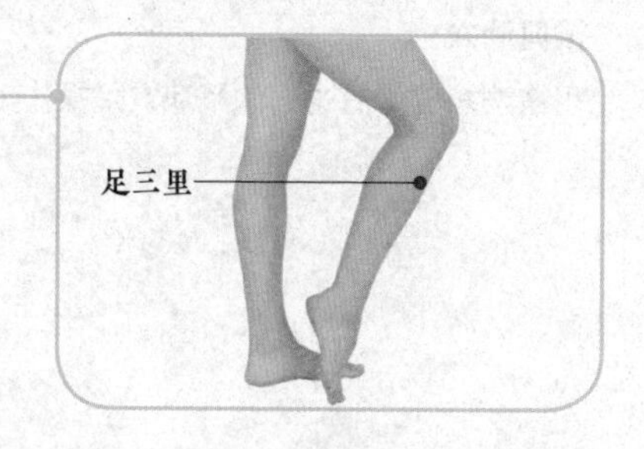

2 用推法推按足三里穴，操作1分钟。

失眠

典型案例

小田患失眠已有3年了，西医按神经衰弱治疗，曾服多种镇静安眠药物，疗效不佳。小田说她一到晚上就心烦，在床上辗转反侧，怎么也睡不着，或精神兴奋不能入睡，白天则头目昏沉，萎靡不振。中医诊察小田时，发现她舌红无苔，脉弦细而数，为心肾不交之象。

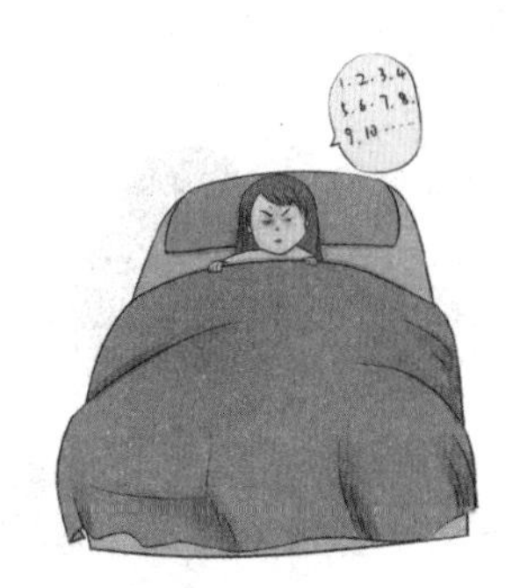

中医诊断

小田失眠，心烦急躁，是由于心肝火旺，惹扰心神之象。心肝火旺，热扰心神，则心神不宁，心烦急躁，夜间难以入睡，艰难入睡后心火仍在，因此晚上睡觉多梦，且入睡时间短、易醒。失眠的产生可能来源于年龄增长与工作压力的综合因素。随着年龄的增长，肝肾阴阳日渐衰退，女性以阴血为本，且存在每月生理性损耗，更易加重肝肾阴血不足。

黄连阿胶汤配方

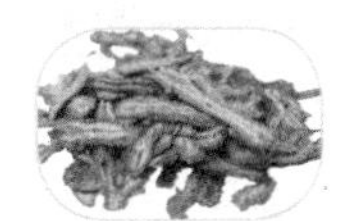
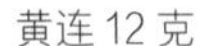
黄连12克

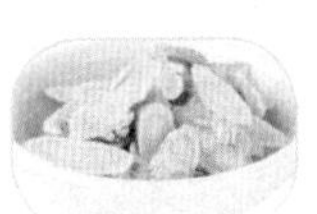
黄芩6克

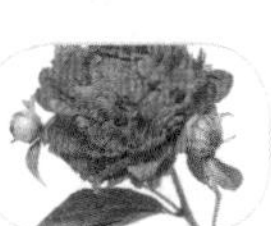
芍药6克

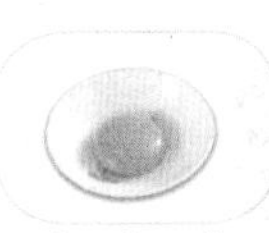
鸡子黄2枚

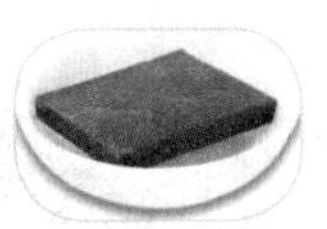
阿胶9克

具体功效：养阴泻火，益肾宁心。

主治范围：治少阴病，得之二三日以上，心中烦，不得卧。

用法：水煎，每次温服200毫升，日三服。

对症治疗方 · 刮痧

基础穴位 → **四神聪 · 心俞 · 神门 · 三阴交 · 足窍阴**

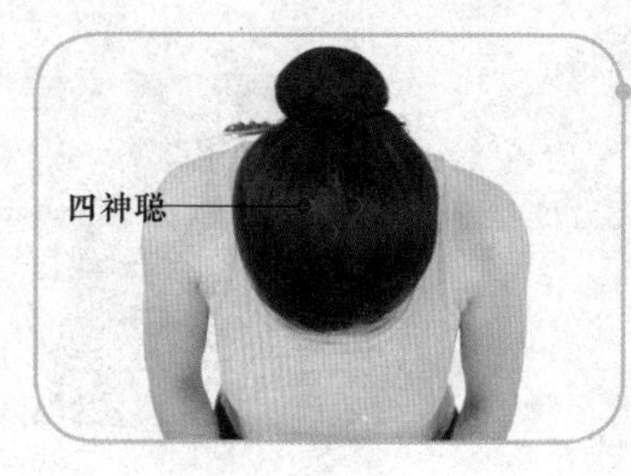

点揉四神聪穴

用点刮法点揉四神聪穴，刮拭 3 ~ 5 分钟，不出痧。

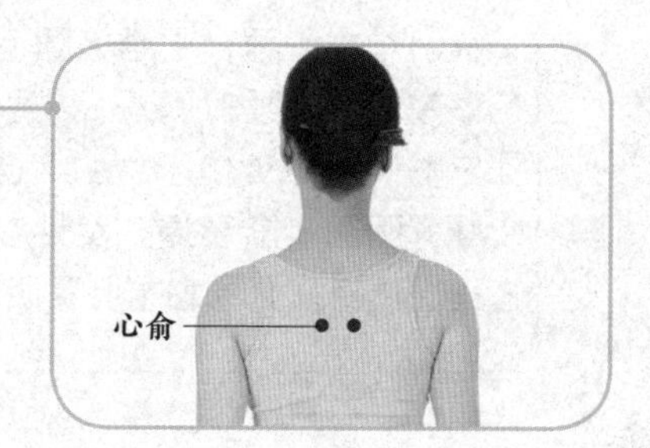

刮拭心俞穴

用面刮法刮拭心俞穴，刮拭 3 ~ 5 分钟，以出痧为宜。

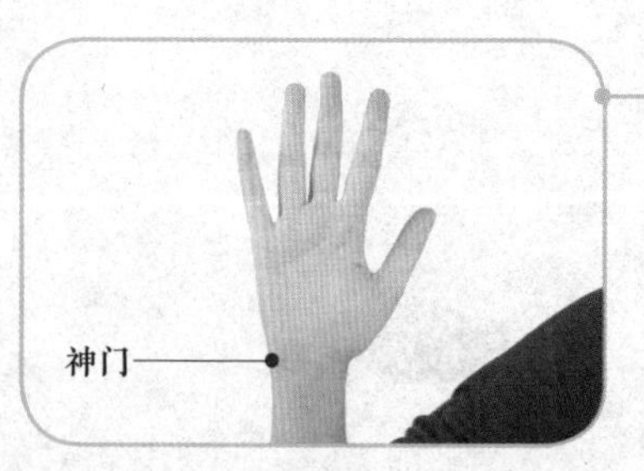

刮拭神门穴

用角刮法刮拭双手神门穴，刮拭 3 ~ 5 分钟，不出痧。

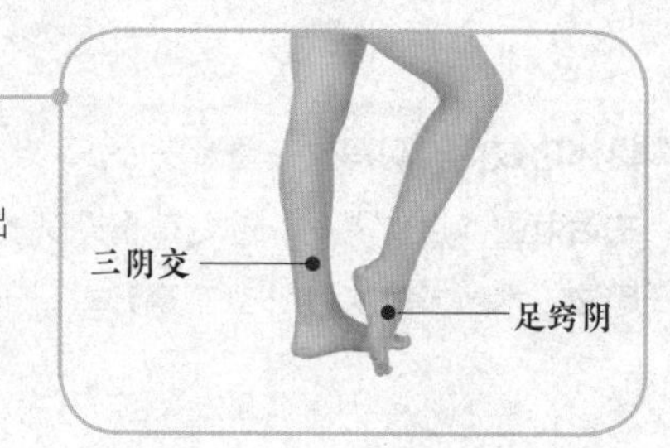

刮拭三阴交穴和足窍阴穴

用角刮法刮拭三阴交穴和足窍阴穴，刮拭 3 ~ 5 分钟，以出痧为宜。

心脾两虚者加减穴位

穴位 → **风池 · 脾俞**

症状 多梦易醒，心悸健忘，神疲食少，头晕目眩，伴有四肢倦怠、面色少华。

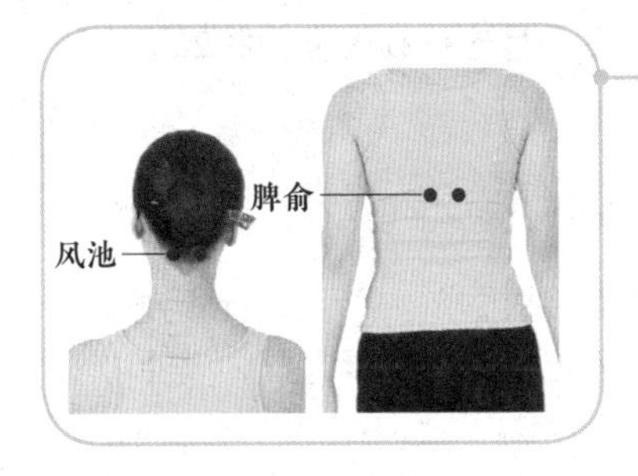

1 用点刮法点揉风池穴，刮拭 3 ~ 5 分钟，不出痧。

2 用面刮法刮拭脾俞穴，刮拭 3 ~ 5 分钟，以出痧为宜。

心胆气虚者加减穴位

穴位 → **胆俞 · 丘墟**

症状 心烦不寐，多梦易醒，胆怯心悸，触事易惊，伴有气短自汗、倦怠乏力。

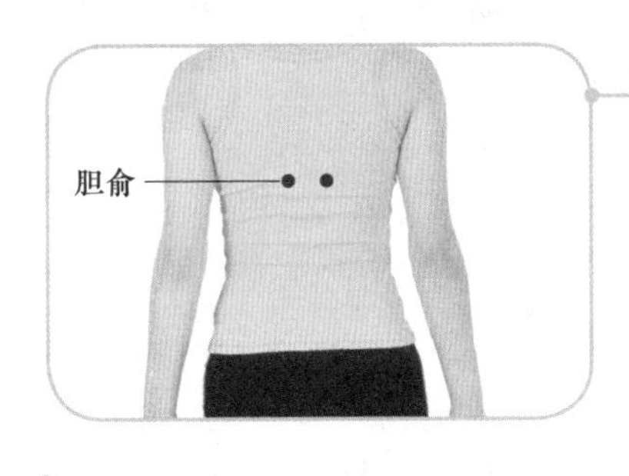

1 用点刮法点揉胆俞穴，刮拭 3 ~ 5 分钟，以出痧为宜。

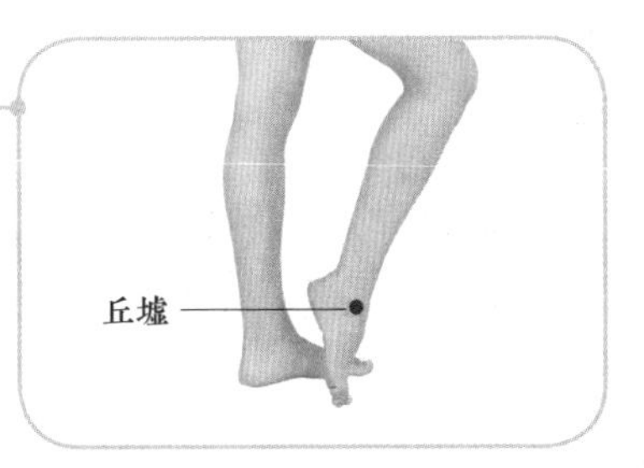

2 用角刮法刮拭丘墟穴，刮拭 3 ~ 5 分钟，以出痧为宜。

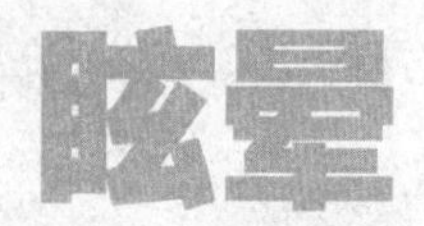

眩晕

典型案例

何女士患有高血压和眩晕病史多年，数月一发或一月数发不等，一旦发作则头晕眼花，感觉天旋地转，并且还会耳鸣，如同耳旁有成千上万的蝉在叫，让人烦躁不已，只有仰卧在床闭目休息才有所改善，但是只要稍微换一下体位，眩晕感则会加重，并且还会伴随着恶心呕吐。何女士说每个月这样频繁发作眩晕，给她日常生活造成了不小的困扰。

中医诊断

中医认为，眩晕的病因分为本虚和本虚标实两类。本虚常由阴亏、气血亏虚、髓海不足等而致眩晕；本虚标实多为肝阴亏虚，肝火上扰，或脾胃虚弱，痰浊中阻而致眩晕。

气血亏虚型眩晕具体证候为气虚则清阳不展，血虚则脑失所养，故头晕且遇劳加重；心主血脉，其华在面，气血虚则面色㿠白，唇甲不华；血不养心，心神不宁，故心悸少寐；气虚则神疲懒言，饮食减少；舌淡、脉细弱均是气血两虚之象。

八珍汤配方

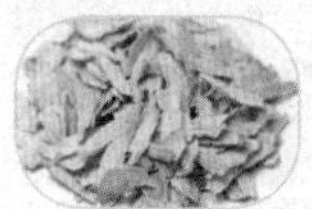
当归 10 克

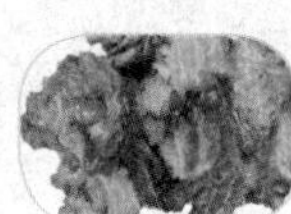
川芎 5 克

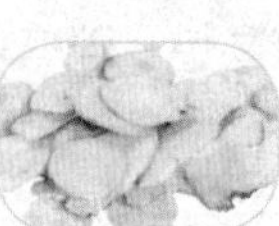
白芍 8 克

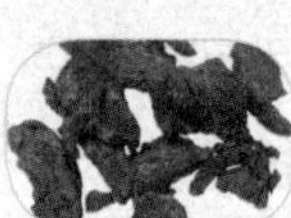
熟地黄 15 克

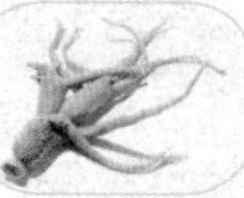
人参 3 克

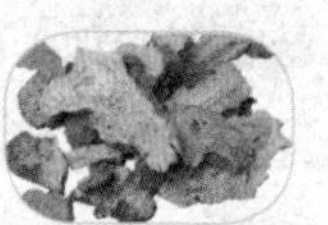
炒白术 10 克

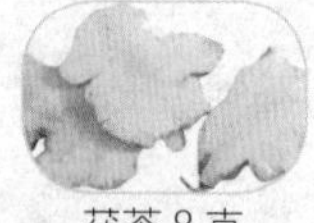
茯苓 8 克

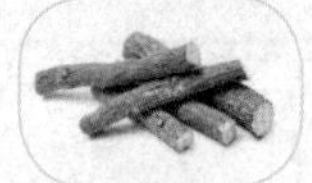
炙甘草 5 克

具体功效：补益气血。

主治范围：适用于平时面色苍白或萎黄，头晕眼花，四肢倦怠，气短懒言，心悸怔忡，食欲减退，月经不调者。

用法：加生姜 3 片、大枣 5 枚，水煎服，1 天 1 剂，连服 7 天。

对症治疗方・按摩

基础穴位 → **百会・印堂・翳风・头窍阴・天柱**

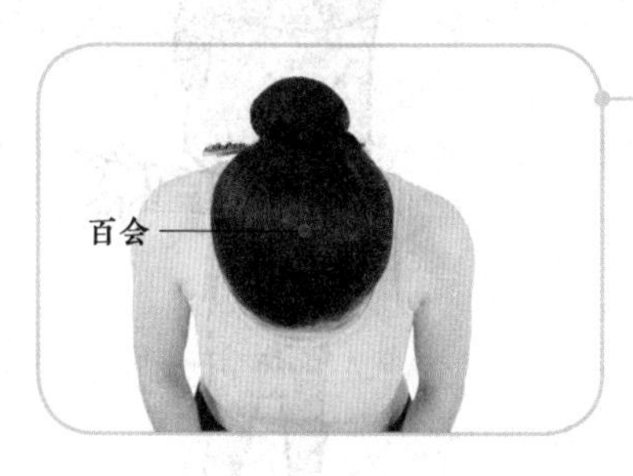

揉按百会穴

用揉按法揉按百会穴，操作1分钟。

推揉印堂穴

用推揉法推揉印堂穴，操作1分钟。

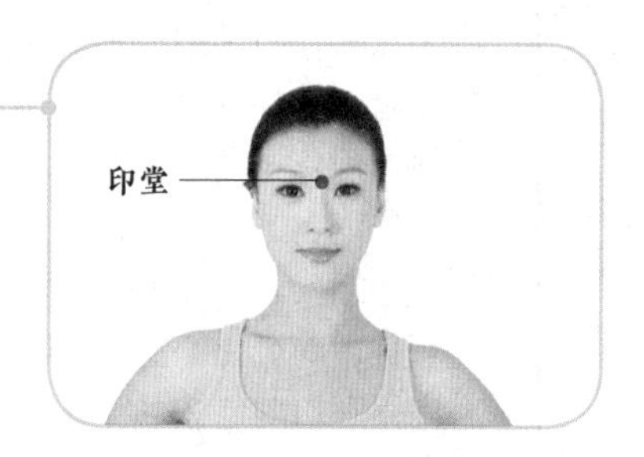

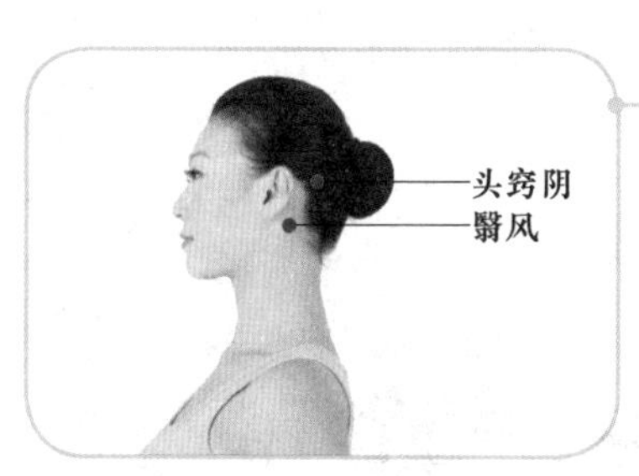

揉翳风穴、头窍阴穴

用揉法揉头部两侧的翳风穴、头窍阴穴，操作1分钟。

捏揉左右天柱穴

用捏揉法捏揉左右天柱穴，操作1分钟。

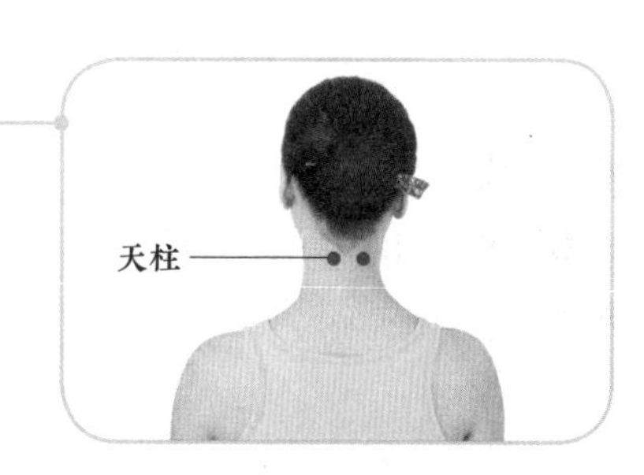

心律失常

典型案例

老杨五十出头，近来他总觉得心脏跳动得跟平常不一样，时快时慢，偶尔还会出现停跳现象，好在只是短暂性的。老杨担心自己心脏出了什么毛病，就到医院做了个全面体检，心电图显示老杨是心律不齐。老杨舌淡苔白，脉结。

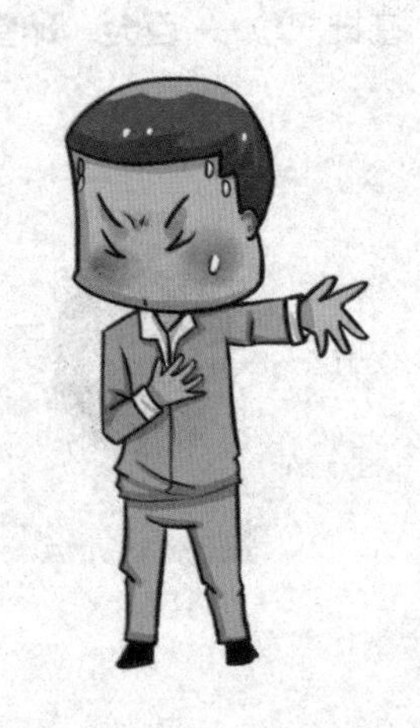

中医诊断

心律失常发生时，患者自觉心跳快而强，并伴有胸痛、胸闷、喘息、头晕和失眠等症状。引起心律失常的生理性因素有运动、情绪激动、吸烟、饮酒、冷热刺激等，去除诱因后可自行缓解。如冠心病、高血压、高血脂、心肌炎等均可引起心律失常，因此要积极治疗原发病。心律失常在中医里属于“心悸”的范畴，本病的病位在心，无论是心脏本身的原因，如心气不足、心血亏虚、心阳不振，还是其他脏腑的病变影响到心脏，均可使心失濡养或心脉痹阻而导致心律失常，治疗原则以养心安神、宁心定悸为主。

安神定志丸配方

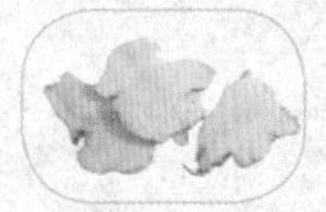
茯苓 30 克

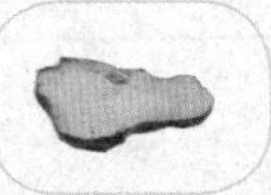
茯神 30 克

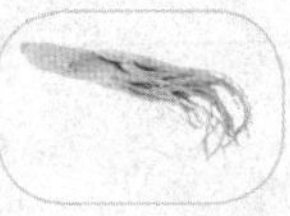
人参 30 克

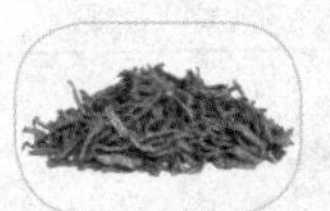
远志 30 克

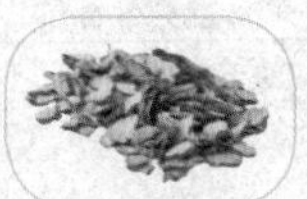
石菖蒲 15 克

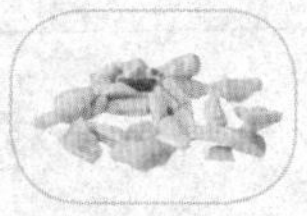
龙齿 15 克

具体功效：养心安神。

主治范围：治惊恐不安、睡卧不宁，梦中惊跳怵惕。

用法：每服 6 克，开水送服。

对症治疗方・按摩

基础穴位 → **后溪・通里・内关・中冲**

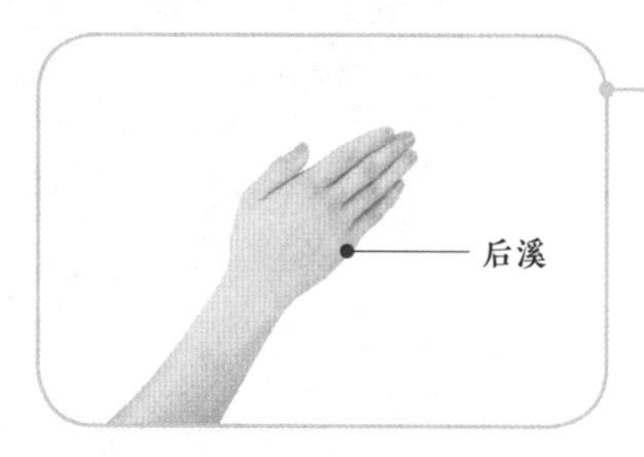

按摩后溪穴

用按法按摩后溪穴，操作 1 ~ 3 分钟。

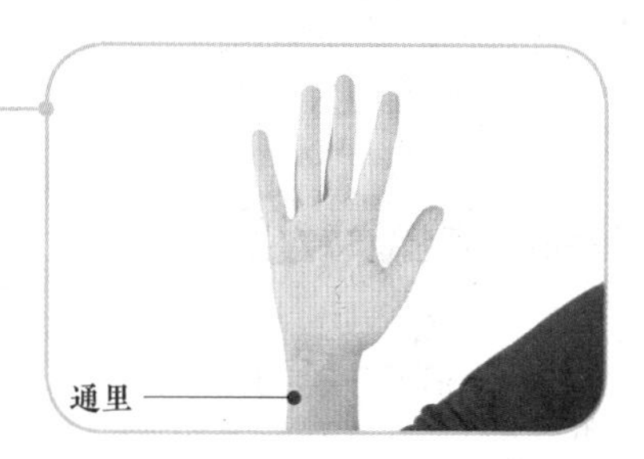

按摩通里穴

用揉法按摩通里穴，操作 1 ~ 3 分钟。

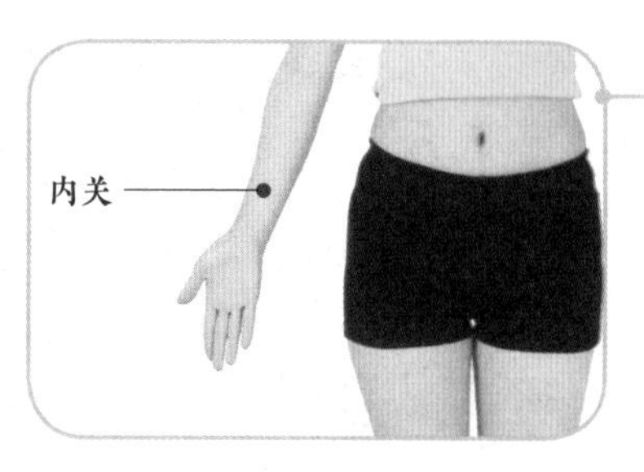

按摩内关穴

用推法按摩内关穴，操作 1 ~ 3 分钟。

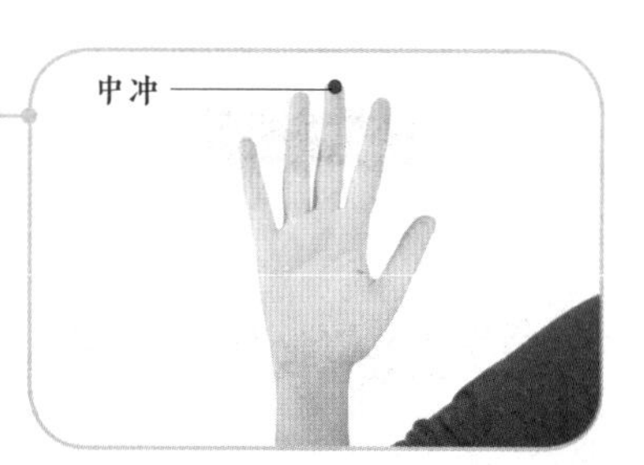

掐按中冲穴

用掐法掐按中冲穴，操作 1 ~ 3 分钟。

心虚胆怯者加减穴位

穴位 → **胆俞 · 太渊**

症状 心悸不宁，善惊易恐，坐卧不安，少寐多梦而易惊醒，食少纳呆，恶闻声响。

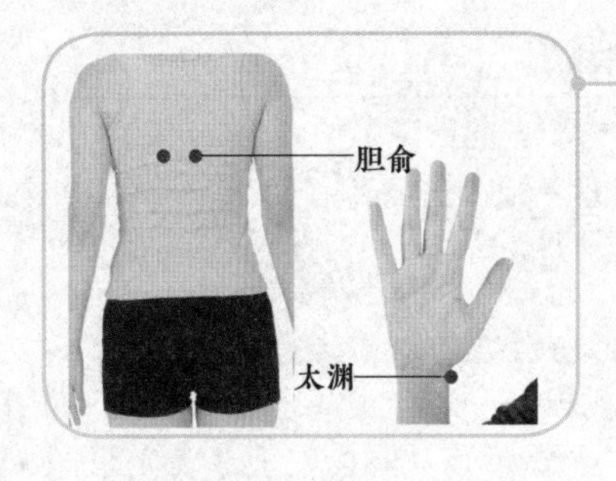

1 用推法按摩胆俞穴，操作 1 ~ 3 分钟。

2 用掐法按摩太渊穴，操作 1 ~ 3 分钟。

心脾两虚者加减穴位

穴位 → **脾俞 · 神门**

症状 心悸气短，头晕目眩，少寐多梦，健忘，面色无华，神疲乏力，纳呆食少，腹胀便溏。

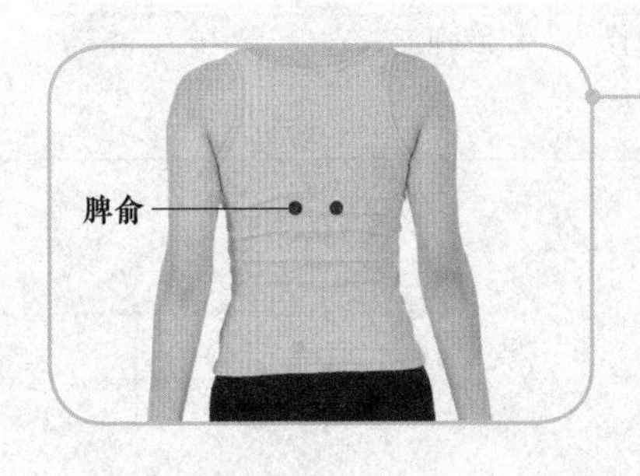

1 用推法按摩脾俞穴，操作 1 ~ 3 分钟。

2 用揉法按摩神门穴，操作 1 ~ 3 分钟。

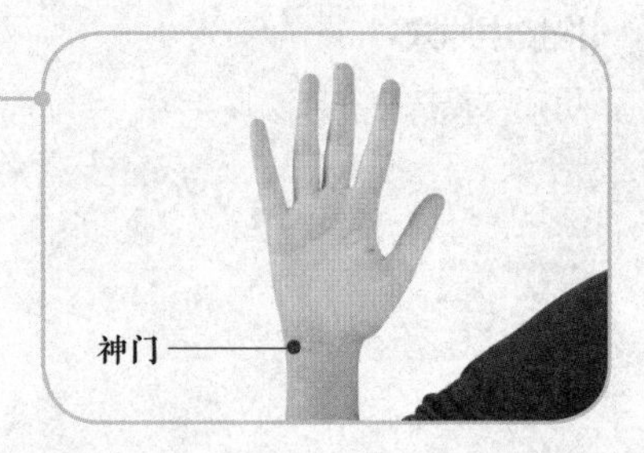

低血压

典型案例

欣欣近日开始了疯狂的节食减肥。3个月后，她如愿地瘦下来了。她担心会出现反弹，于是选择继续节食，肉类、淀粉类食品基本上不吃，还经常熬夜。就这样持续了半年时间，她渐渐地出现了头晕眼花、疲劳，上班总感觉昏昏沉沉的，工作效率也大大降低了。

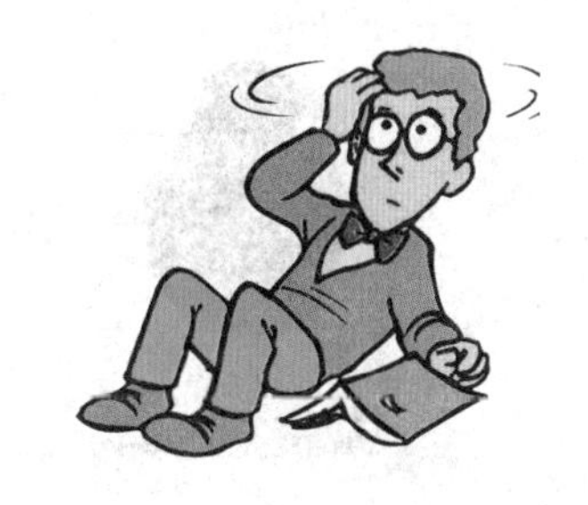

中医诊断

长期节食减肥，工作压力大，导致气血亏虚，出现体倦乏力、营卫不和，引起低血压。本病属于中医的“眩晕”范畴，与先天不足、后天失养、劳倦伤食、失血耗气等诸多因素有关，主要是脾肾阳气亏损，使头部、四肢失去阳气的温煦所致。本病轻者可有头晕、头痛、食欲缺乏、疲劳等症状，严重者会出现直立性眩晕、四肢冰凉、心律失常等症状。

荆防败毒散配方

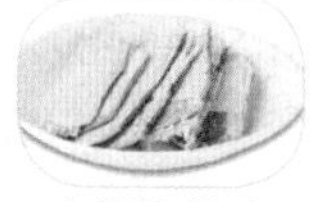
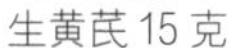
生黄芪15克

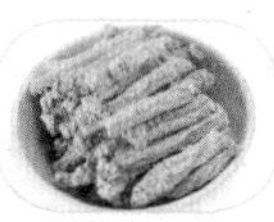
党参15克

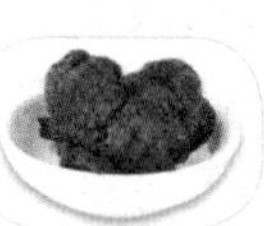
黄精20克

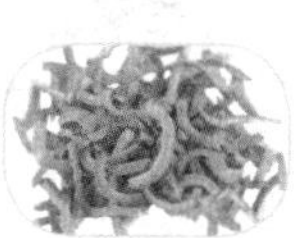
官桂8克

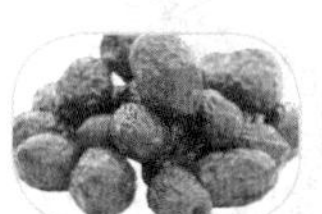
大枣10枚

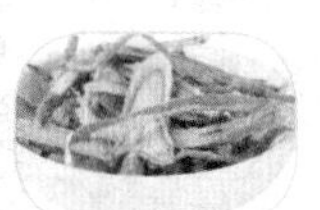
生甘草6克

具体功效：温阳补气。

主治范围：治阳气不足，症见头晕眼花、面色苍白、手脚冰冷等。

用法：水煎，分早、中、晚三次日服，每日1剂。20天为一个疗程，可连服2～3个疗程。

对症治疗方・按摩

基础穴位 → **百会・阳池・合谷・阴陵泉・足三里・太溪・照海**

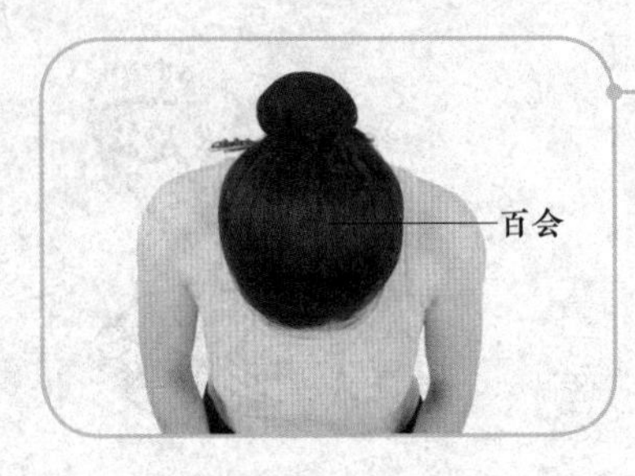

按摩百会穴

用按揉法按摩百会穴，操作 1 ~ 3 分钟。

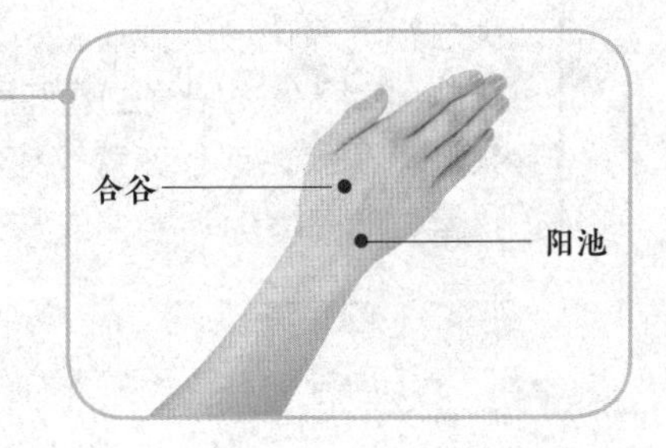

按摩阳池穴、合谷穴

用拿捏法按摩阳池穴、合谷穴，操作 1 ~ 3 分钟。

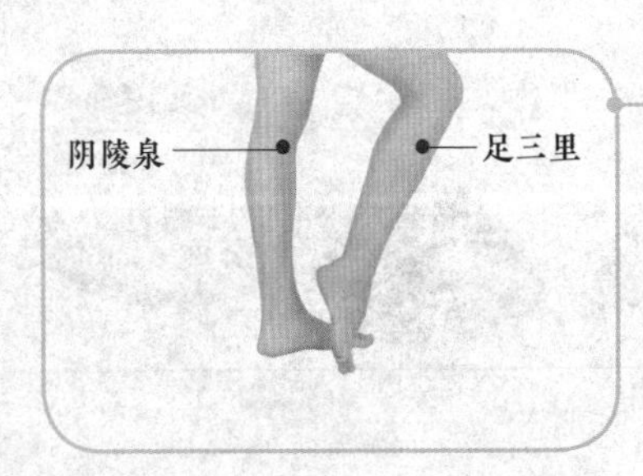

按摩阴陵泉穴、足三里穴

用推揉法按摩足三里穴、阴陵泉穴，操作 1 ~ 3 分钟。

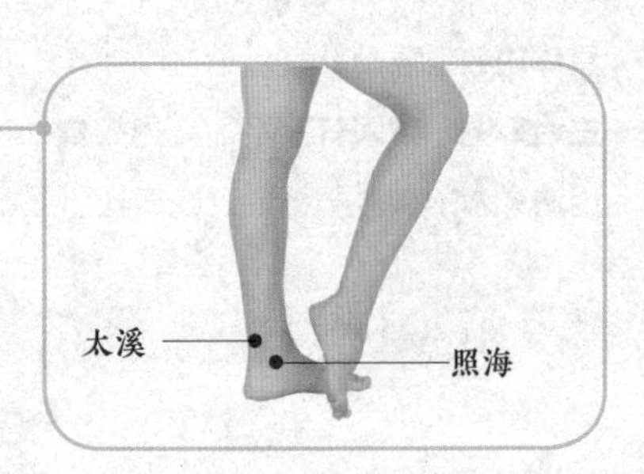

按摩太溪穴、照海穴

用按法按摩太溪穴、照海穴，操作 1 ~ 3 分钟。

阳气虚脱者加减穴位

穴位 → **神阙 · 关元**

症状 头晕，面色苍白，恶心呕吐，汗出肢冷，步态不稳，不能站立，神志恍惚，甚则晕厥。

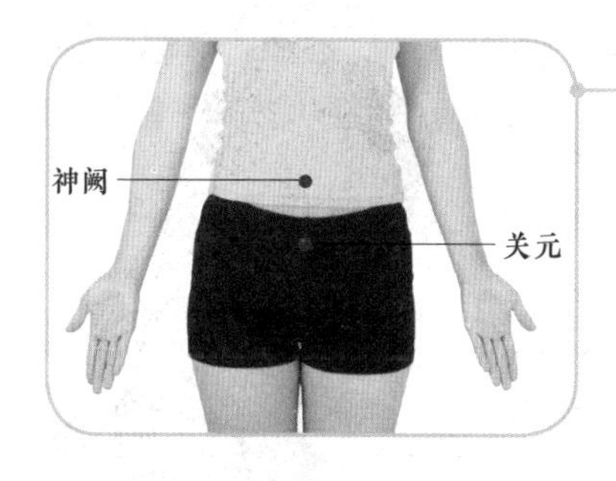

1 用按揉法按摩神阙穴，操作 1 ~ 3 分钟。

2 用拿捏法按摩关元穴，操作 1 ~ 3 分钟。

心肾阳虚者加减穴位

穴位 → **内关 · 太溪**

症状 头晕耳鸣，心悸怔忡，腰膝酸软，汗出肢冷，手足发凉，性欲减退，夜尿多。

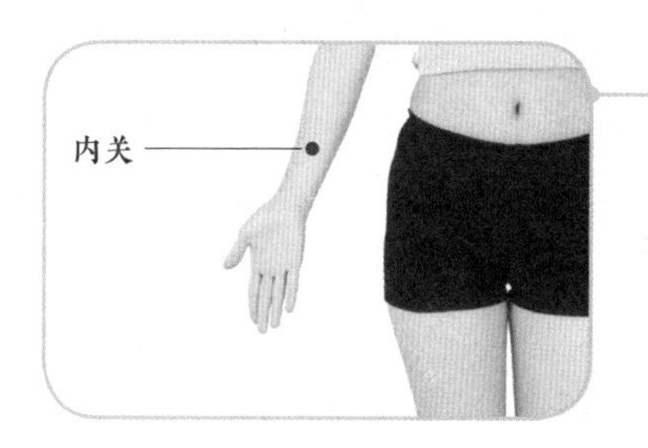

1 用按揉法按摩内关穴，操作 1 ~ 3 分钟。

2 用掐法按摩太溪穴，操作 1 ~ 3 分钟。

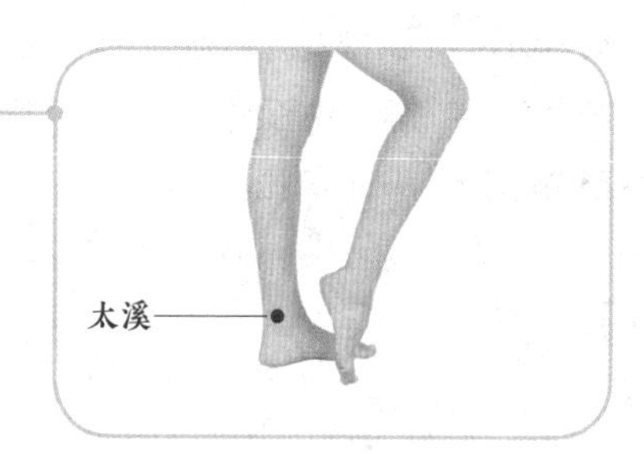

胸闷

典型案例

杨同学最近有个烦恼，就是打球的时候总有胸闷的感觉，情况比较轻的时候觉得呼吸有点费力，但是一会就好了，没有影响到正常的生活，但是有几次出现胸闷时感觉非常难受，感觉身上有千斤重，呼吸都十分困难，有窒息感。

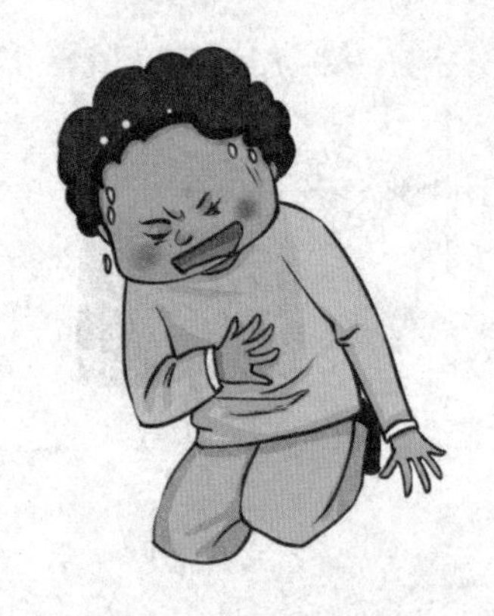

中医诊断

胸闷可轻可重，是一种主观感觉，是一种自觉胸部闷胀及呼吸不畅的感觉。轻者可能是神经官能性的，即心脏、肺的功能失去调节引起的；严重者为心肺二脏的疾患引起，可由冠心病、心肌供血不足或慢支炎、肺气肿、肺心病等导致。

杨同学在饮食方面宜清淡，少吃肥甘厚腻之品，而应适当多食大豆和玉米等对心血管系统有益的食物。比如大豆玉米百合粥，将玉米渣、百合与大豆一同放入锅内煲 30 分钟，加入调料即可。玉米、大豆保心，百合益肺，从而预防胸闷的发生。

瓜蒌薤白半夏汤配方

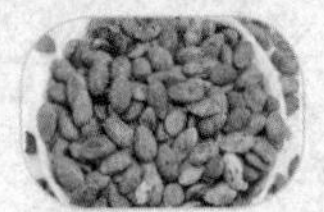
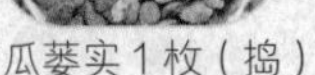
瓜蒌实 1 枚（捣）

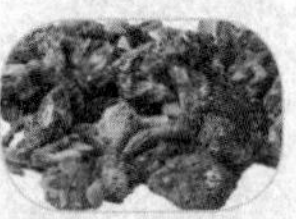
薤白 12 克

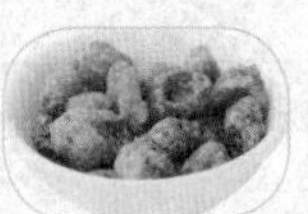
半夏 12 克

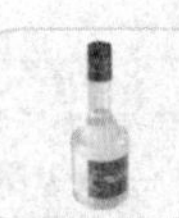
白酒 1 升

具体功效：通阳散结，祛痰宽胸。

主治范围：治胸痹，痰浊较甚，心痛彻背，不能安卧者。

用法：水煎，一日三服。

对症治疗方 · 拔罐

基础穴位 → **中府 · 膻中 · 期门 · 内关 · 天宗**

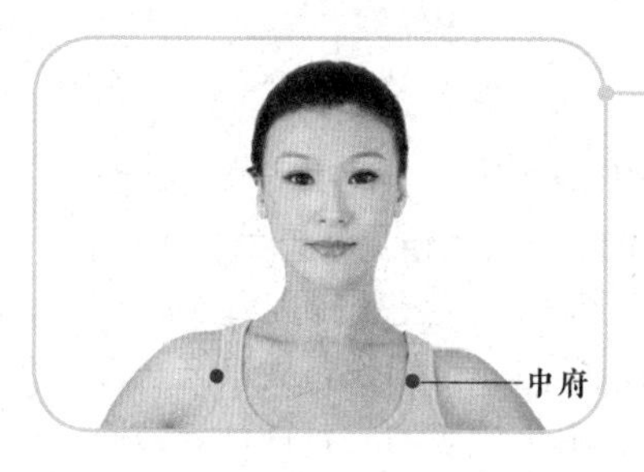

拔取中府穴

用火罐法拔取中府穴，留罐 5 ~ 10 分钟。

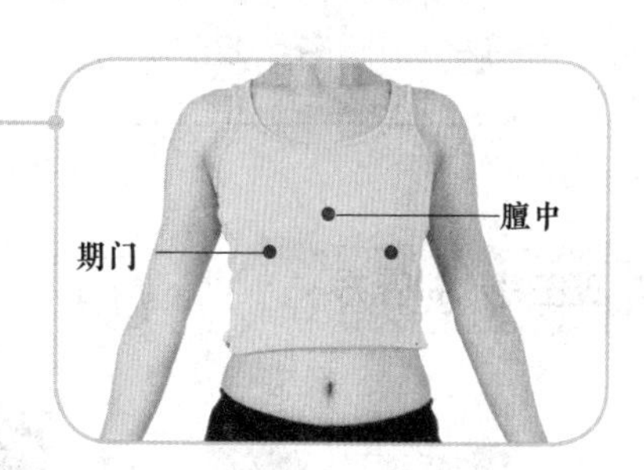

拔取膻中穴、期门穴

用闪罐法拔取膻中穴、期门穴，留罐 5 ~ 10 分钟。

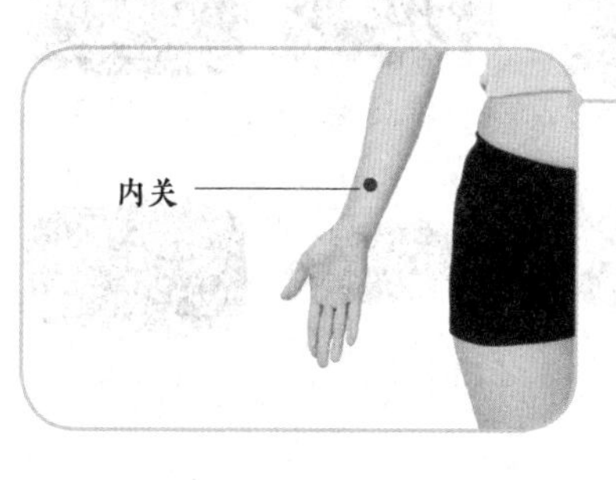

拔取内关穴

用气罐拔取内关穴，留罐 5 ~ 10 分钟。

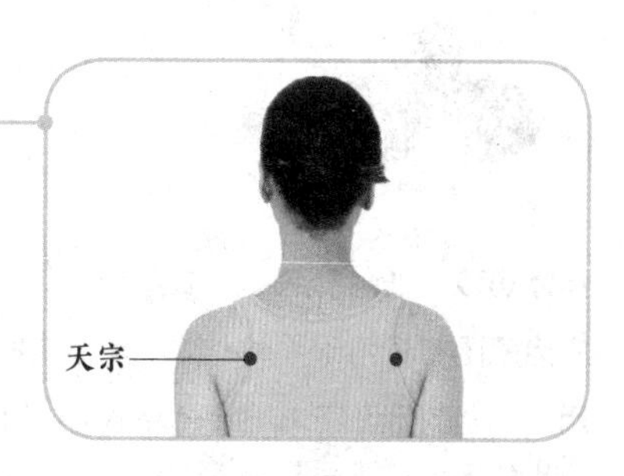

拔取天宗穴

用火罐法拔取天宗穴，留罐 5 ~ 10 分钟。

神经衰弱

典型案例

最近在工作上李女士总感觉有心无力，晚上睡不着，白天一到店里就昏昏欲睡，提不起精神，脾气也比之前火爆了不少，稍有不如意就生气，感觉好像提早进入了更年期，偶尔出现头晕头痛等现象，并且没有什么胃口。

中医诊断

李女士经医生检查后发现舌淡，苔薄白，脉细弱。加上心神失于濡养，还有心慌不安、失眠、睡眠较轻、多梦易惊醒、不思饮食，且疲倦易于乏力等症状。医生通过以上症状判断出是心脾两虚而导致的神经衰弱。神经衰弱属中医的“郁证”“不寐”“心悸”等范畴。本病的发病原因，多由七情内伤，尤其与长期精神抑郁、思虑过度、精神紧张的关系最为密切。由于情志内伤，往往导致脏腑气血阴阳失调，从而出现一系列临床症状。

天王补心丹配方

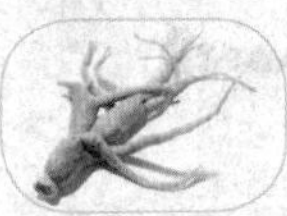
人参 15 克

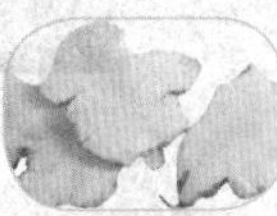
茯苓 15 克

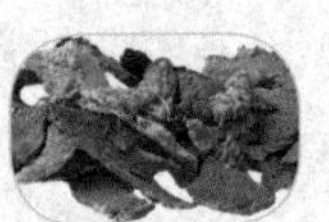
玄参 15 克

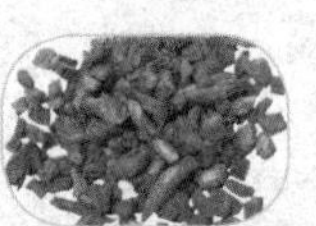
丹参 15 克

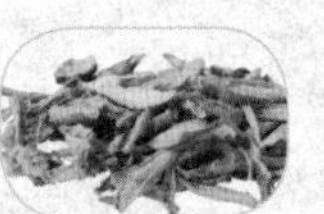
桔梗 15 克

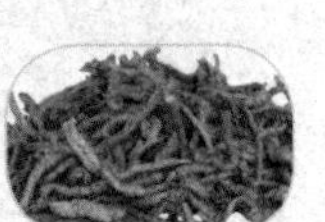
远志 15 克

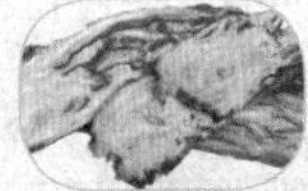
当归 30 克

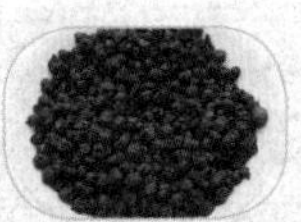
五味子 30 克

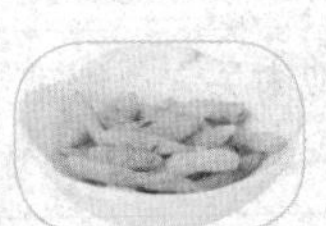
麦冬 30 克

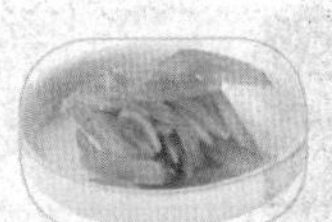
天冬 30 克

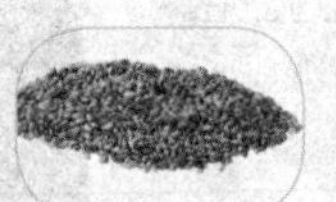
柏子仁 30 克

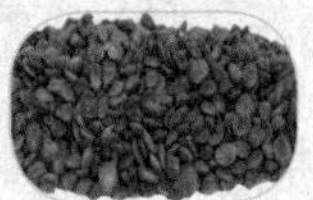
酸枣仁 30 克

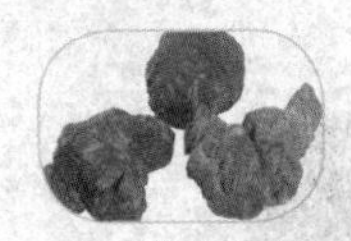
生地黄 120 克

具体功效：滋阴清热，养血安神。

主治范围：适用于平时心悸，虚烦失眠，神疲健忘，或梦遗，手足心热，口舌生疮，大便干结者。

用法：上药研为细末，炼蜜为小丸，用朱砂粉 9 ~ 15 克包裹于外，口服每次 6 ~ 9 克，温开水送下，或用桂圆肉煎汤送服。

对症治疗方・艾灸

基础穴位 → **百会・神门・内关・三阴交・心俞・脾俞**

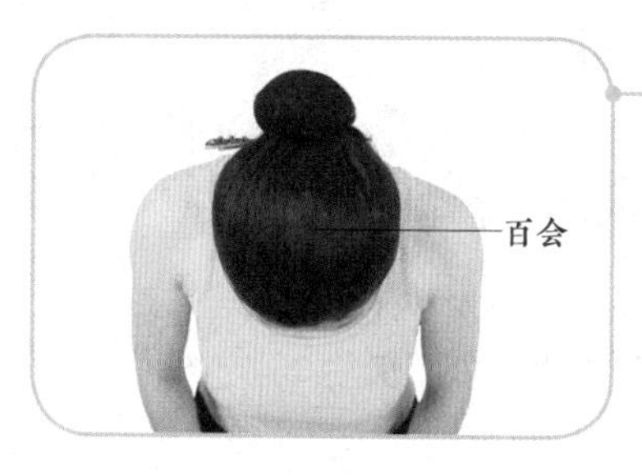

温和灸灸治百会穴

用艾条温和灸法灸治百会穴，灸治 15 分钟。

回旋灸灸治神门穴和内关穴

用艾条回旋灸法灸治神门穴和内关穴，灸治 15 分钟。

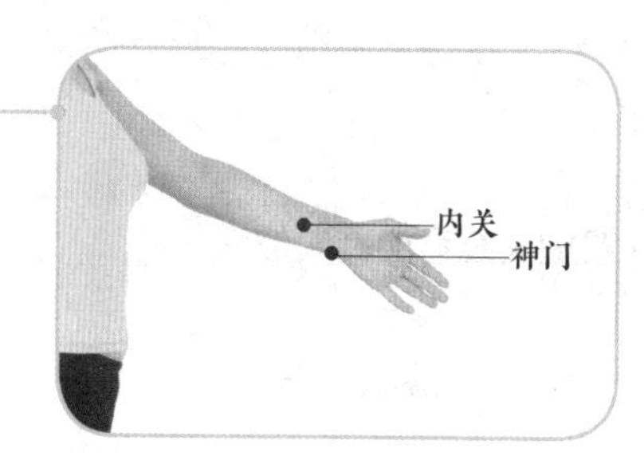

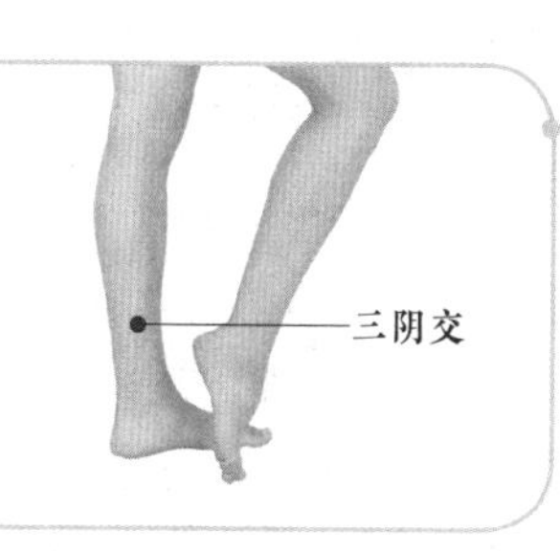

雀啄灸灸治三阴交穴

用艾条雀啄灸法灸治三阴交穴，灸治 15 分钟。

温和灸灸治心俞穴和脾俞穴

用艾灸盒温和灸法灸治心俞穴和脾俞穴，灸治 15 分钟。

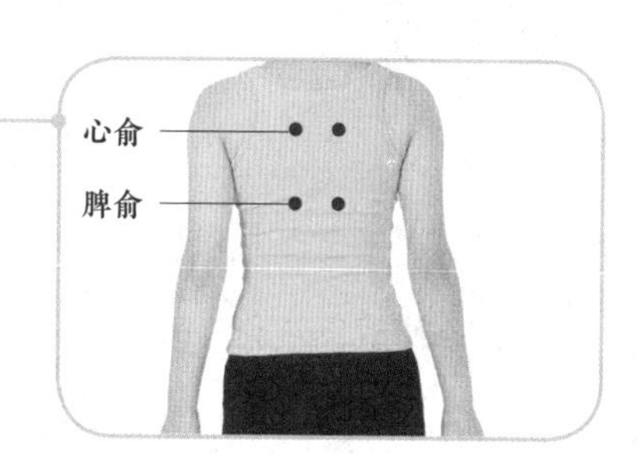

肝郁化火者加减穴位

穴位 → **太冲・太溪**

症状 失眠，烦躁易怒，不思饮食，口渴喜饮，目赤口苦，小便黄赤，大便秘结。

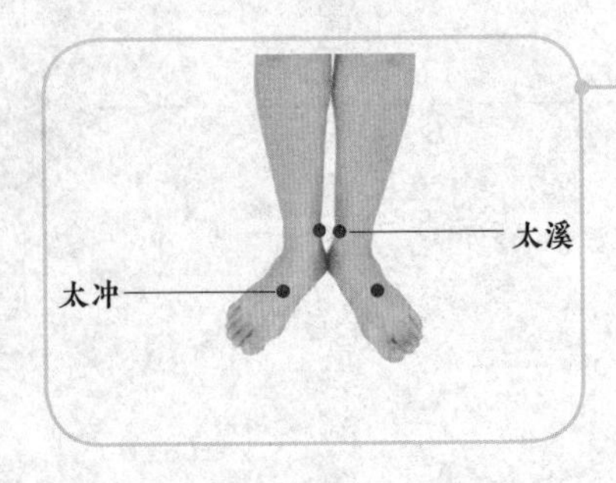

1 用艾条温和灸法灸治太冲穴，灸治 15 分钟。

2 用艾条回旋灸法灸治太溪穴，灸治 15 分钟。

阴虚火旺者加减穴位

穴位 → **三阴交・气海**

症状 心烦不寐，心悸不安，头晕耳鸣，健忘，腰膝酸软，口干津少，五心烦热。

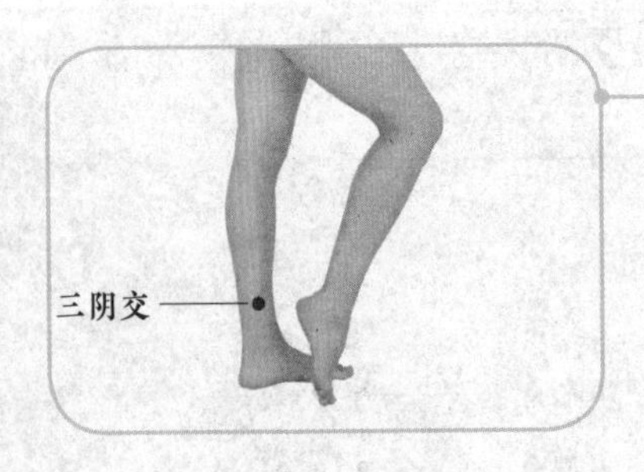

1 用艾条温和灸法灸治三阴交穴，灸治 15 分钟。

2 用艾条回旋灸法灸治气海穴，灸治 15 分钟。

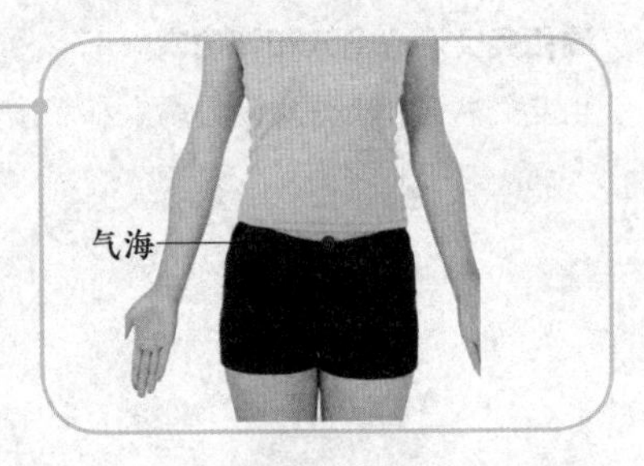

胃痛

典型案例

肖玲，女，19 岁，学生。肖玲从小脾胃虚弱，稍不注意就会胃痛，还没上大学时，在家有父母看着，吃的东西有保障，也很少犯病。自从上大学之后，肖玲就如同放飞的小鸟，觉得什么都好好吃，无论什么都想尝试，意料之内，肖玲的胃病又犯了，痛得厉害的时候只能靠止痛片缓解。胃痛的时候连水都不能喝，蜷在床上两天。遇寒冷或饥饿时疼痛加剧，得温暖或进食后则缓解。

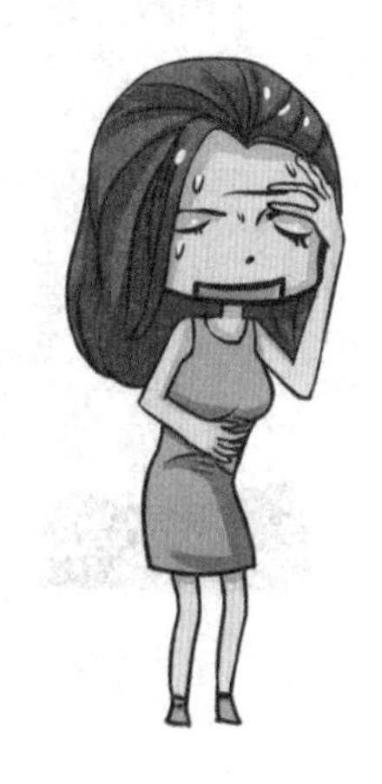

中医诊断

脾胃虚寒型胃痛是由于频繁地过食生冷，或长期服用寒凉药物，或素体阳虚，导致脾胃阳虚，为寒证。胃中寒冷，就会导致脉络凝滞不通，引起胃脘隐痛，遇寒冷或饥饿时疼痛加剧，得温暖或进食后则缓解。平日要多注意寒凉食物，像肖玲这种体质的人不适宜吃凉的，并且坚持做艾灸，艾灸期间避免寒凉食物，要不然会加重病情。

良附丸配方

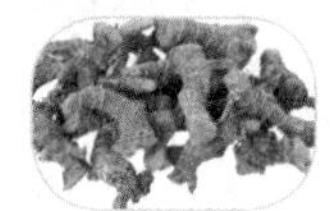

高良姜（酒洗）9 克

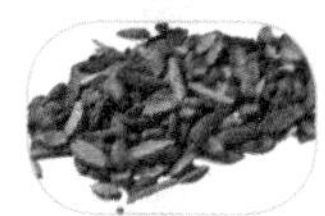

香附（醋洗）9 克

具体功效：温胃行气疏肝，祛寒止痛。

主治范围：主治气滞寒凝证。症见肝郁气滞，胃脘疼痛，胸胁胀闷，畏寒喜温，苔白脉弦，以及妇女痛经等。

用法：水煎服，每日 1 剂。

对症治疗方 · 艾灸

基础穴位 → **中脘 · 外关 · 内关 · 手三里 · 足三里**

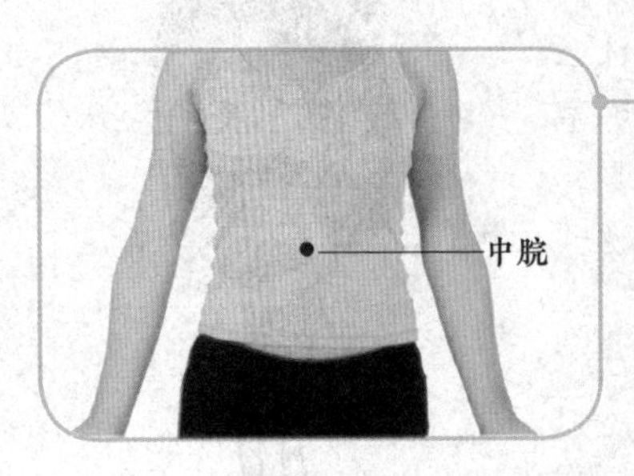

按摩中脘穴

用揉法按摩中脘穴，操作 1 ~ 3 分钟。

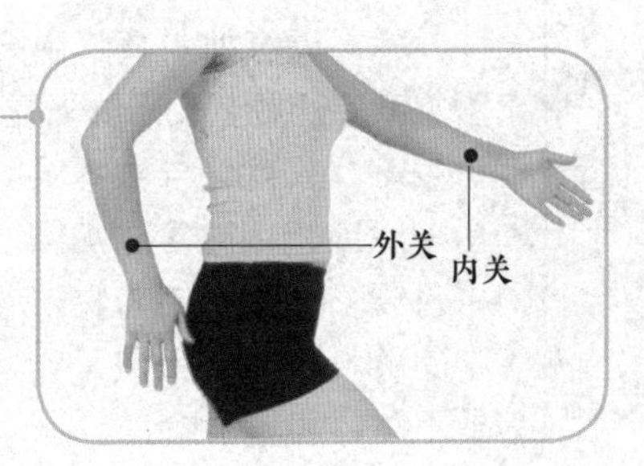

对掐内关穴和外关穴

用掐法对掐内关穴和外关穴，操作 1 ~ 3 分钟。

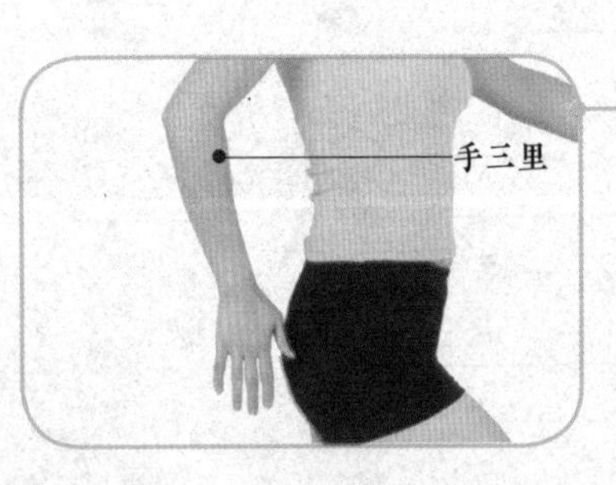

按摩手三里穴

用搓法按摩手三里穴，操作 1 ~ 3 分钟。

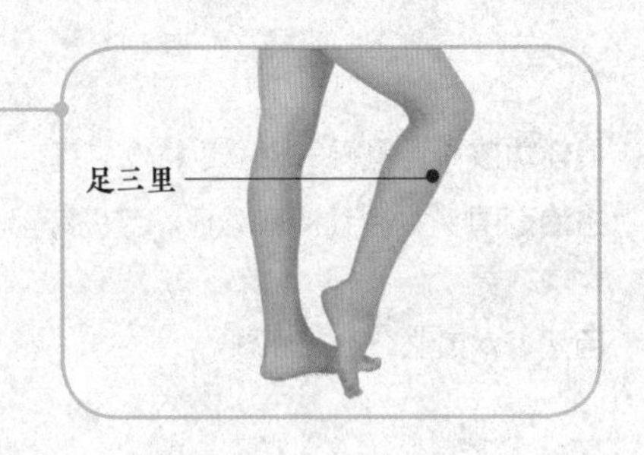

按摩足三里穴

用推法按摩足三里穴，操作 1 ~ 3 分钟。

脾胃虚寒者加减穴位

穴位 → **脾俞・胃俞**

症状 胃痛隐隐，绵绵不休，冷痛不适，喜温喜按，空腹痛甚，得食则缓，劳累或食冷或受凉后疼痛发作或加重，泛吐清水，食少，神疲乏力，手足不温，大便溏薄。

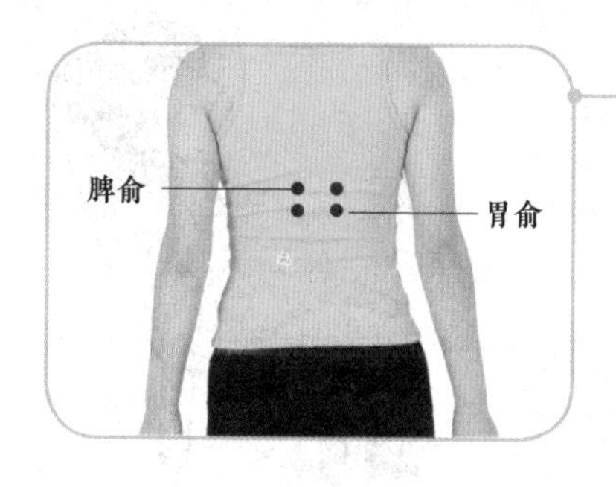

1 用揉法按摩脾俞穴，操作 1 ~ 3 分钟。

2 用揉法按摩胃俞穴，操作 1 ~ 3 分钟。

寒邪客胃者加减穴位

穴位 → **合谷・胃俞**

症状 胃痛暴作，甚则拘急作痛，得热痛减，遇寒痛增，口淡不渴，或喜热饮。

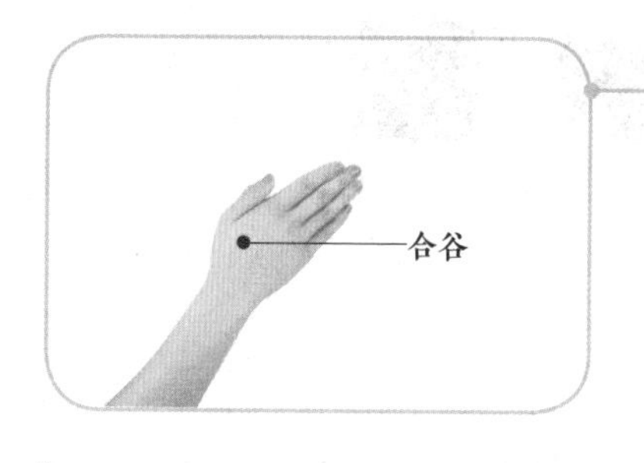

1 用掐法对掐合谷穴，操作 1 ~ 3 分钟。

2 用揉法按摩胃俞穴，操作 1 ~ 3 分钟。

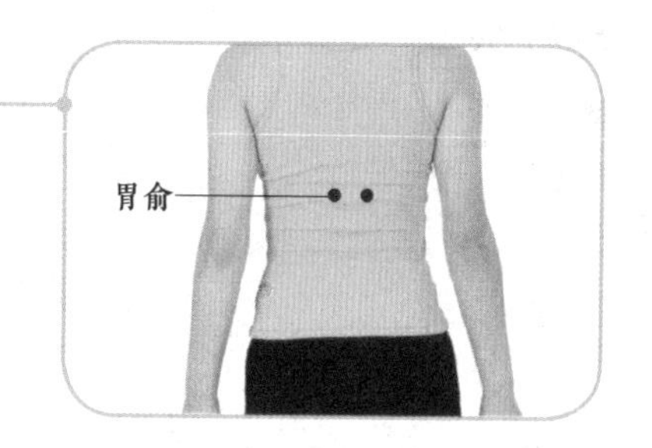

消化不良

典型案例

小美最近一段时间总闷闷不乐，怎么也开心不起来，起初她以为是经期快到了的缘故，可一看日子还有大半个月呢。后来她发现自己经常胃部胀痛，吃得很少，没胃口，还不时往上泛酸。小美的朋友正好要到中医院做检查，小美就同她前往，顺便看看自己是什么病。

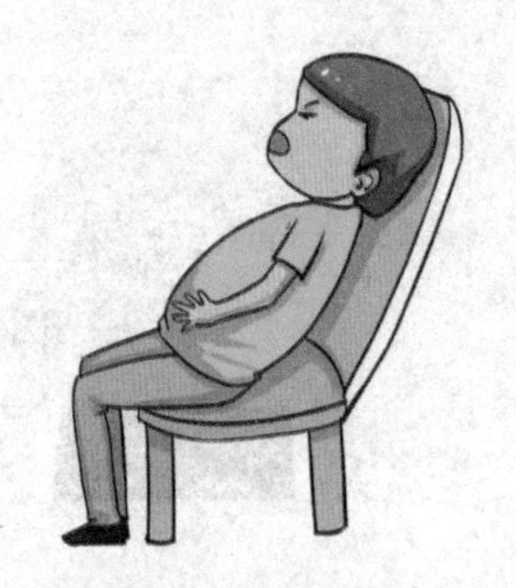

中医诊断

医生把脉后告知小美，她的脉弦而缓，再看她的舌象，舌淡白，舌苔粗糙。综合小美的症状，这是气郁的表现，治宜行气解郁，可选择越鞠丸来治疗。消化不良在中医学属于“脘痞”“胃痛”“嘈杂”等范畴，常由于先天禀赋不足、饮食失节、外感湿邪等引起，多表现为饮食无味、食后上腹饱胀、恶心呕吐等。

越鞠丸配方

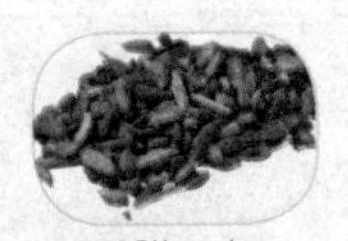
香附 6 克

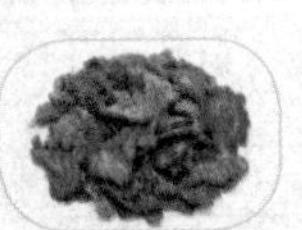
川芎 6 克

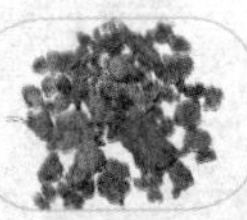
苍术 6 克

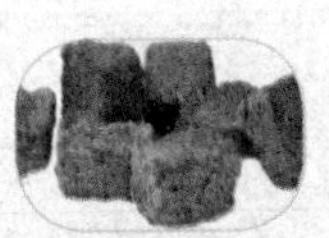
神曲 6 克

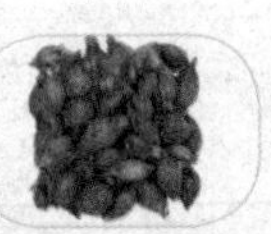
栀子 6 克

具体功效：行气解郁。

主治范围：主治六郁（气、血、痰、火、湿、食）证。症见胸膈痞闷，脘腹堵胀，吞酸呕吐，饮食不消。

用法：上述药共为细末，水泛为丸，每服 6 ~ 9 克，每日 2 次。或作汤剂，水煎服。

对症治疗方・按摩

基础穴位 → **中脘・气海・关元・内关・足三里**

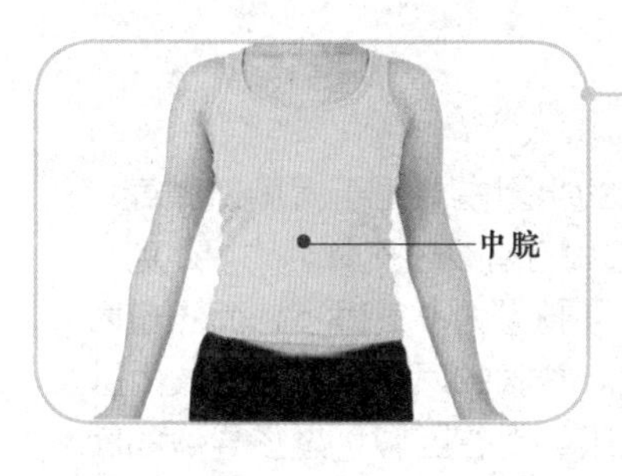

按摩中脘穴

用压法按摩中脘穴，操作 1 ~ 3 分钟。

按摩气海穴和关元穴

用摩法按摩气海穴和关元穴，操作 1 ~ 3 分钟。

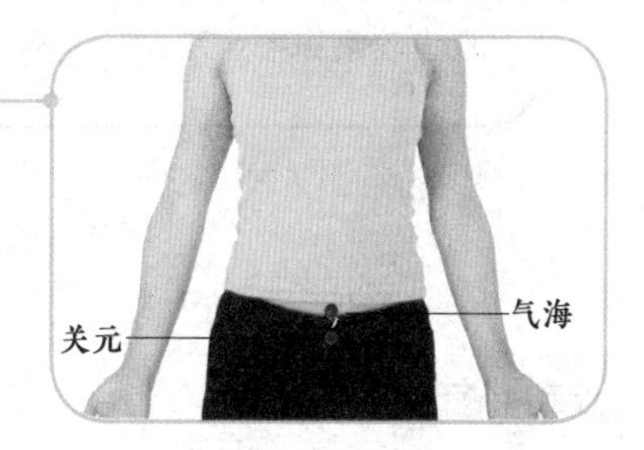

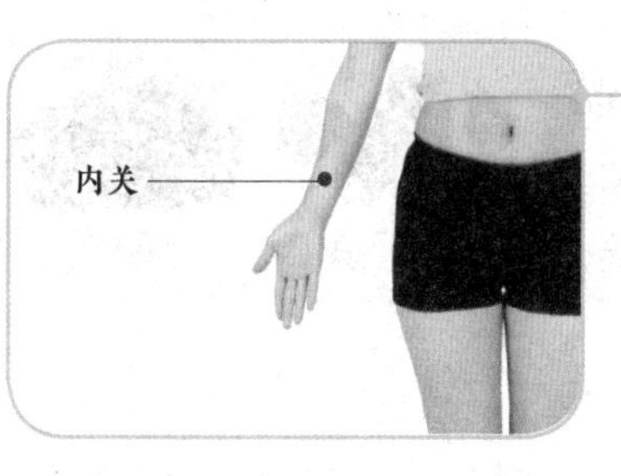

按摩内关穴

用按法按摩内关穴，操作 1 ~ 3 分钟。

按摩足三里穴

用搓法按摩足三里穴，操作 1 ~ 3 分钟。

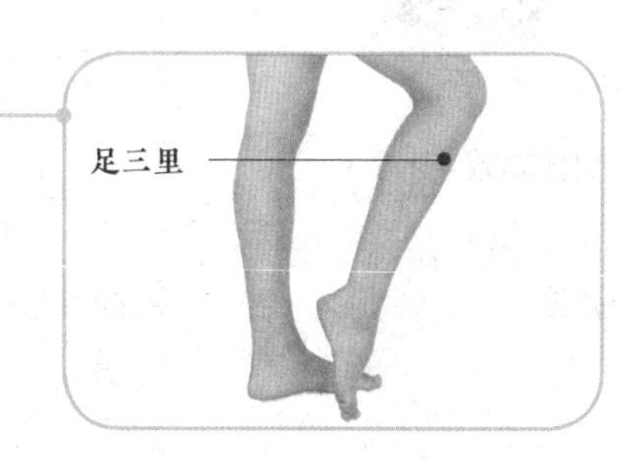

腹胀

典型案例

范先生身材微胖，喜欢吃油炸食品及喝可乐，每周至少要吃三次汉堡鸡翅薯条，每天都要喝上一瓶冰镇可乐，三餐不定时，经常是等饿了再吃饭。最近范先生发现自己肚子胀胀的，时不时地腹痛，总想上厕所，上完厕所后也不见胀气感消失，一直嗳气、想吐。

中医诊断

腹胀是一种常见的消化系统症状，引起腹胀的原因主要见于胃肠道胀气、各种原因所致的腹水、腹腔肿瘤等。正常人胃肠道内可有少量气体，约150克，当咽入胃内空气过多或因消化吸收功能不良时，胃肠道内产气过多，而肠道内的气体又不能从肛门排出体外时，即可导致腹胀。腹胀的原因很多，与腹内脏器相关，最常见的是消化道问题产生的气胀和积胀。现在因腹水过多导致的腹胀也较常见。

保和丸配方

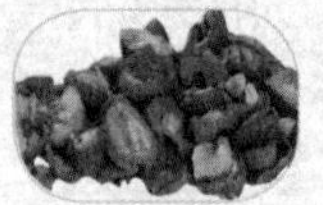
山楂18克

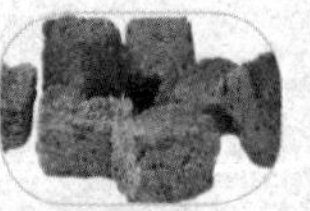
神曲6克

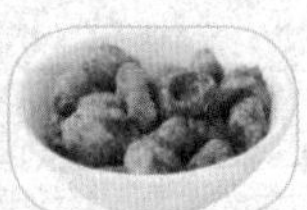
半夏9克

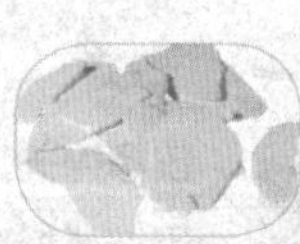
茯苓9克

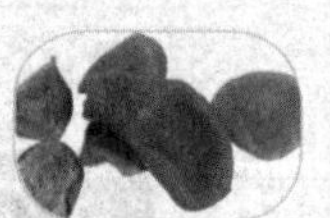
陈皮6克

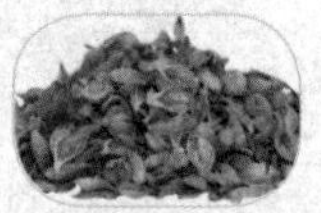
连翘6克

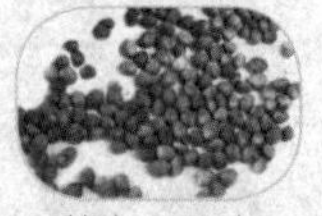
萝卜子6克

具体功效：消食和胃。

主治范围：主治食积停滞，胸脘痞满，腹胀时痛，嗳腐吞酸，恶食，或呕吐泄泻，脉滑，舌苔厚腻或黄。

用法：每次服70～80丸，空腹时用白汤送下。

对症治疗方 · 艾灸

基础穴位 → **中脘 · 脾俞 · 胃俞 · 足三里**

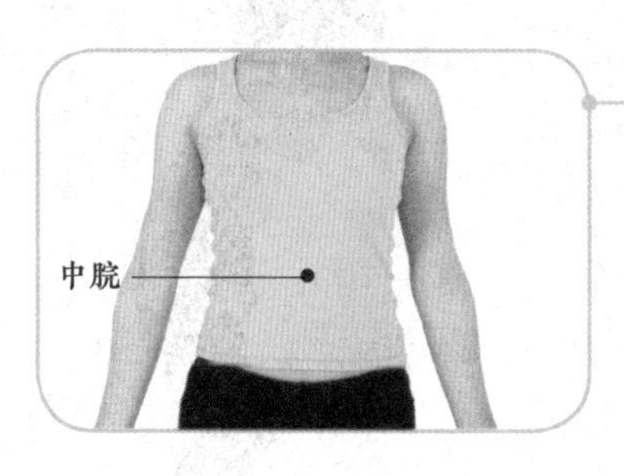

温和灸法灸治中脘穴

用艾条温和灸法灸治中脘穴，灸治 15 分钟。

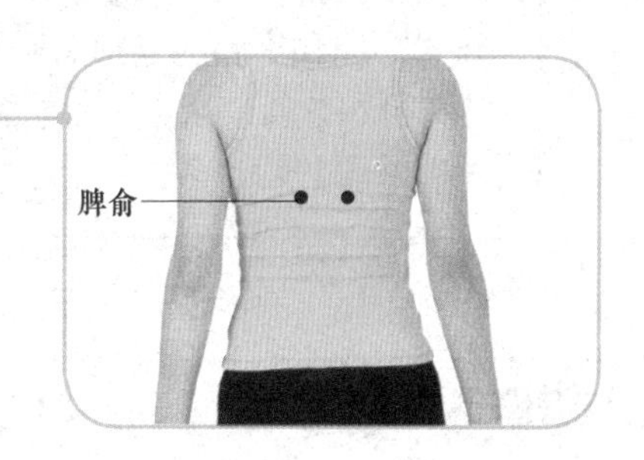

温和灸法灸治脾俞穴

用艾灸盒温和灸法灸治脾俞穴，灸治 15 分钟。

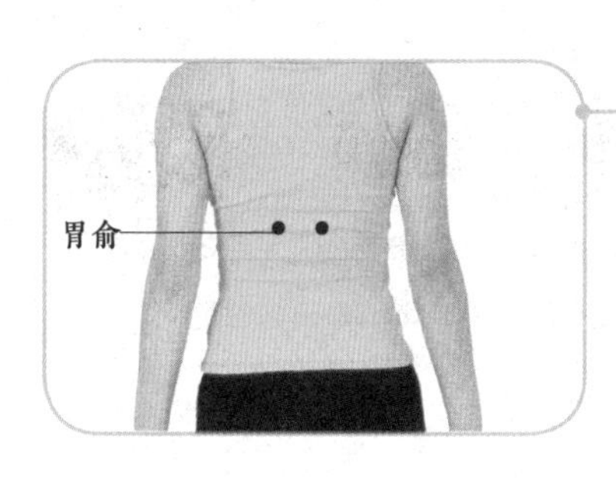

温和灸法灸治胃俞穴

用艾灸盒温和灸法灸治胃俞穴，灸治 15 分钟。

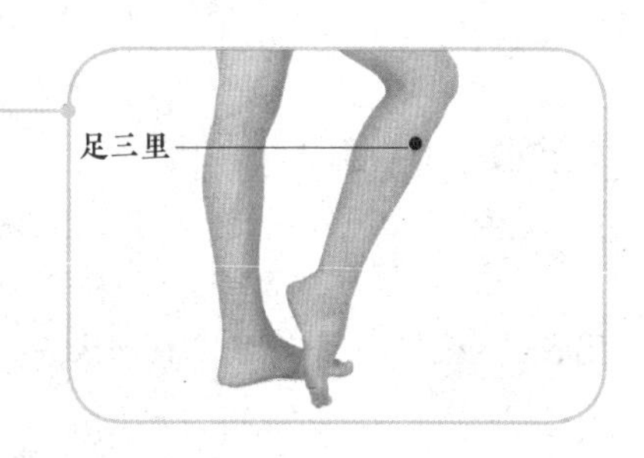

温和灸法灸治足三里穴

用艾条温和灸法灸治足三里穴，灸治 15 分钟。

泄泻

典型案例

脾胃虚弱敏感的人，看起来比常人要瘦弱些，面色萎黄，小董就是这样的人。小董平时不太说话，说话的声音也是有气无力的，吃的也少，喜欢喝热的东西。稍微进食一些油腻或者硬的食物，大便就会稀溏，有时一天要跑好几次厕所。

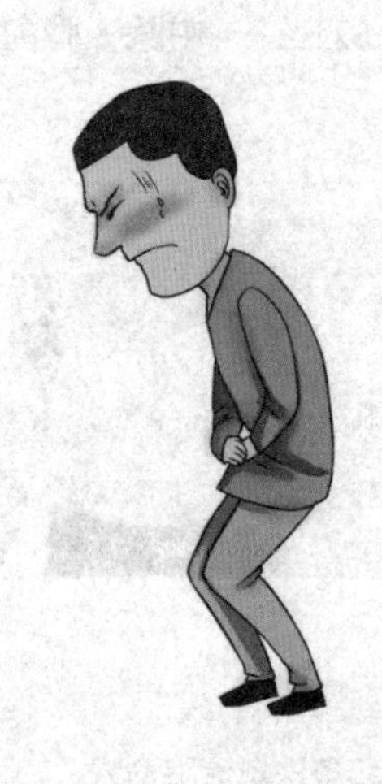

中医诊断

腹泻的病位在肠，但关键病变脏腑在脾、胃，此外尚与肝、肾有密切关系。不论是肠腑本身的原因还是由于其他脏腑的病变影响到肠腑，均可导致大肠的传导功能和小肠的泌别清浊功能失常而发生腹泻。常因外邪、饮食、情志等因素而诱发，多反复发作。

补中益气汤配方

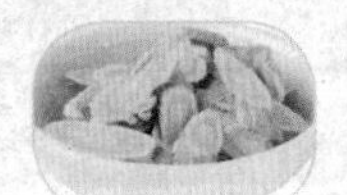
黄芪 18 克

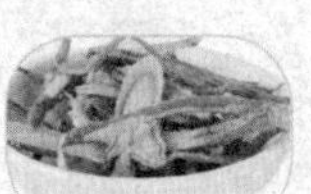
炙甘草 9 克

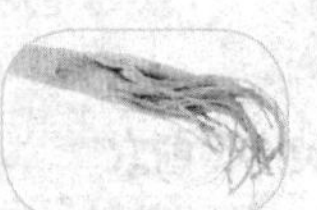
人参 6 克

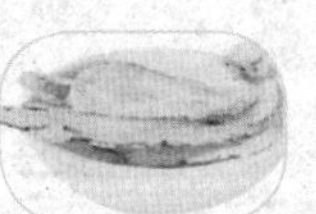
当归 3 克

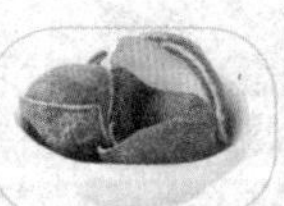
陈皮 6 克

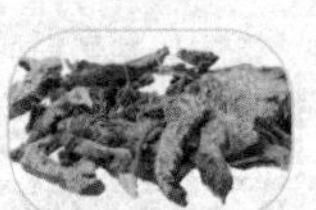
升麻 6 克

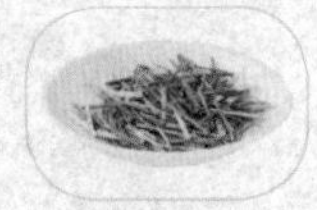
柴胡 6 克

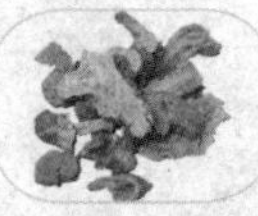
白术 9 克

具体功效：补中益气，升阳举陷。

主治范围：适用于平时饮食减少，容易疲倦，四肢酸软，少气懒言，面色萎黄，大便稀溏，或脱肛、子宫脱垂、久泻、崩漏者，平日静坐就身热有汗出，口渴喜热饮，气短乏力者亦可服用。

用法：水煎服，1 天 1 剂，连服 7 天。

对症治疗方·艾灸

基础穴位 → **天枢·神阙·气海·足三里**

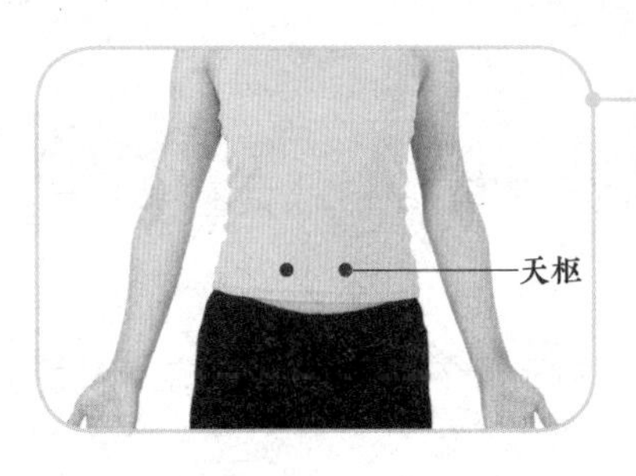

回旋灸灸治天枢穴

用艾条回旋灸法灸治天枢穴，操作 15 分钟。

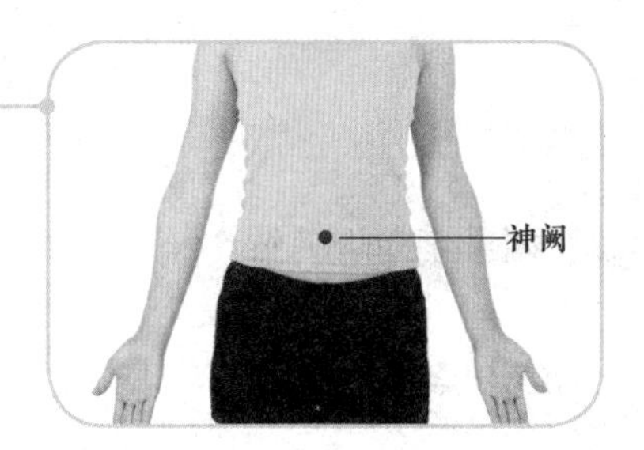

隔姜灸灸治神阙穴

用艾炷隔姜灸法灸治神阙穴，操作 15 分钟。

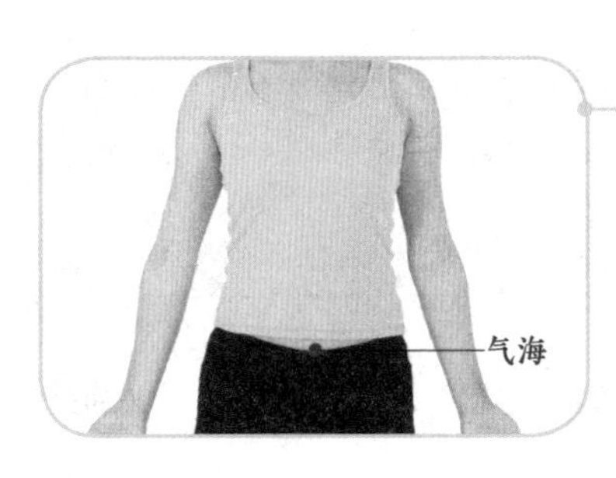

温和灸灸治气海穴

用艾灸盒温和灸法灸治气海穴，操作 15 分钟。

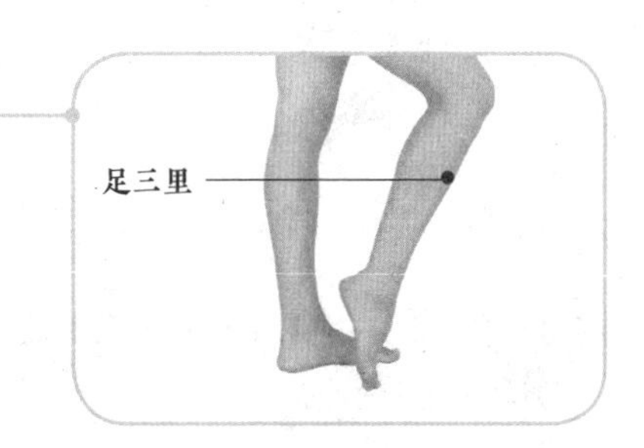

雀啄灸灸治足三里穴

用艾条雀啄灸法灸治足三里穴，操作 15 分钟。

寒湿困脾者加减穴位

穴位 → **阴陵泉 · 三阴交**

症状 泄泻清稀，甚则如水样，腹痛肠鸣，脘闷食少，苔白腻，脉濡缓。若兼外感风寒，则恶寒发热头痛，肢体酸痛。

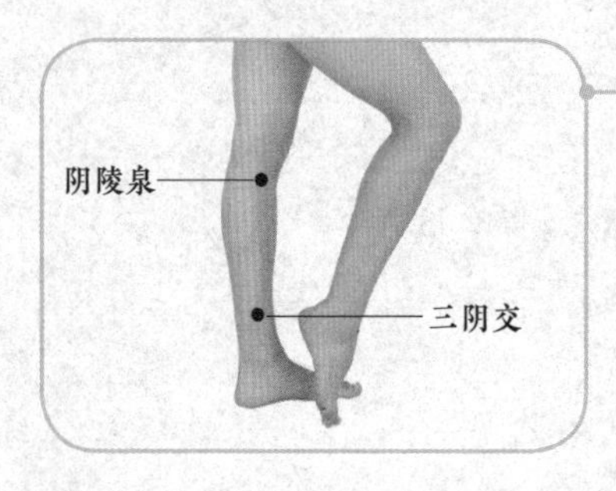

1 将燃着的艾灸盒放于阴陵泉穴上灸治 10 ~ 15 分钟，以潮红为度。

2 用艾条温和灸法灸治三阴交穴 10 ~ 15 分钟，以潮红为度。

脾气虚弱者加减穴位

穴位 → **丰隆 · 关元**

症状 因稍进油腻食物或饮食稍多，大便次数即明显增多而发生泄泻，伴有不消化食物，大便时泻时溏，迁延反复，饮食减少，食后脘闷不舒，面色萎黄，神疲倦怠。

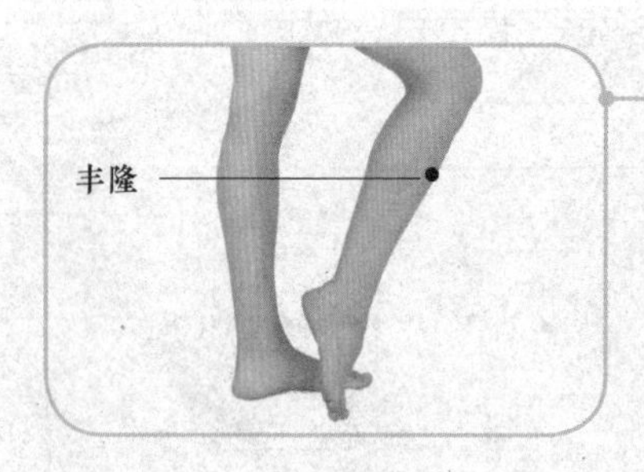

1 用艾条温和灸法灸治丰隆穴 10 ~ 15 分钟，以潮红为度。

2 将燃着的艾灸盒放于关元穴上灸治 10 ~ 15 分钟，以潮红为度。

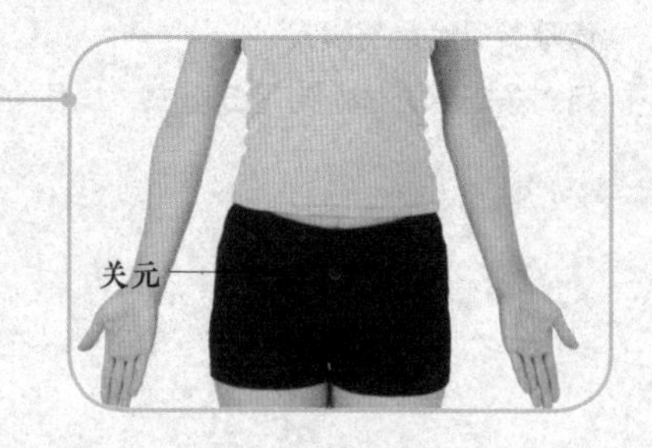

便秘

典型案例

晶晶忽然意识到自己已经五天没大便了，这几天她一直没有便意感，所以没在意。吃过午饭她突然有了便意感，可是在厕所里待了半天就拉出了一点点，还很干燥。没多久她腹部开始疼痛。她前来就诊时，腹痛难忍，一碰她腹部就喊疼。

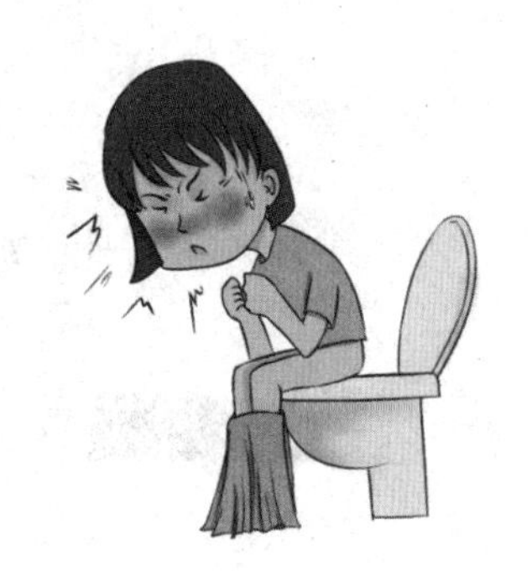

中医诊断

晶晶这是热结肠腑引起大便秘结，可以用大承气汤峻下热结。果然 2 剂药过后，晶晶的大便就通了。大多数便秘与不良的生活习惯、饮食习惯和工作性质等因素有关。中医认为燥热内结，肠胃积热，或热病伤肠，肠道津枯，或乳食积滞，结积中焦，或气血不足，肠道失于濡润等，均可引起大便秘结。如果想治疗便秘，就得改善饮食结构，改正不良的生活习惯。

大承气汤配方

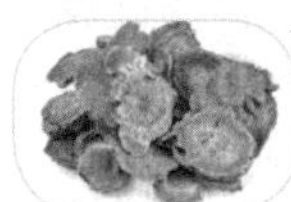
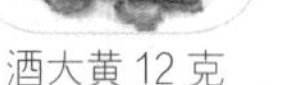
酒大黄 12 克

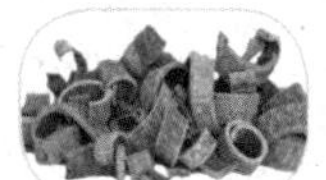
炙厚朴 24 克

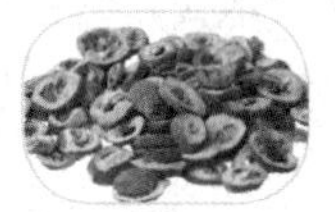
炙枳实 12 克

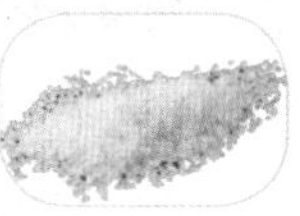
芒硝 9 克

具体功效：峻下热结。

主治范围：适用于大便不通，腹胀，腹痛拒按，按之可触及硬物，甚至潮热，手脚出汗或腹泻清水，色纯青，气味臭，脐腹疼痛，按之坚硬有块。

用法：水煎服，先煎厚朴、枳实，后下大黄、芒硝，用煎好的药汤冲服，1 日 1 剂，便通即止。

对症治疗方·拔罐

基础穴位 → **胃俞·大肠俞·小肠俞·天枢·大横**

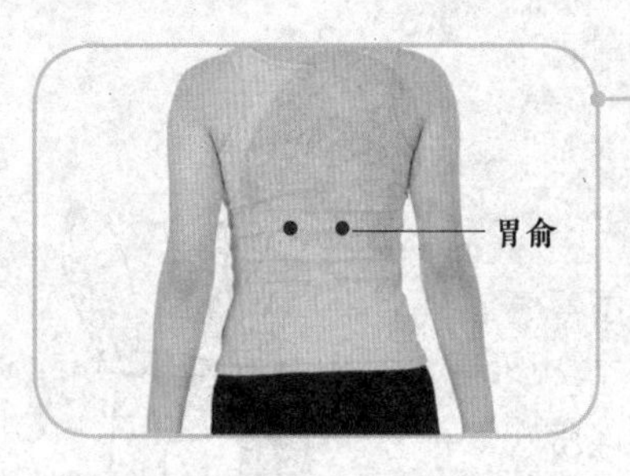

火罐法拔取胃俞穴

用火罐法拔取胃俞穴，留罐 10 ~ 15 分钟。

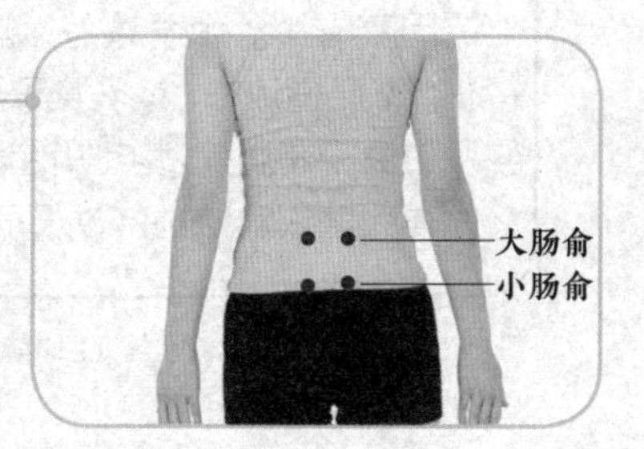

火罐法拔取大肠俞穴和小肠俞穴

用火罐法拔取大肠俞穴和小肠俞穴，留罐 10 ~ 15 分钟。

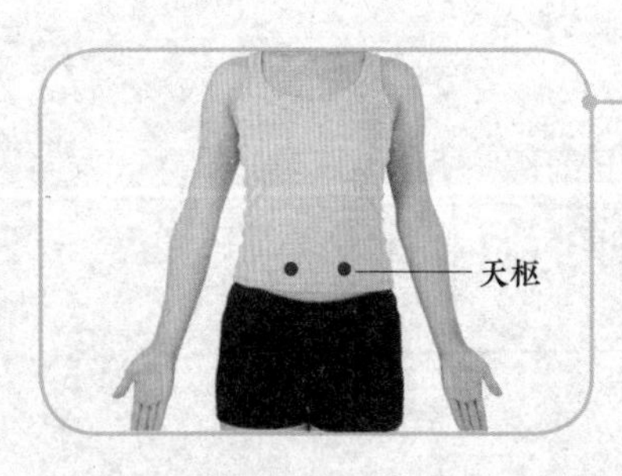

气罐法拔取天枢穴

用气罐法拔取天枢穴，留罐 10 ~ 15 分钟。

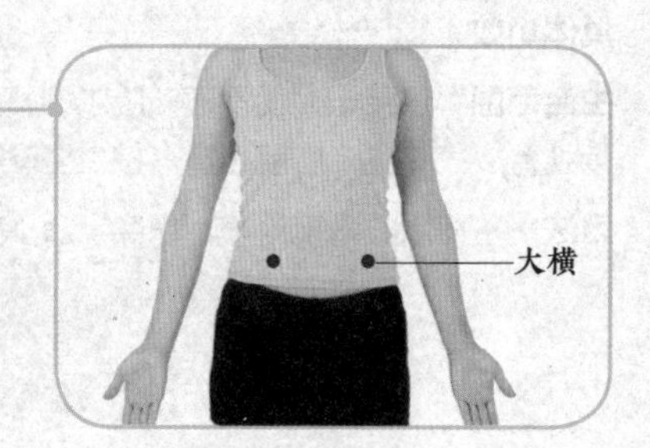

气罐法拔取大横穴

用气罐法拔取大横穴，留罐 10 ~ 15 分钟。

气机郁滞者加减穴位

穴位 → **肝俞 · 太冲**

症状 大便干结，或不甚干结，欲便不得出，或便而不畅，肠鸣矢气，腹中胀痛，胸胁满闷，嗳气频作，饮食减少。

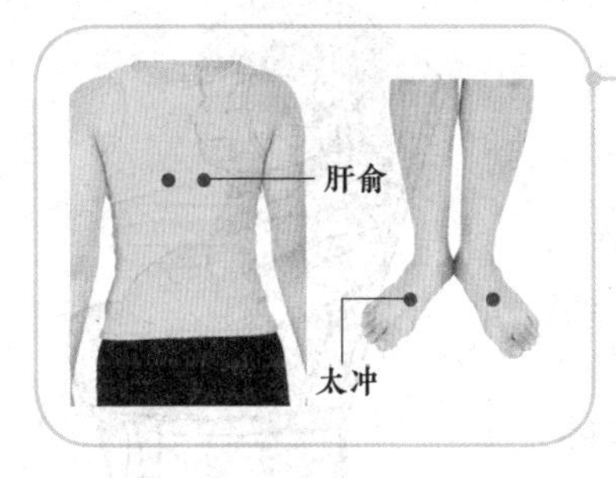

1 用火罐法拔取肝俞穴，留罐 10 ～ 15 分钟。

2 用气罐法拔取太冲穴，留罐 10 ～ 15 分钟。

阴寒积滞者加减穴位

穴位 → **脾俞 · 关元**

症状 大便艰涩，腹痛拘急，胀满拒按，胁下偏痛，手足不温，呃逆呕吐。

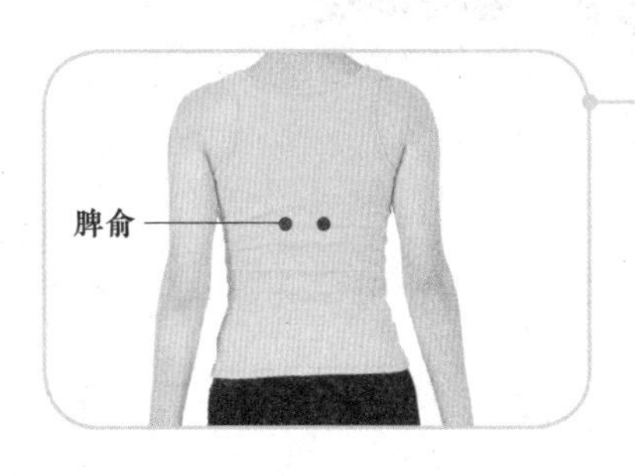

1 用火罐法拔取脾俞穴，留罐 10 ～ 15 分钟。

2 用火罐法拔取关元穴，留罐 10 ～ 15 分钟。

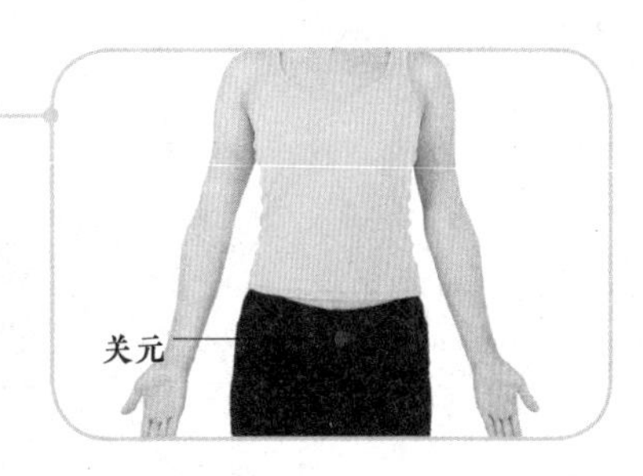

水肿

典型案例

小雨是一个白瘦的女孩，可每到经期时，身体会出现水肿，严重时手和脚都会有明显的肿胀感，用手按还会凹下，穿鞋子会紧。平常出现这种情况的次数比较少，水肿也是随着例假结束就会慢慢消失。

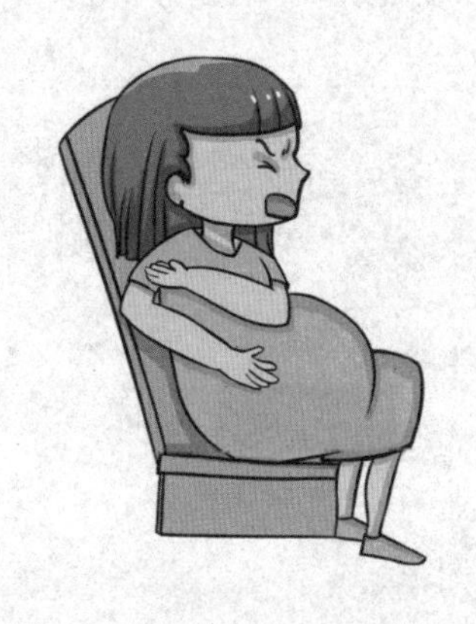

中医诊断

小雨前来求诊时，她的脸明显肿胀、发亮，眼皮也是水肿的。小雨这种情况属于经行水肿，多因脾肾阳虚，气化不利，水湿不运，或因肝气郁滞，血行不畅所致。五皮饮可利湿水肿，理气健脾，调节全身水液循环，主治皮水，四肢头面悉肿，按之没指，也用于急慢性肾炎和心脏病中水肿的治疗。

五皮饮配方

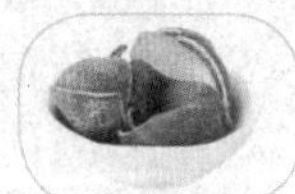

陈皮 9 克

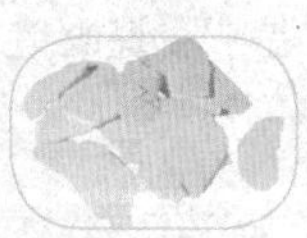

茯苓皮 24 克

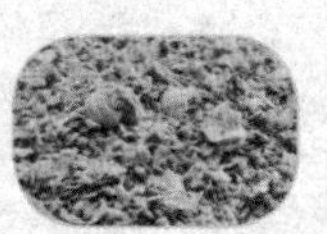

生姜皮 6 克

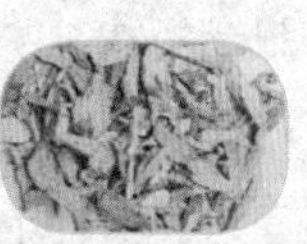

桑白皮 9 克

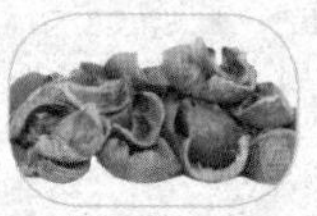

大腹皮 9 克

具体功效：利湿消肿，理气健脾。

主治范围：治皮水，四肢头面悉肿，按之没指，不恶风，其腹如故，不喘，不渴，脉浮者；近代也用于急慢性肾炎和心脏病水肿属脾虚受湿、气滞水停者。

用法：水煎，热服，日 2 ~ 3 次。

对症治疗方・刮痧

基础穴位 → **水分・关元 ・支沟・阳池・合谷・复溜・太溪・涌泉**

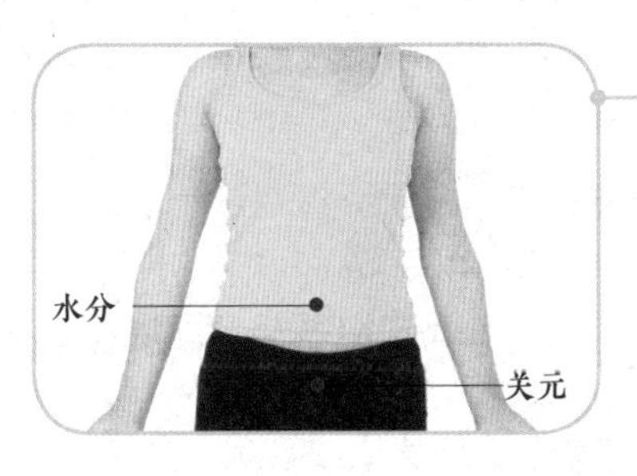

从水分穴刮至关元穴

用面刮法从水分穴刮至关元穴，操作3 ~ 5分钟，以出痧为度。

从支沟穴刮至阳池穴、合谷穴

用角刮法从支沟穴刮至阳池穴、合谷穴，操作 3 ~ 5 分钟，以出痧为度。

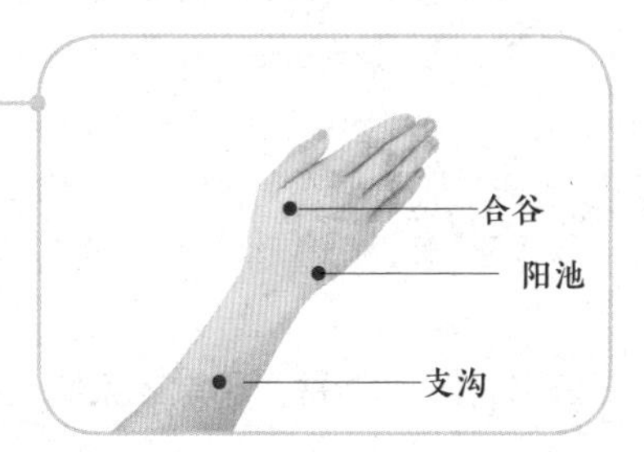

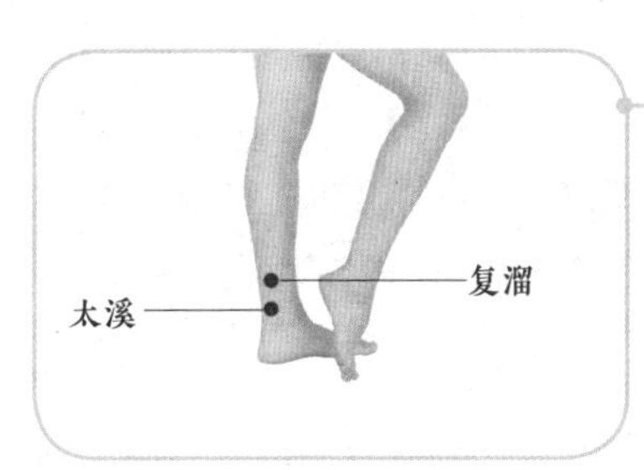

从复溜穴刮至太溪穴

用角刮法从复溜穴刮至太溪穴，操作3 ~ 5分钟，以出痧为度。

刮拭涌泉穴

用点刮法刮拭涌泉穴，操作 3 ~ 5 分钟，以出痧为度。

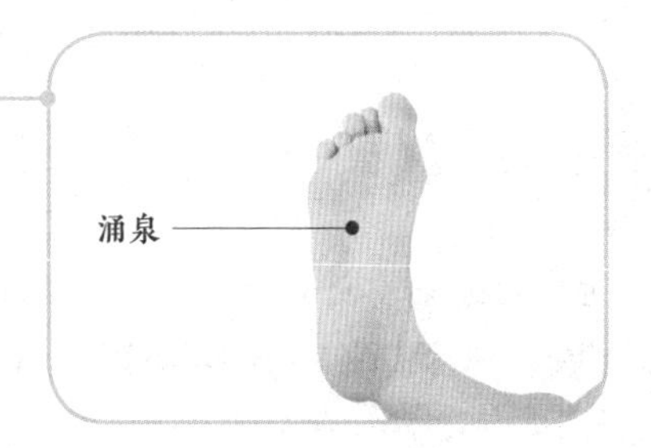

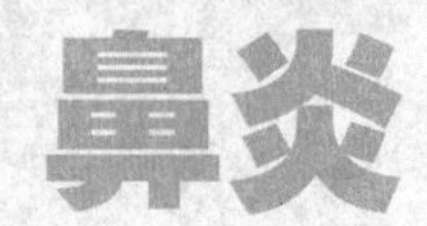

鼻炎

典型案例

方先生自小就对花粉过敏，一到春天百花齐放的季节，他的鼻子就开始不舒服，经常鼻子一痒，就连续不断地打几个甚至十几个喷嚏，连带水样的鼻涕止不住地流出来。一天下来鼻子被擤得红红的，人也无精打采，头昏脑涨，没食欲。

中医诊断

急性鼻炎属于中医学的“伤风”“感冒”范畴，常由风寒外袭、肺气不宣或风热上犯、肺失清肃，邪毒上聚鼻窍而发。慢性鼻炎属中医学的“鼻窒”“鼻槁”范畴，多由肺脾气虚、邪滞鼻窍或邪毒久留、气滞血瘀，阻塞鼻窍而成。过敏性鼻炎属中医学“鼻鼽”范畴，多由肺气虚弱或脾虚、肾亏使肺气受损，风寒乘虚而入，犯及鼻窍，津液停聚，逐致鼻窍阻塞而成。

对症治疗方·按摩

基础穴位 → **迎香·印堂·太阳·中府·合谷·风池**

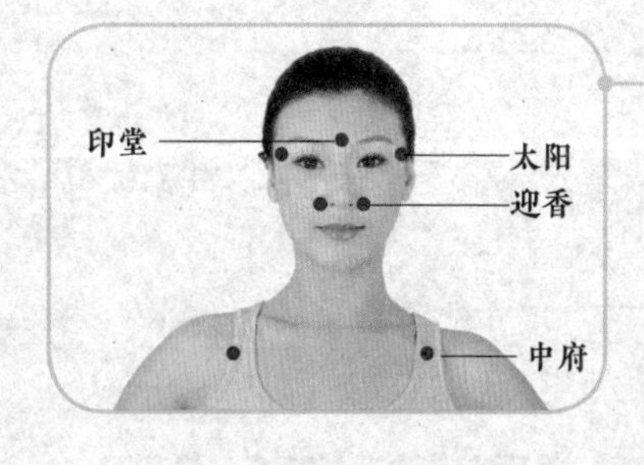

按摩迎香穴、印堂穴和太阳穴

用揉法按摩迎香穴、印堂穴和太阳穴，操作1分钟。

按摩中府穴

用一指禅法按摩中府穴，操作1分钟。

按摩合谷穴

用掐法按摩合谷穴，操作1分钟。

按摩风池穴

用推揉法按摩风池穴，操作1分钟。

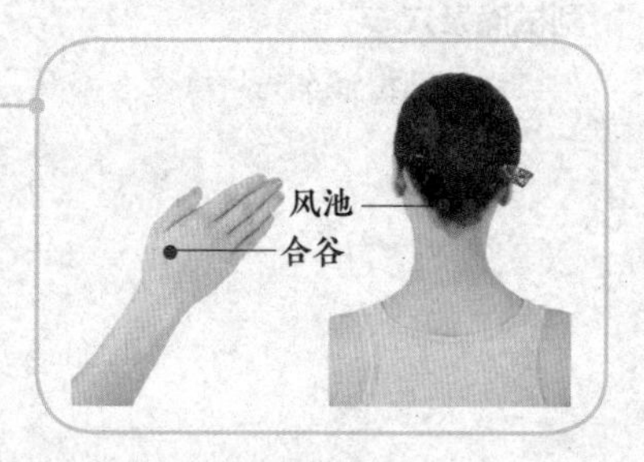

肺经风热者加减穴位

穴位 → **大椎・列缺**

症状 鼻流黄涕或黏白量多，嗅觉减退，发热，恶寒，头痛，咳嗽，痰多，舌红，苔微黄，脉浮数。

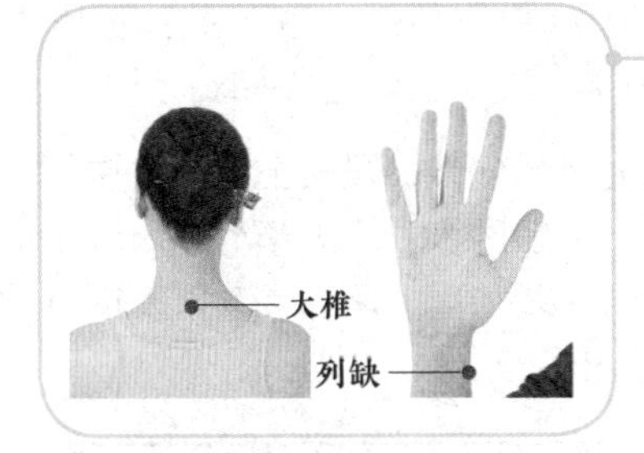

1 用一指禅法按摩大椎穴，操作1分钟。

2 用掐法按摩列缺穴，操作1分钟。

脾经湿热者加减穴位

穴位 → **脾俞・阴陵泉**

症状 鼻流黄涕，浊而量多，鼻塞，嗅觉减退，头晕头重，胸腔胀闷，小便黄，舌红，苔黄腻，脉滑数。

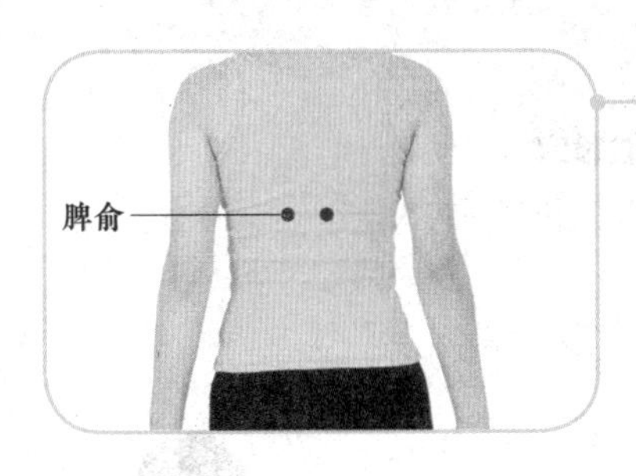

1 用一指禅法按摩脾俞穴，操作1分钟。

2 用掐法按摩阴陵泉穴，操作1分钟。

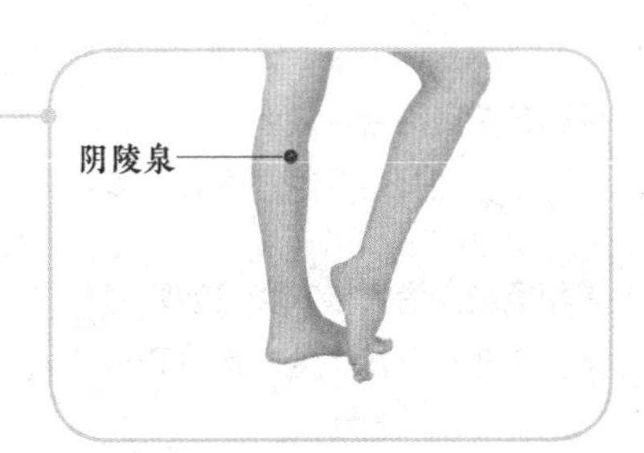

牙痛

典型案例

所谓“牙痛不是病，痛起来真要命”，一句话道出了许多人的心声。每当牙痛作祟，吃也吃不好，睡也睡不香，那种钻心的疼痛让人困扰不已。高先生每次牙痛发作时，都是通过服用止痛片来缓解痛苦。有一次，高先生半夜牙痛突然发作，连续服用止痛片都不管用。

中医诊断

牙痛是口腔疾病中常见的症状之一，中医认为风热侵袭、胃火上犯、阴虚火旺均可引起牙痛。牙痛的主要症状有牙齿疼痛、牙龈肿胀、龈肉萎缩、牙齿松动、牙龈出血等，遇冷、热、酸、甜等刺激，则疼痛加重。风热侵袭，火热郁积在牙龈处，瘀阻了脉络，导致牙龈红肿疼痛，出现脉浮数。

对症治疗方 · 艾灸

基础穴位 → **翳风 · 颊车 · 耳门 · 颧髎 · 合谷 · 大椎 · 风池**

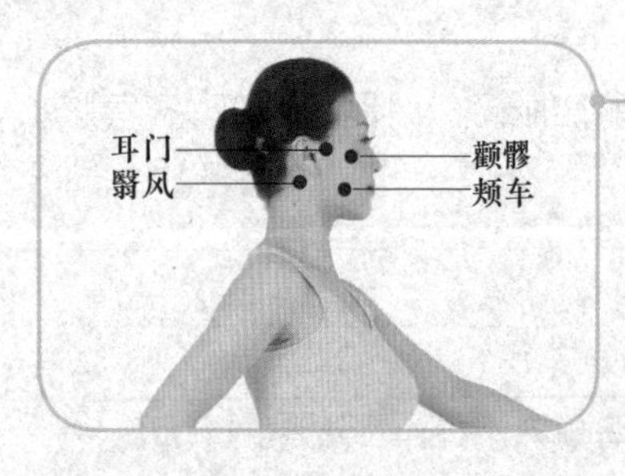

回旋灸法灸治翳风穴和颊车穴

用艾条回旋灸法灸治翳风穴和颊车穴，操作 15 分钟。

回旋灸法灸治耳门穴和颧髎穴

用艾条回旋灸法灸治耳门穴和颧髎穴，操作 15 分钟。

温和灸法灸治合谷穴

用艾条温和灸法灸治合谷穴，操作 15 分钟。

温和灸法灸治大椎穴和风池穴

用艾条温和灸法灸治大椎穴和风池穴，操作 15 分钟。

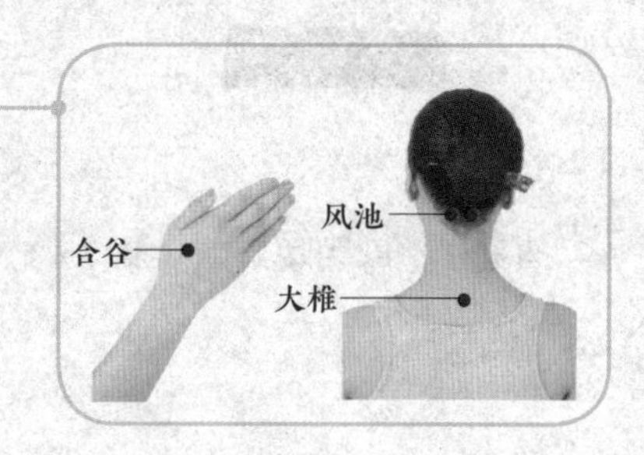

胃热炽盛者加减穴位

穴位 → **内庭・地仓**

症状 牙齿痛甚，牙龈红肿，或出脓渗血，牵及颌面疼痛、头痛，口渴、口臭，大便秘结，舌红苔黄，脉滑数。

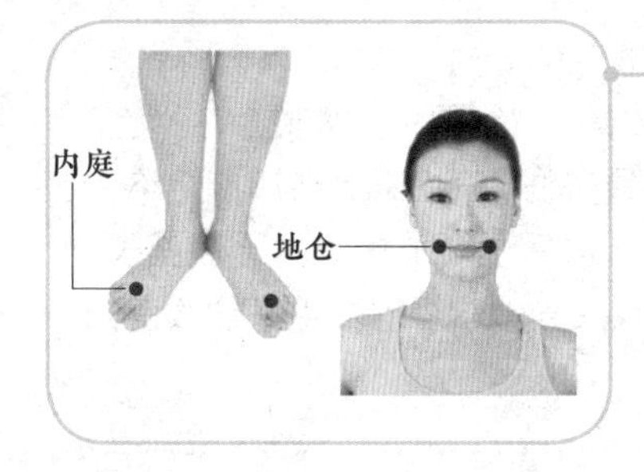

1 用艾条雀啄灸法灸治两侧内庭穴各10 ~ 15分钟，以温热为度。

2 将艾条悬于两侧地仓穴上各灸治10 ~ 15分钟，以有牙痛减轻为佳。

肾虚火旺者加减穴位

穴位 → **涌泉・三阴交**

症状 牙齿隐隐微痛，牙龈微红、微肿，久则牙龈萎缩、牙齿松动，伴有心烦失眠、眩晕，舌红嫩，脉细数。

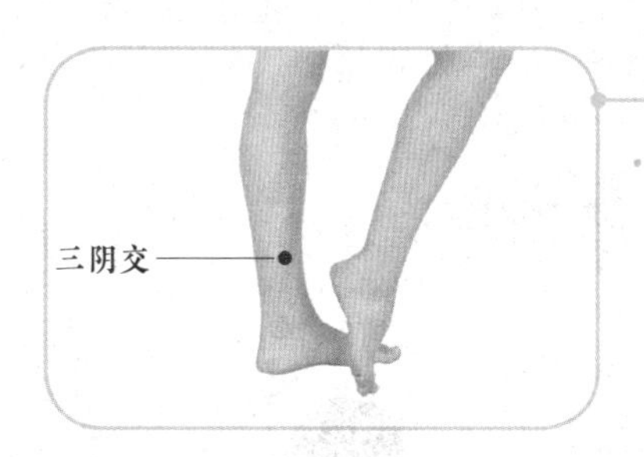

1 用艾条温和灸治两侧三阴交穴各10 ~ 15分钟，以温热为宜。

2 用艾条温和灸治两侧涌泉穴各10 ~ 15分钟，以有热感上传为佳。

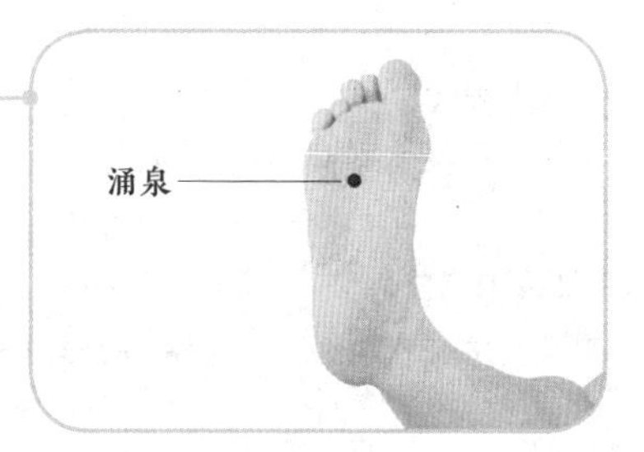

颈椎病

典型案例

婷婷近几天总感觉脖子、背部、手臂酸疼，以为是工作太累的原因，便请假休息了一天，可并没有好转。我让她试着回头看，她直说疼；又拉住她的手往后背靠，她疼得差点眼泪都流出来了。

中医诊断

从中医的角度来说，颈椎病属于“痹症”“头痛”“眩晕”“项筋急”“颈肩痛”的范畴，多因外伤或感受风寒湿邪，以致筋骨劳伤、气血瘀滞或痰瘀阻络。颈椎病的症状较为复杂，多数患者开始症状较轻，以后逐渐加重。由于颈部长期处于紧张的状态，劳累过度，形成劳损，或颈椎及其周围软组织发生病理改变。

对症治疗方・按摩

基础穴位 → **肩井・大椎・陶道・肩中俞**

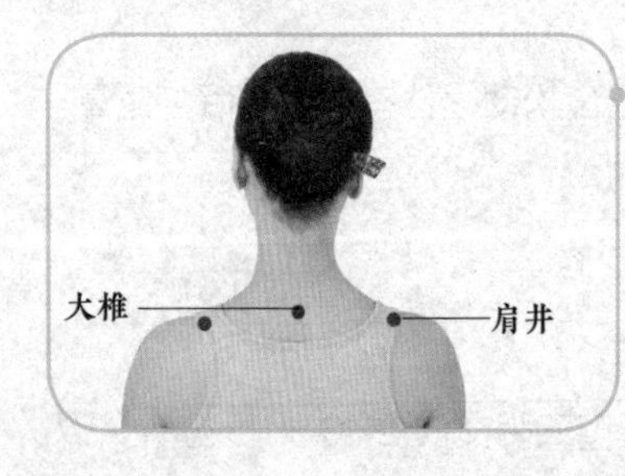

按摩肩井穴

用拿法按摩肩井穴，操作1分钟。

按摩大椎穴

用一指禅法按摩大椎穴，操作1分钟。

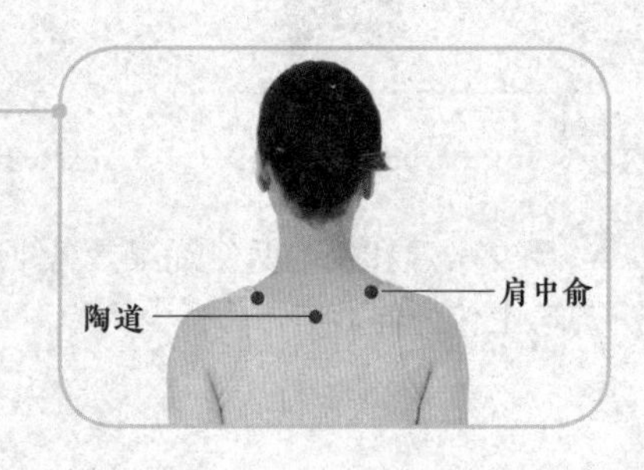

按摩陶道穴

用推法按摩陶道穴，操作1分钟。

按摩肩中俞穴

用揉法按摩肩中俞穴，操作1分钟。

落枕型者加减穴位

穴位 → **颈百劳 · 肩外俞**

症状 发作时颈项疼痛，延及上背部，不能俯仰旋转，个别合并有眩晕或偏头痛者，每次发作三五天后可有一段时间缓解，外感风寒湿则病情加重。

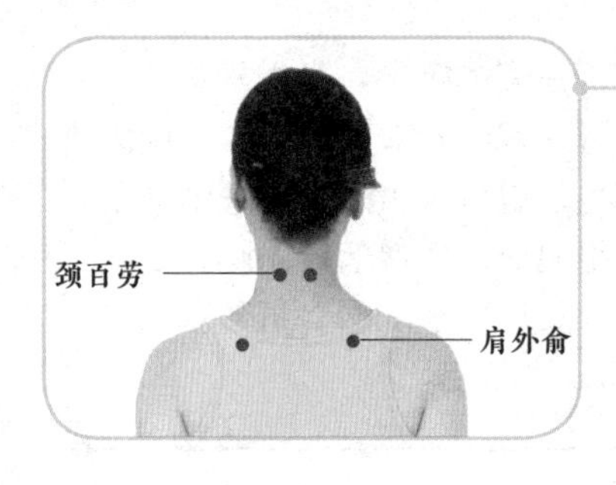

1 用拿法按摩颈百劳穴，操作1分钟。

2 用一指禅法按摩肩外俞穴，操作1分钟。

痹证型者加减穴位

穴位 → **肩髃 · 天宗**

症状 一侧肩臂放射到手的疼痛、麻木或肌肉萎缩，两臂麻痛较少见，头部微偏向患侧。风寒及劳累可加重症状，夜间症状加重，常选择患侧在上的侧卧睡姿。

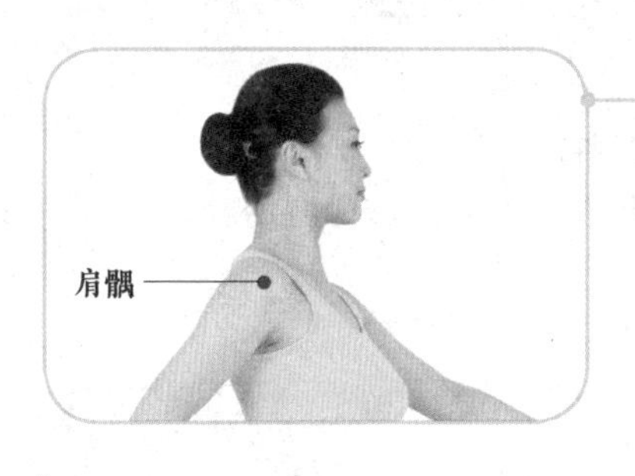

1 用按法按摩肩髃穴，操作1分钟。

2 用一指禅法按摩天宗穴，操作1分钟。

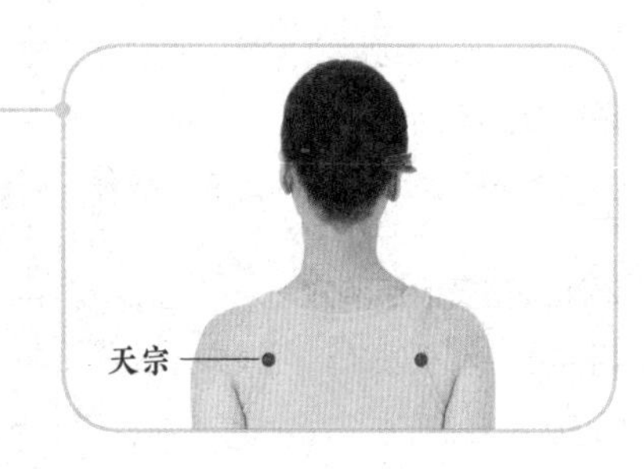

肩周炎

典型案例

苏女士感觉最近有点不舒服，肩膀有点酸痛，手脚活动也不灵活，端茶的时候手都在发抖，而且整个人看上去没精神，黑眼圈特别明显。

中医诊断

中医询问了苏女士的症状，再结合舌淡胖、苔白腻的舌象，又给她把脉，发现她脉象弦滑，而且遇寒湿便肩膀疼痛，判断患了寒湿凝滞型肩周炎。中医认为发病原因多为年老体弱，肝肾亏损，气血不足，以致筋失濡养，关节失于滑利，加之风寒湿邪乘虚侵入致使寒凝筋脉，经络阻滞，气血运行不畅，引起局部疼痛及活动障碍。少数患者可因外伤而诱发，如肩关节周围骨折若固定时间太长，或在固定期间不注意关节功能锻炼，亦可发生病变。

对症治疗方 · 艾灸

基础穴位 → **天宗 · 肩髎 · 肩井 · 曲池 · 后溪**

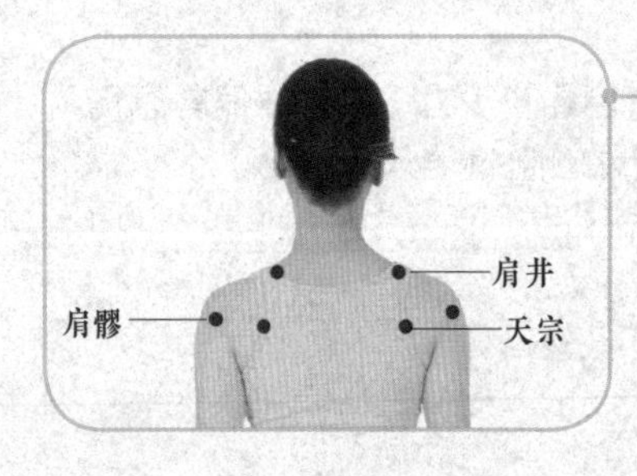

隔姜灸法灸治天宗穴

用艾条隔姜灸法灸治天宗穴，操作 15 分钟。

回旋灸法灸治肩髎穴、肩井穴

用艾条回旋灸法灸治肩髎穴、肩井穴，操作 15 分钟。

隔姜灸法灸治曲池穴

用艾条隔姜灸法灸治曲池穴，操作 15 分钟。

温和灸法灸治后溪穴

用艾条温和灸法灸治后溪穴，操作 15 分钟。

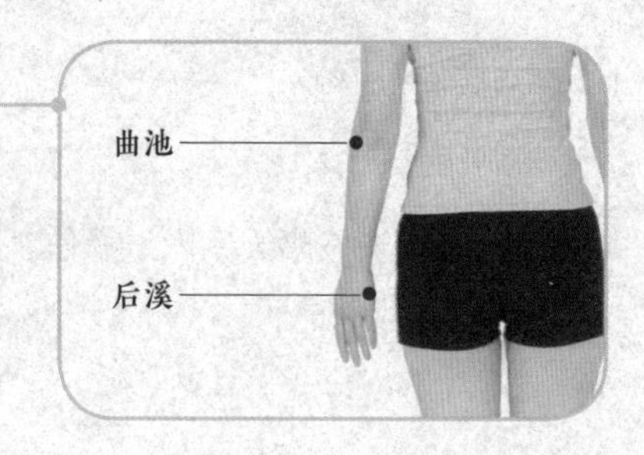

外感风寒者加减穴位

穴位 → **大椎・风池**

症状 肩部疼痛，痛牵扯肩、背、臂、颈，有拘急感，天冷或受凉加重，得热减轻，肩部活动受限，压痛明显。

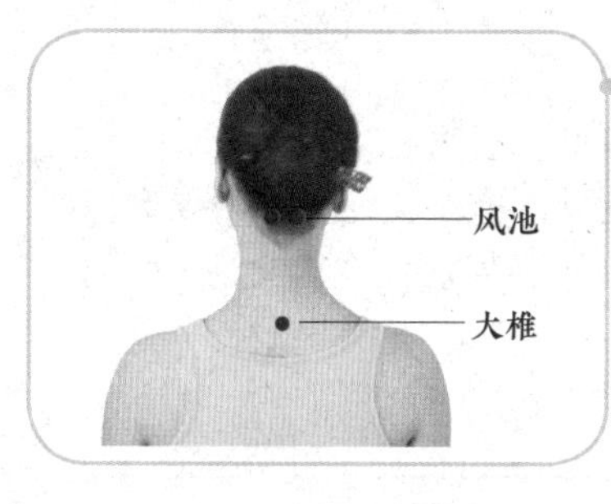

1 用艾灸盒温和灸治大椎穴 10 ~ 15 分钟，以局部温热为度。

2 用艾条回旋灸法灸治两侧风池穴各 10 ~ 15 分钟，以肩颈舒适为度。

痰湿阻络型者加减穴位

穴位 → **神阙・合谷**

症状 肩痛绵绵难愈，筋骨疼痛，有沉重感，痛处拒按，活动受限，阴雨天或遇冷疼痛加重，得热则舒，舌淡，苔白腻，脉细濡。

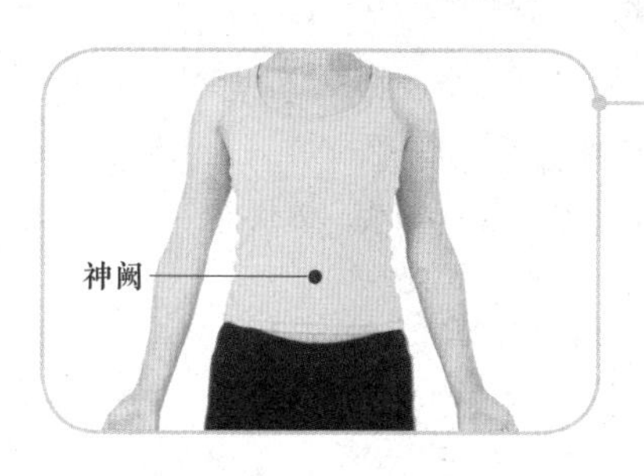

1 用艾灸盒温和灸治神阙穴 10 ~ 15 分钟，以有腹部温热、身重减轻为度。

2 用艾条温和灸治两侧合谷穴各 10 ~ 15 分钟，以热感上传、痛感减轻为度。

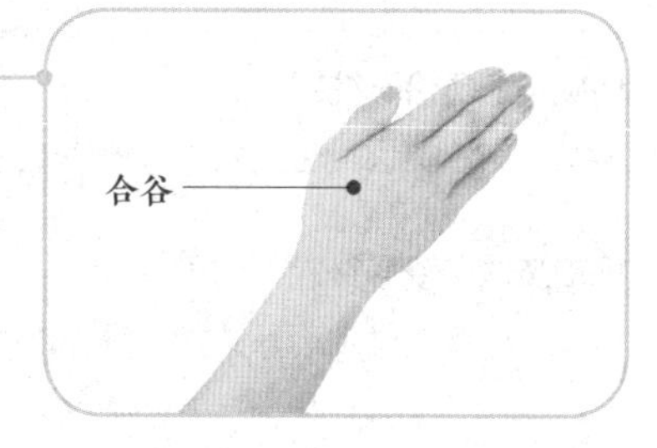

落枕

典型案例

很多人都有过这样的经历：早上一觉醒来突然发现脖子无法自由扭动了，就是我们常说的“落枕”。前天，老李便遇到了这种情况，早上起来发现脖子很疼，并且转动困难。

中医诊断

经检查，医生发现老李口唇发黑、发紫，舌淡红，苔薄白，脉浮紧。经问诊得知老李起床时出现颈项、肩背部疼痛僵硬的症状。有些人落枕的时候会出现疼痛向同侧上肢放射，转头受到限制，旋转后仰则痛甚，头歪向健侧，肌肉痉挛酸胀疼痛，局部压痛。

对症治疗方·艾灸

基础穴位 → **大椎·肩中俞·肩外俞·天柱·悬钟**

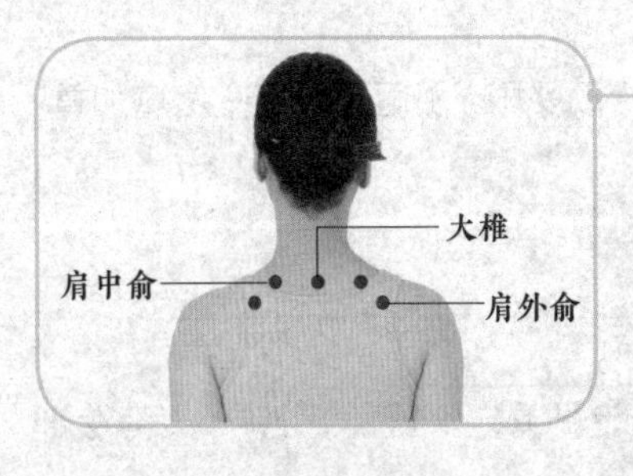

回旋灸法灸治大椎穴

用艾条回旋灸法灸治大椎穴，操作 15 分钟。

回旋灸法灸治肩中俞、肩外俞

用艾条回旋灸法灸治肩中俞穴、肩外俞穴，操作 15 分钟。

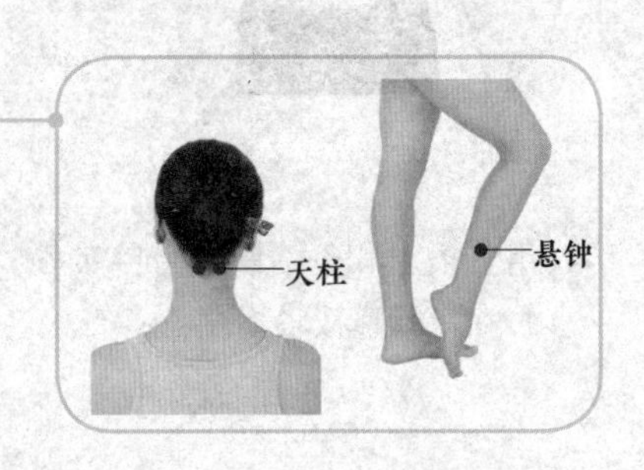

回旋灸法灸治天柱穴

用艾条回旋灸法灸治天柱穴，操作 15 分钟。

回旋灸法灸治悬钟穴

用艾条回旋灸法灸治悬钟穴，操作 15 分钟。

风寒袭络者加减穴位

穴位 → **风池 · 合谷**

症状 颈项疼痛重着，或伴恶寒发热、头痛。

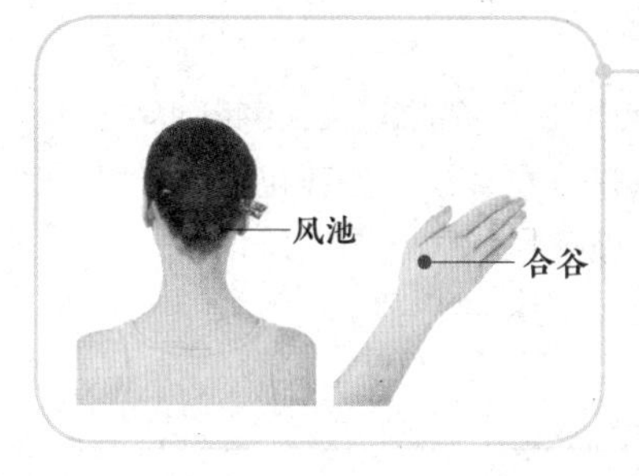

1 用艾条回旋灸法灸治风池穴，操作 15 分钟。

2 用艾条雀啄灸法灸治合谷穴，操作 15 分钟。

气滞血瘀者加减穴位

穴位 → **内关 · 足三里**

症状 颈项部刺痛，固定不移，且有明显的夜卧姿势不当或颈项外伤史。

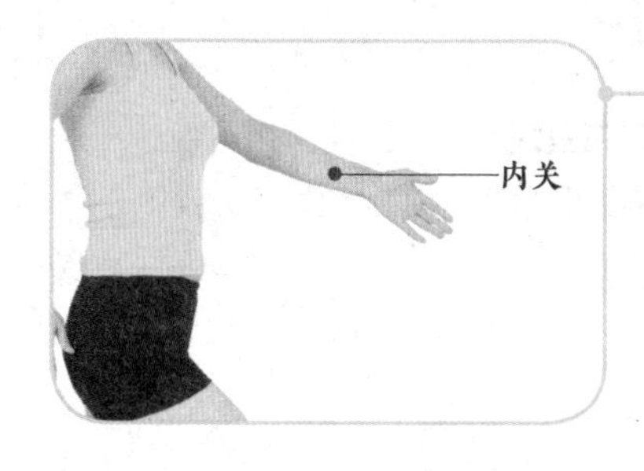

1 用艾条温和灸法灸治内关穴，操作 15 分钟。

2 用艾条温和灸法灸治足三里穴，操作 15 分钟。

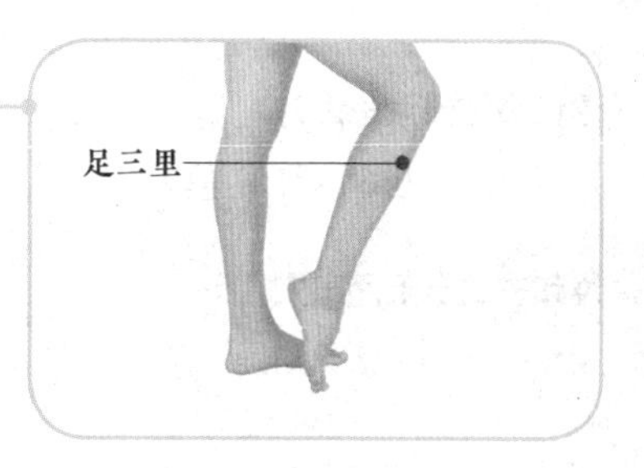

膝关节炎

典型案例

老宋年轻的时候喜欢爬山，每到周末或者放假的时候，常常和朋友到处爬山。前几年他有一次去爬山时把膝盖弄伤了，当时伤口没处理好，后来膝盖不时疼痛，一遇到寒冷刺激时，膝盖疼痛得更厉害了。

中医诊断

中医对膝关节炎的辨证很明晰。原理上有两点：一不通则痛；二不荣则痛。意思是，一为关节上下游经络不通畅会疼；二为关节本身缺血失养也会疼，多发生在老年人身上。对疼痛的性质解释为：当人外感风、寒、湿、外伤时，这些因素把薄皮肉少的关节经脉闭住，导致血流不畅，而发生疼痛。

对症治疗方・艾灸

基础穴位 → **鹤顶・膝眼・足三里・承山・涌泉**

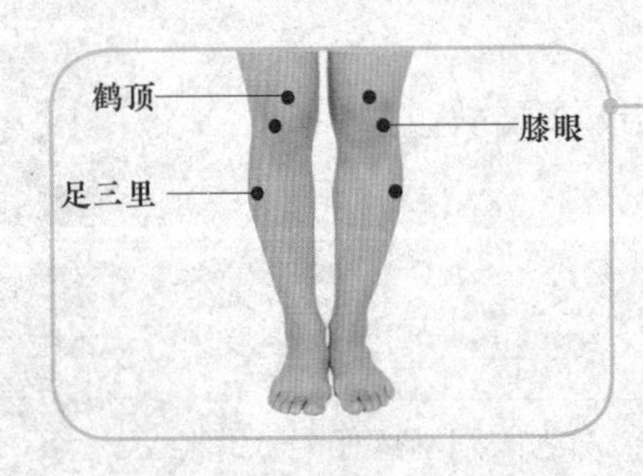

隔姜灸法灸治鹤顶穴

用艾条隔姜灸法灸治鹤顶穴，操作 15 分钟。

回旋灸法灸治膝眼穴和足三里穴

用艾条回旋灸法灸治膝眼穴和足三里穴，操作 15 分钟。

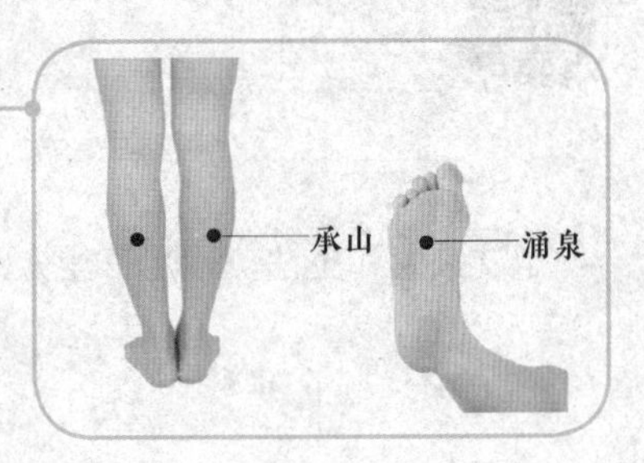

温和灸法灸治承山穴

用艾灸盒温和灸法灸治承山穴，操作 15 分钟。

温和击法灸治涌泉穴

用艾条温和击法灸治涌泉穴，操作 15 分钟。

水湿型者加减穴位

穴位 → **曲池·委中**

症状 膝关节肿胀，疼痛拒按，肤色不变，活动不利。

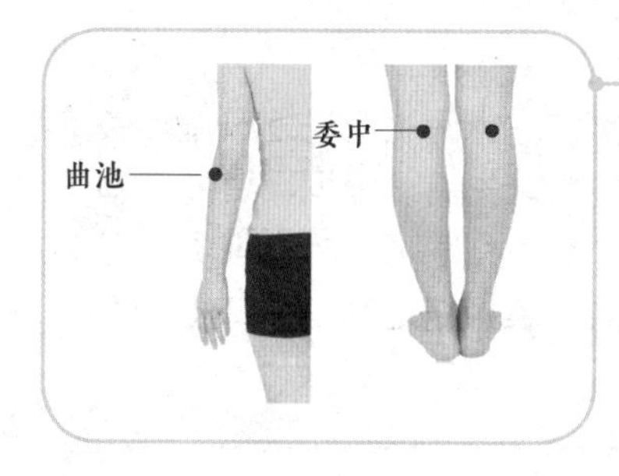

1 用艾条隔姜灸法灸治曲池穴，操作 15 分钟。

2 用艾条回旋灸法灸治委中穴，操作 15 分钟。

瘀血型者加减穴位

穴位 → **血海·悬钟**

症状 膝关节青紫肿胀，疼痛拒按，痛如针刺，活动不利。

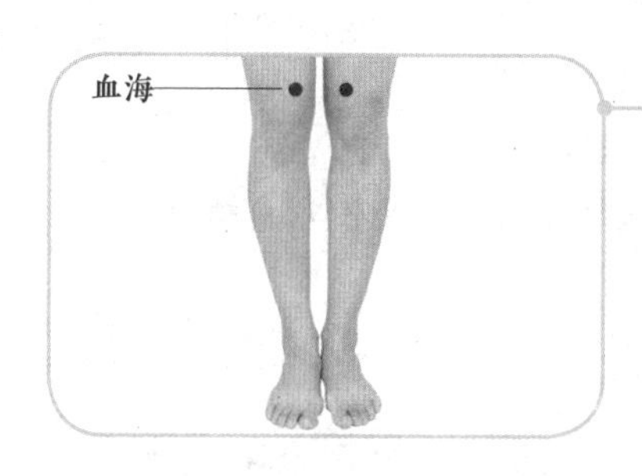

1 用艾条隔姜灸法灸治血海穴，操作 15 分钟。

2 用艾条回旋灸法灸治悬钟穴，操作 15 分钟。

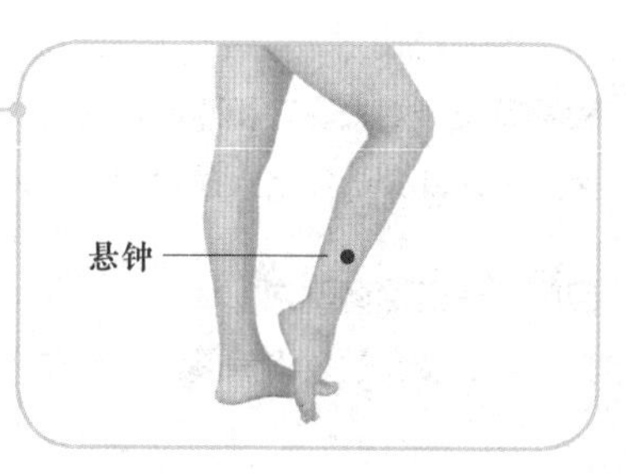

风湿性关节炎

典型案例

田阿姨患有风湿性关节炎多年了，身上的一些大关节，如膝、肩、肘、腕、踝等经常出现红肿疼痛，有时候肩关节出现肌肉酸痛，一会又感觉疼痛跑到膝关节去了，有时几个关节同时疼痛，让她苦不堪言。

中医诊断

风湿性关节炎是一种急性或慢性结缔组织性炎症。中医认为诱发风湿性关节炎的原因有风寒湿热兼夹、偏盛的区别，侵入气血之先后。根据邪毒的不同性质分为寒湿阻络、湿热阻络两证，治疗上应该分别以祛寒毒、热毒等类风湿性关节炎病态链的始动因素，阻止继发的痰瘀津凝，阻抑络道亢变，防止骨质侵蚀为主。

对症治疗方 · 艾灸

基础穴位 → **膝眼 · 足三里 · 曲池 · 合谷 · 太溪 · 照海 · 肩髃**

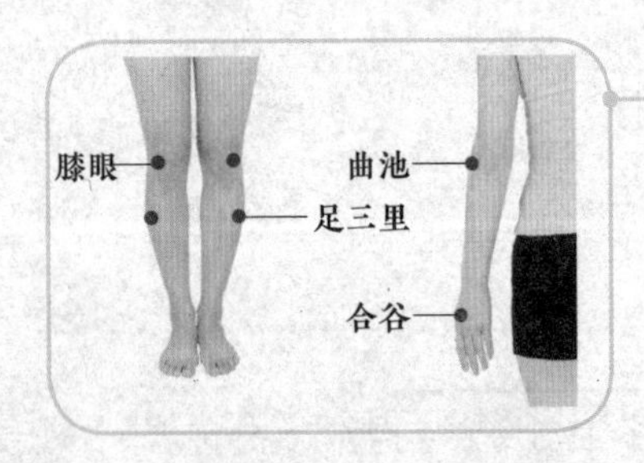

回旋灸法灸治膝眼穴和足三里穴

用艾条回旋灸法灸治膝眼穴和足三里穴，操作 15 分钟。

温和灸法灸治曲池穴和合谷穴

用艾条温和灸法灸治曲池穴和合谷穴，操作 15 分钟。

回旋灸法灸治太溪穴和照海穴

用艾条回旋灸法灸治太溪穴和照海穴，操作 15 分钟。

回旋灸法灸治肩髃穴

用艾条回旋灸法灸治肩髃穴，操作 15 分钟。

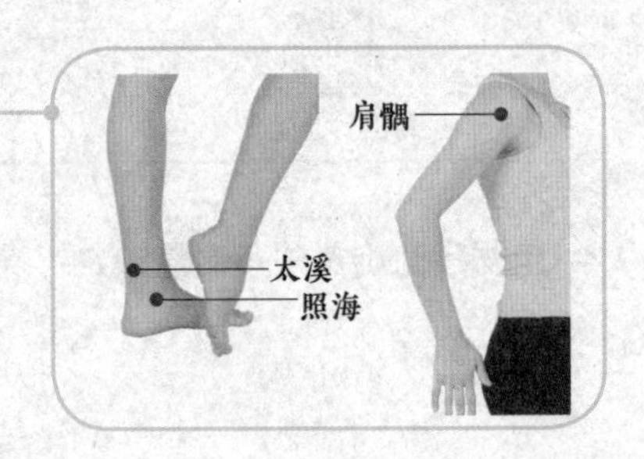

风胜行痹者加减穴位

穴位 → **风门 · 风府**

症状 关节酸痛，游走不定，屈伸不利，或有恶风寒发热，苔薄，脉浮。

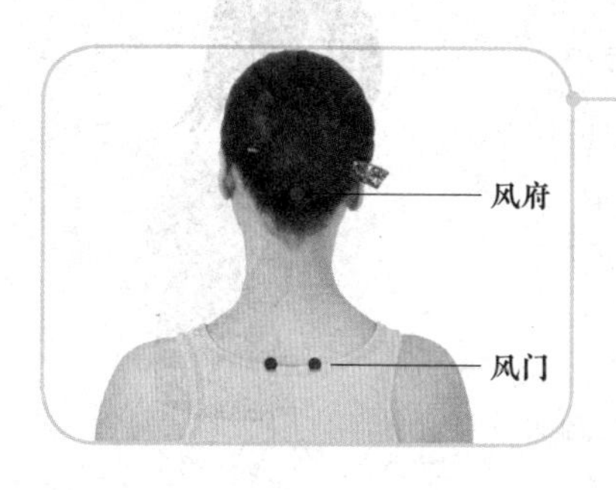

1 用艾条回旋灸法灸治风门穴，操作 15 分钟。

2 用艾条温和灸法灸治风府穴，操作 15 分钟。

寒胜痛痹者加减穴位

穴位 → **三阴交 · 太冲**

症状 关节疼痛较剧，痛有定处，关节屈伸不利，痛处皮肤不红、不热，得热则舒，遇寒加剧，舌苔白，脉弦紧。

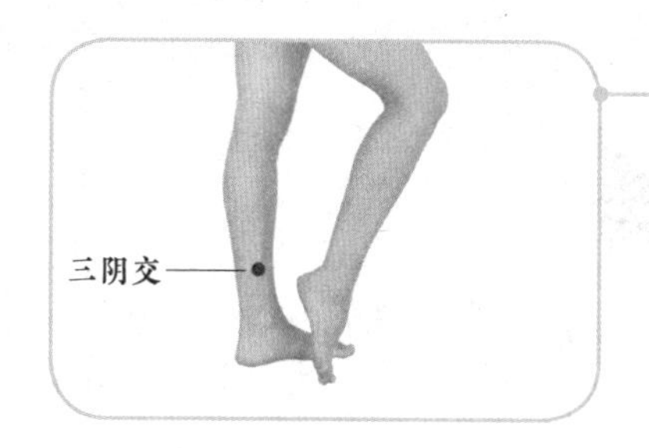

1 用艾条温和灸法灸治三阴交穴，操作 15 分钟。

2 用艾条温和灸法灸治太冲穴，操作 15 分钟。

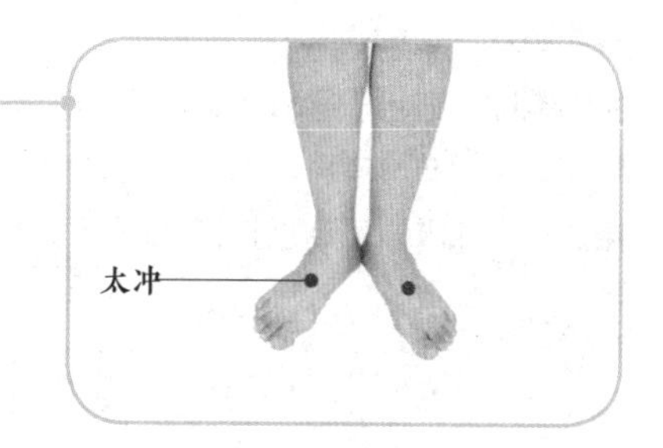

月经不调

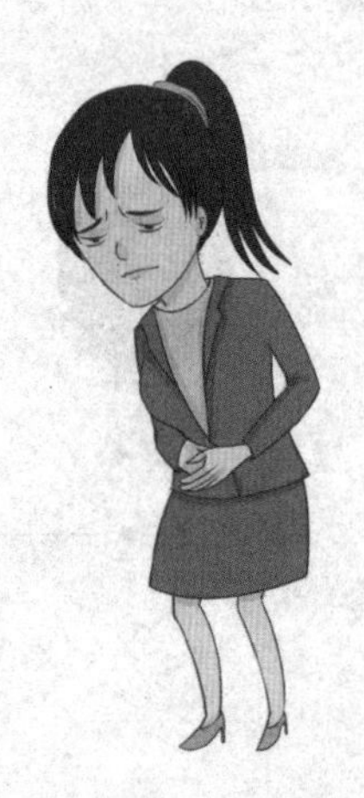

典型案例

高考结束的第二天，小静就跟着妈妈来到了中医妇科的诊室。小静说高三这一年，她每个月例假都不准时，周期很乱，有时两个月来一次，有时还会出现三个月才来一次的现象。不仅如此，月经量也很少，多则两三天，少则一两天。小静白净的脸上一点血色也没有，指甲的颜色也很淡。

中医诊断

小静舌淡，脉细弱，这是由于她学业负担重、身心压力大导致气血失调进而引起的血虚型月经不调，可以通过四物汤补血调血来改善。中医认为，七情所伤或外感六淫，或先天肾气不足，多产，房劳，劳倦过度，使脏气受损，肾肝脾功能失常，气血失调，致冲任二脉损伤，发为月经不调。小静这类中学生出现月经不调的案例很多，一般与身体发育状况、精神过度紧张、学习压力大、熬夜疲劳、恐惧、缺乏足够的运动和休息等因素有关。

四物汤配方

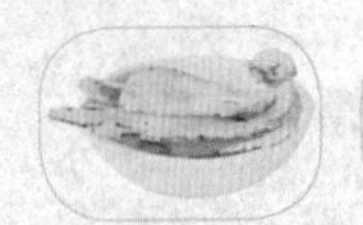
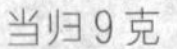
当归 9 克

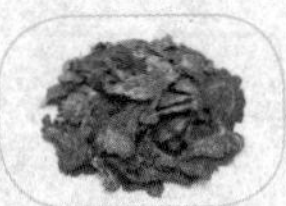
川芎 6 克

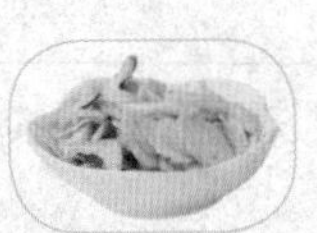
白芍 9 克

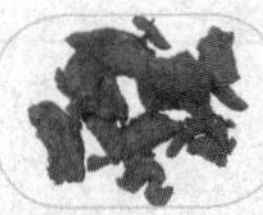
熟地黄 12 克

具体功效：补血调血。

主治范围：适用于平时头晕目眩，心悸失眠，面色无光泽，月经不调，经量少或经闭，脐腹疼痛，口唇、爪甲色淡者。

用法：水煎服，1 天 1 剂，连服 7 天。

对症治疗方 · 刮痧

基础穴位 → **气海 · 关元 · 中极 · 子宫穴 · 血海 · 三阴交 · 照海 · 肝俞 · 三焦俞 · 肾俞**

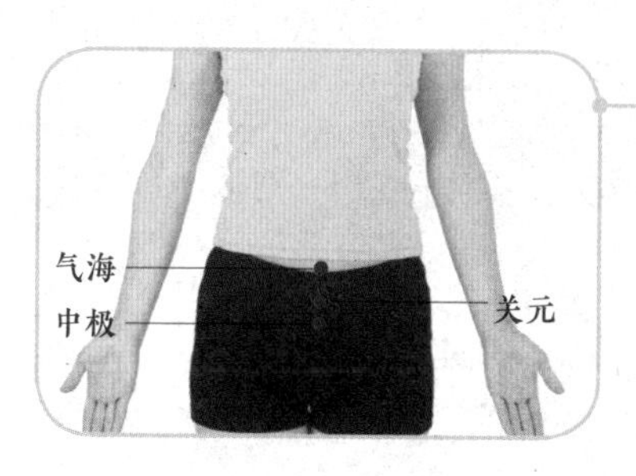

角刮法刮拭从气海穴至关元穴、中极穴

用角刮法刮拭从气海穴至关元穴、中极穴，操作3～5分钟。

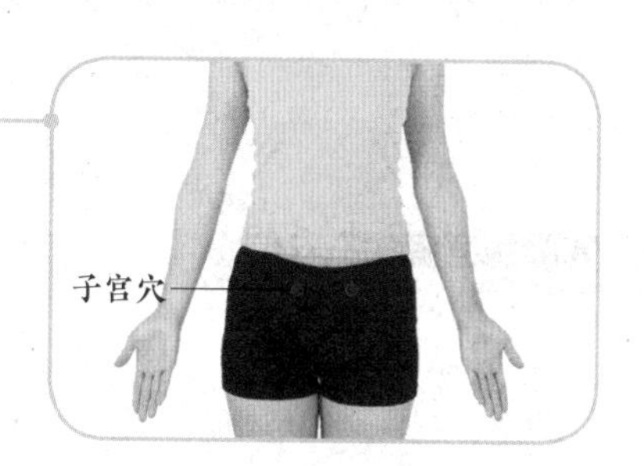

面刮法刮拭子宫穴

用面刮法刮拭子宫穴，操作3～5分钟。

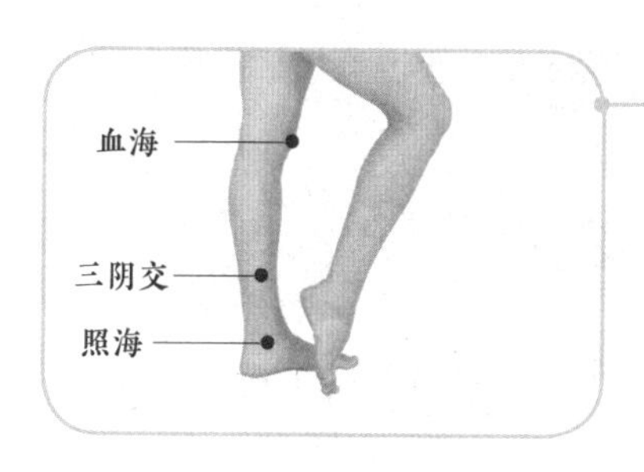

角刮法刮拭从血海穴至三阴交穴、照海穴

用角刮法刮拭从血海穴至三阴交穴、照海穴，操作3～5分钟。

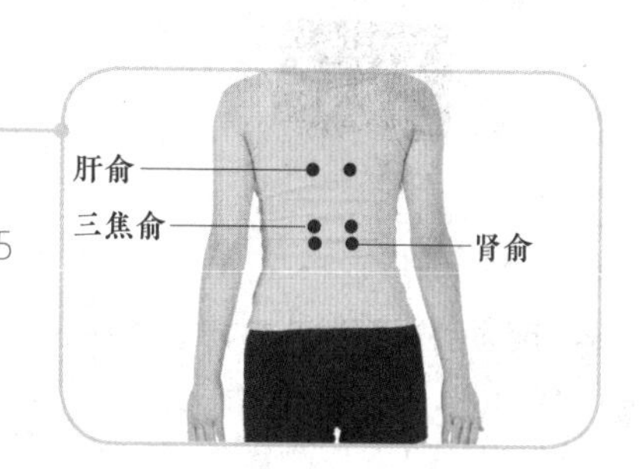

面刮法刮拭从肝俞穴至三焦俞穴、肾俞穴

用面刮法刮拭从肝俞穴至三焦俞穴、肾俞穴，操作3～5分钟。

气滞血淤者加减穴位

穴位 → **太冲 · 膈俞**

症状 月经后期，量少色暗有块，排出不畅，伴有少腹胀痛、乳胀胁痛，精神抑郁。

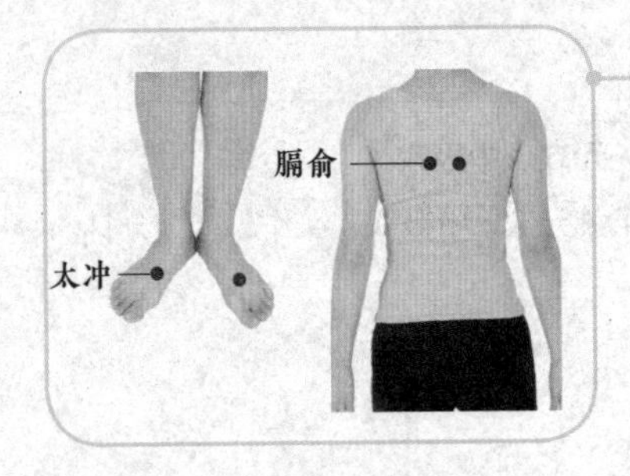

1 用角刮法刮拭太冲穴，操作 3 ~ 5 分钟。

2 用面刮法刮拭膈俞穴，操作 3 ~ 5 分钟。

寒凝胞宫者加减穴位

穴位 → **命门 · 八髎**

症状 月经后期，量少色暗，有块，或色淡质稀，伴有小腹冷痛，喜温喜按，得热则减，或畏寒肢冷，小便清长，大便稀薄。

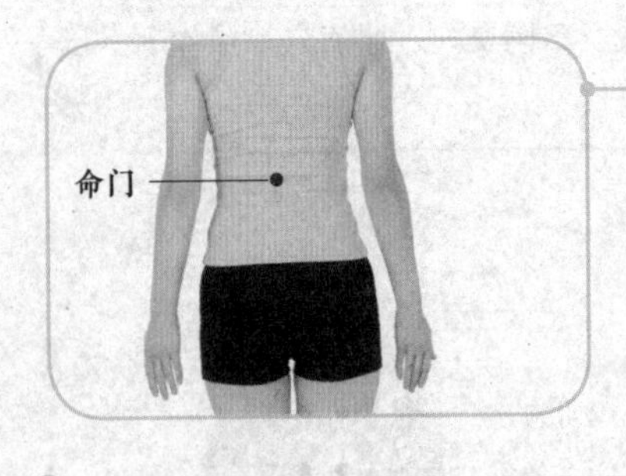

1 用角刮法刮拭命门穴，操作 3 ~ 5 分钟。

2 用面刮法刮拭八髎穴，操作 3 ~ 5 分钟。

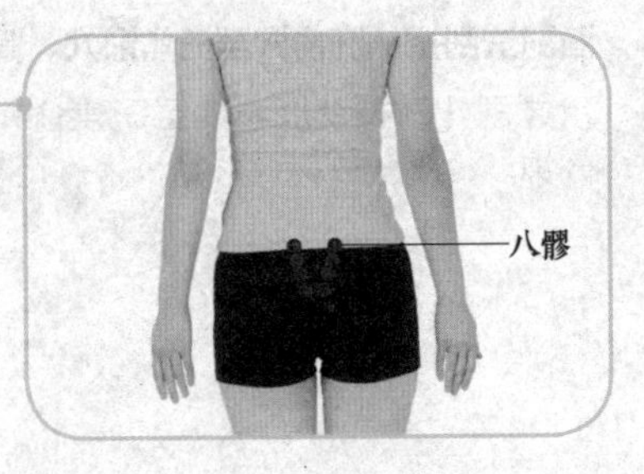

闭经

典型案例

晓晓已经连续5个月没来月经了，去医院检查也没怀孕，白天总打不起精神，老想睡觉，有时会感觉胸胁部胀胀的。头一个月晓晓的月经没来时，她还以为怀孕了，高兴地买来验孕棒测试，又做了检查，都显示没怀孕。

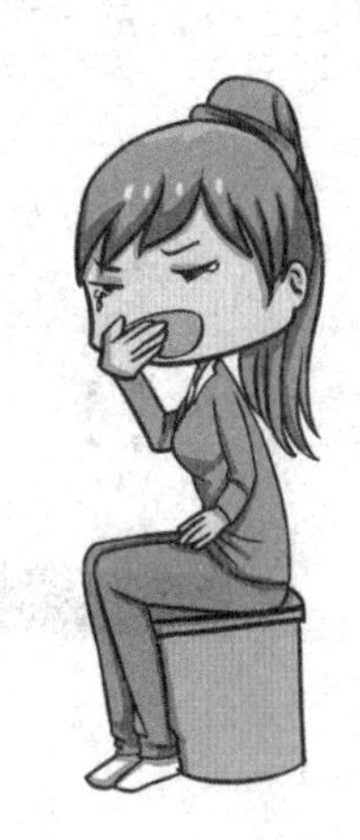

中医诊断

结合晓晓的症状来看，属于寒凝血瘀引起的闭经，闭经时间久了可能会导致宫寒不孕。很多原因都会导致闭经，如流产、过度疲劳、药物、营养不良等。从中医的角度来说，闭经是由于肝肾不足，气血亏虚，血脉失通所致。闭经有虚实之分：虚者多因气血不足和肾虚所致；实者多由寒凝、气滞和血瘀引起。

荆防败毒散配方

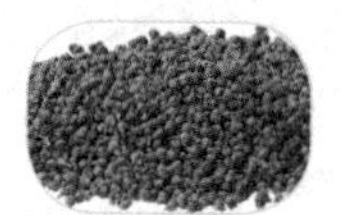
吴茱萸9克

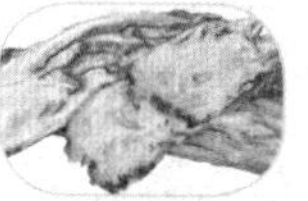
当归6克

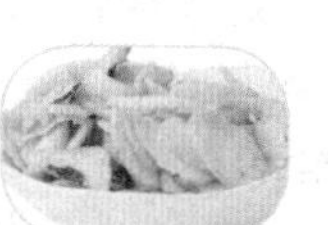
芍药6克

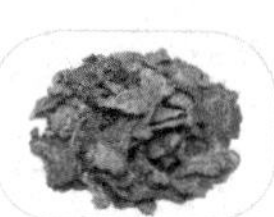
川芎6克

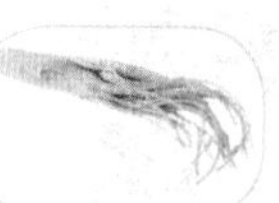
人参6克

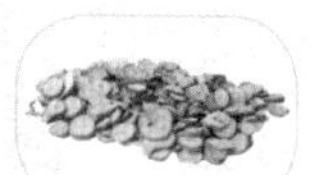
桂枝6克

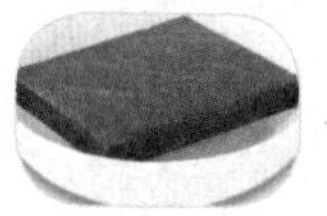
阿胶6克

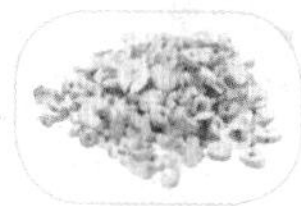
牡丹皮6克

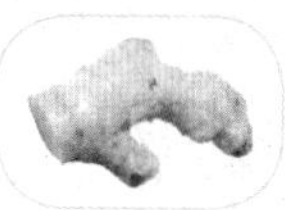
生姜6克

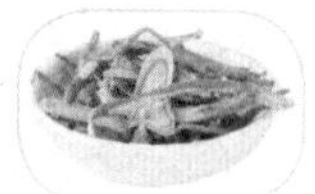
甘草6克

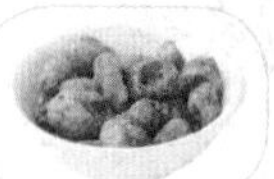
半夏 6克

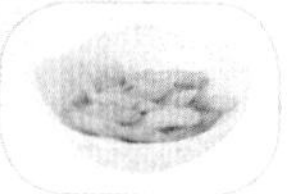
麦冬9克

具体功效：温经散寒，养血祛瘀。

主治范围：适用于崩漏不止，血色暗而有块，淋漓不畅，月经超前或延后，或逾期不止，而见腹痛、腹满，傍晚发热，手心烦热，唇口干燥者；亦治妇人宫冷，久不受孕。

用法：水煎服，阿胶烊化冲服，1天1剂，连服7天。

对症治疗方・拔罐

基础穴位 → **肝俞・脾俞・肾俞・关元・足三里・血海・阴陵泉・三阴交**

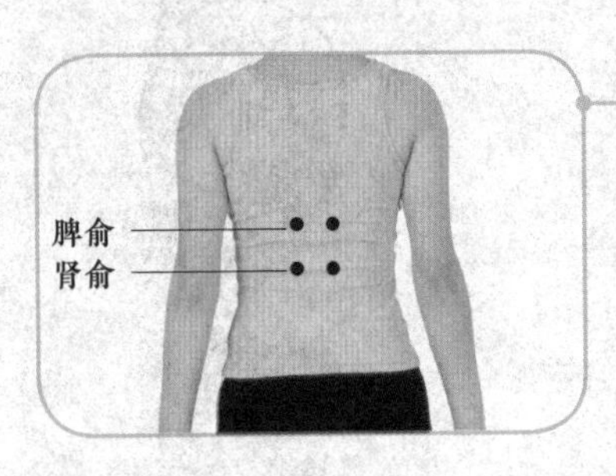

拔取脾俞穴、肾俞穴

用火罐法拔取脾俞穴、肾俞穴，留罐 10 分钟。

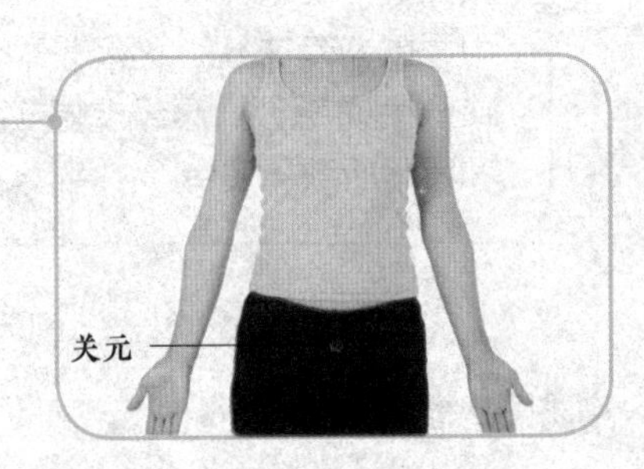

拔取关元穴

用火罐法拔取关元穴，留罐 10 分钟。

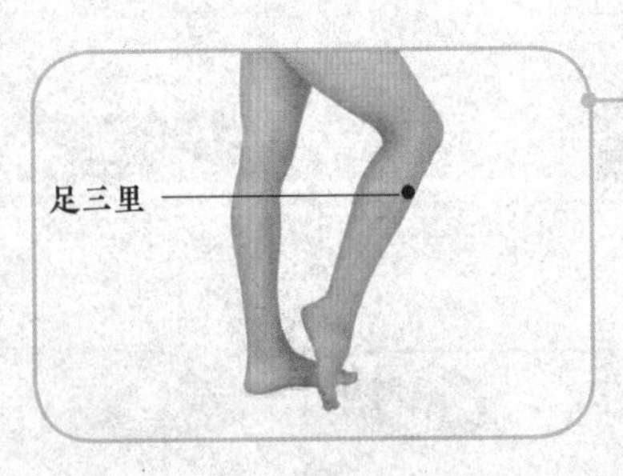

拔取足三里穴

用气罐法拔取足三里穴，留罐 10 分钟。

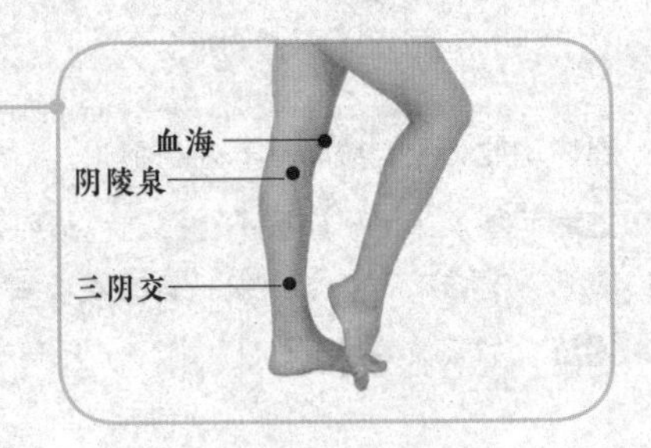

拔取血海穴、阴陵泉穴和三阴交穴

用气罐法拔取血海穴、阴陵泉穴和三阴交穴，留罐 10 分钟。

肝肾亏虚者加减穴位

穴位 → **肝俞・太溪**

症状 月经超龄未至，或由月经后期、量少逐渐至闭经，头晕耳鸣，腰膝酸软，舌红、少苔，脉沉弱或细涩。

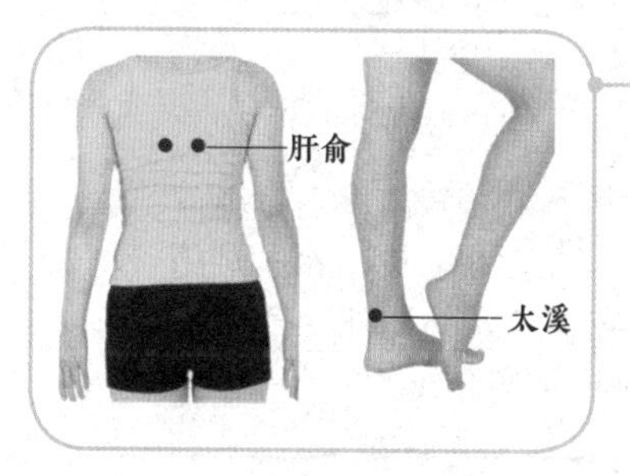

1 用火罐法拔取肝俞穴，留罐 10 分钟。

2 用气罐法拔取太溪穴，留罐 10 分钟。

气血不足者加减穴位

穴位 → **气海・带脉**

症状 月经周期逐渐后延，经量少而色淡，继而闭经，面色无华，头晕目眩，心悸气短，神疲肢倦，食欲缺乏，舌质淡、苔薄白，脉沉缓或细弱无力。

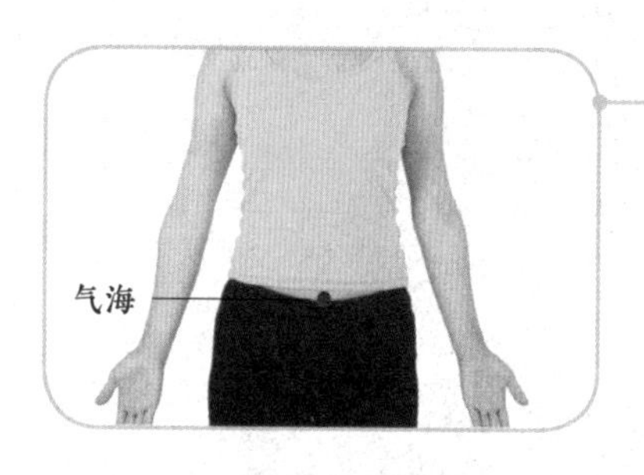

1 用火罐法拔取气海穴，留罐 10 分钟。

2 用气罐法拔取带脉穴，留罐 10 分钟。

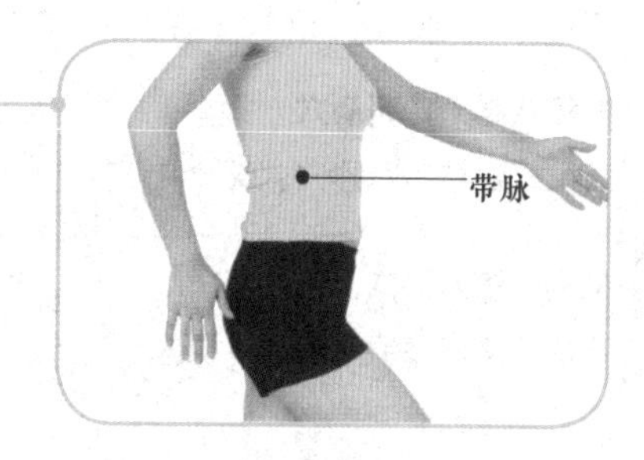

痛经

典型案例

李小霞以前还没来初潮的时候就开始下田劳作，一忙就是泡在冷水中一整天。后来开始来月经之后，每月都会痛经。这个月又是秋收时期，李小霞周末就回家帮忙，刚好又来了月事，小霞在水田里待不到一个小时，小腹开始疼痛，满面通红，大汗淋漓，呻吟不止。经检查后发现小霞苔白，脉细。

中医诊断

中医认为经水出诸肾，意思是月经病和肾功能有关，和脾、肝、气血、冲脉、任脉、子宫也相关。痛经发生的原因主要有两种：一是虚证，即“不荣则痛”，是由于气血虚弱或肝肾亏损造成的，这类人平时应注意调补，补气养血或滋补肝肾；二是实证，即“不通则痛”，是由于气血运行不畅造成的。

对症治疗方·按摩

基础穴位→**气海·关元·八髎·肾俞**

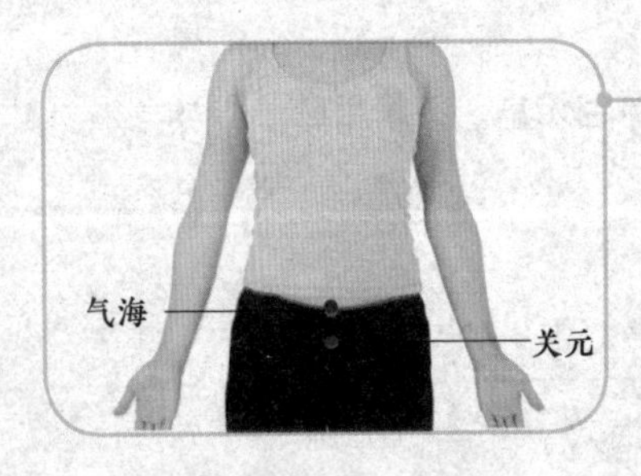

揉小腹

用揉法在小腹上揉动，操作3～5分钟。

按摩气海穴和关元穴

用按法按摩气海穴和关元穴，操作3～5分钟。

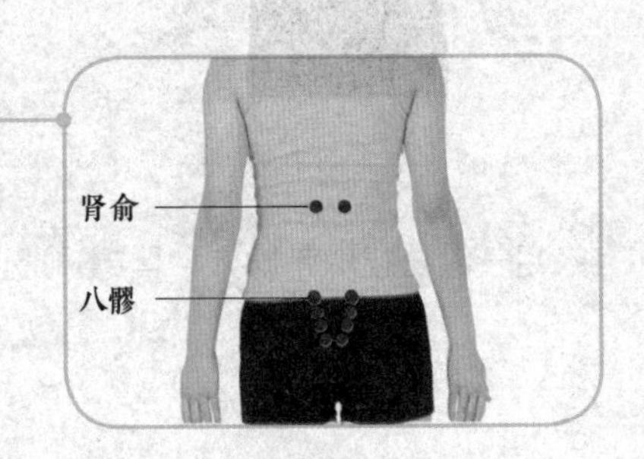

按压八髎穴、肾俞穴

用按压法按压八髎穴、肾俞穴，操作3～5分钟。

来回摩擦八髎穴

用擦法来回摩擦八髎穴，操作3～5分钟。

寒凝胞宫者加减穴位

穴位 → **命门・神阙**

症状 经前数日或经期小腹冷痛，得热痛减，按之痛甚，经量偏少，经色暗黑有块，或畏冷身痛。

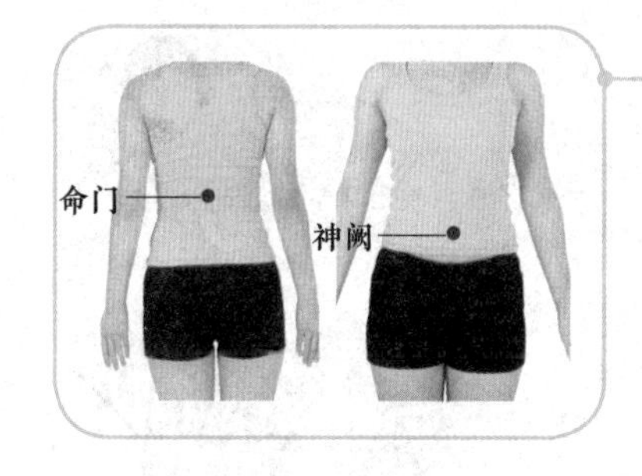

1 用揉法在命门穴上揉动，操作 3 ~ 5 分钟。

2 用按法按摩神阙穴，操作 3 ~ 5 分钟。

气血虚弱者加减穴位

穴位 → **脾俞・足三里**

症状 经后一两天或经期小腹隐隐作痛，或小腹及阴部空坠，喜揉按，月经量少，色淡质薄，或神疲乏力，或面色不华，或纳少便溏。

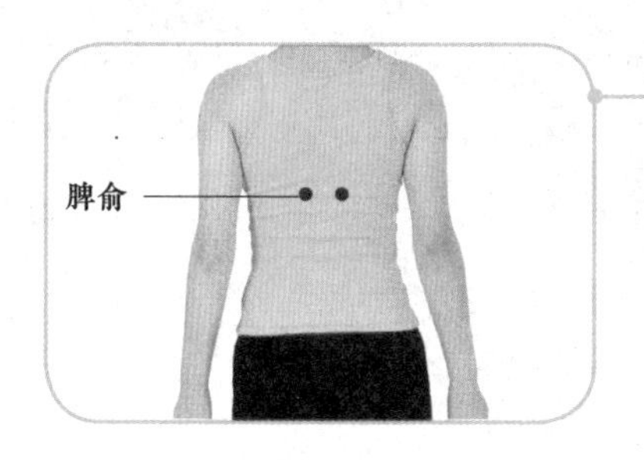

1 用揉法在脾俞穴上揉动，操作 3 ~ 5 分钟。

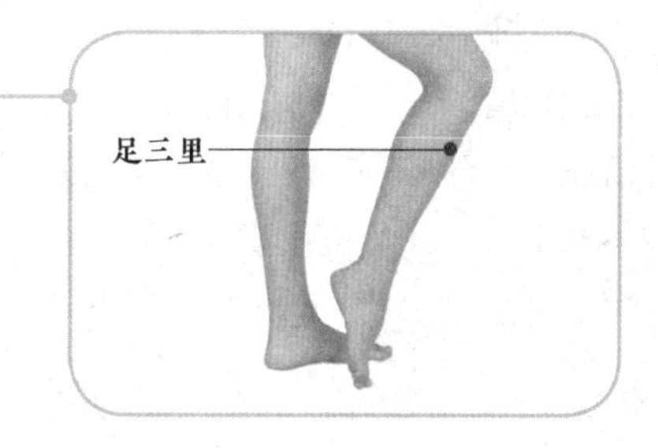

2 用按法按摩足三里穴，操作 3 ~ 5 分钟。

崩漏

典型案例

小薇近半年来月经量变多了，但经色却很淡，每次经期的前三天，她都要频繁跑厕所更换卫生巾。她发现自己的体质比以前差了，经常感冒，还出现头晕、身体乏力、四肢冰凉的现象。

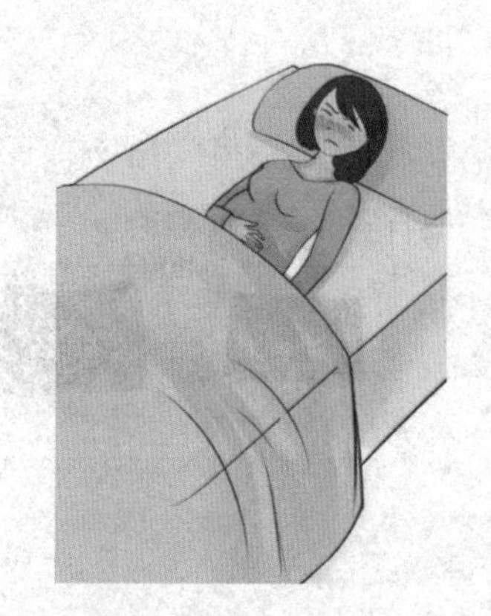

中医诊断

中医认为崩漏的病因一般为血热、肾虚、脾虚、血瘀；病机涉及肝、脾、肾三脏及冲任二脉。因冲任损伤，不能固涩制约经血，故经血从胞宫非时妄行。可突然发作，亦可由月经失调发展而来。艾灸可以扶正祛邪、消瘀散结，因此临床上常用艾灸治疗崩漏，改善血热、气虚、气郁、血瘀等症状。

十全大补丸配方

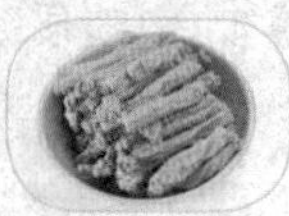
党参 80 克

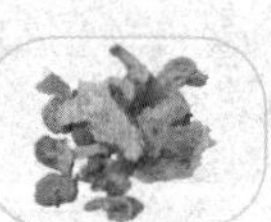
炒白术 80 克

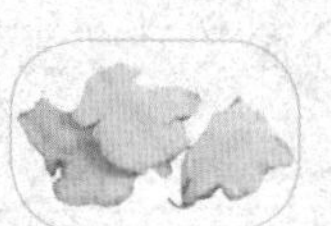
茯苓 80 克

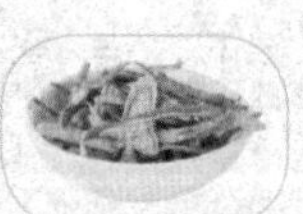
炙甘草 40 克

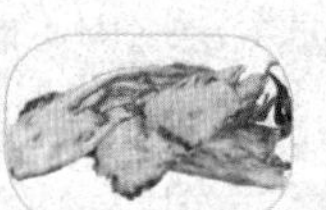
当归 120 克

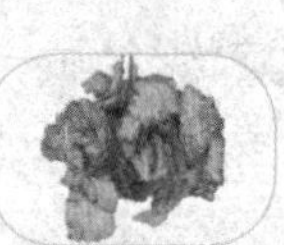
川芎 40 克

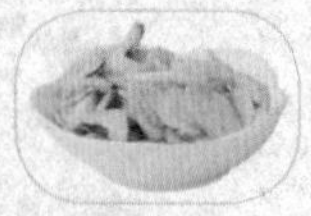
酒白芍 80 克

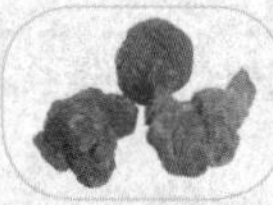
熟地黄 120 克

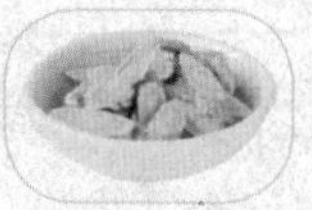
炙黄芪 80 克

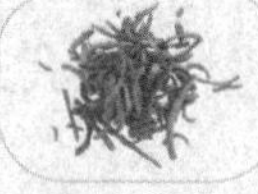
肉桂 20 克

具体功效：温补气血。

主治范围：适用于平时面色苍白，气短心悸，头晕自汗，体倦乏力，四肢不温，月经量多者。

用法：上药粉碎成细粉，过筛混匀，制成水蜜丸，口服每次 6 克，一日 2 ~ 3 次。

对症治疗方・艾灸

基础穴位 → **百会・血海・隐白・大敦**

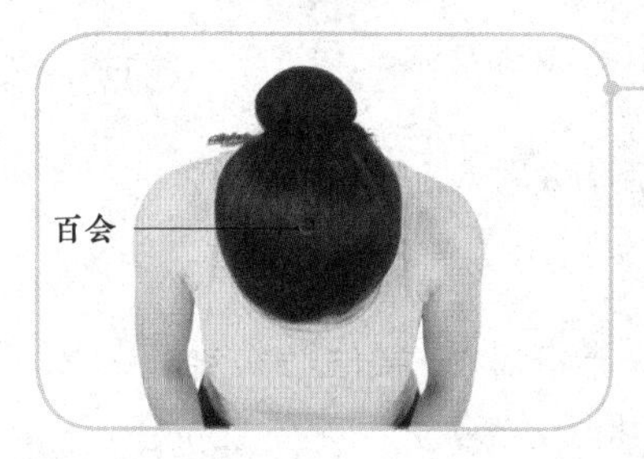

雀啄灸法灸治百会穴

用艾条雀啄灸法灸治百会穴，操作 15 分钟。

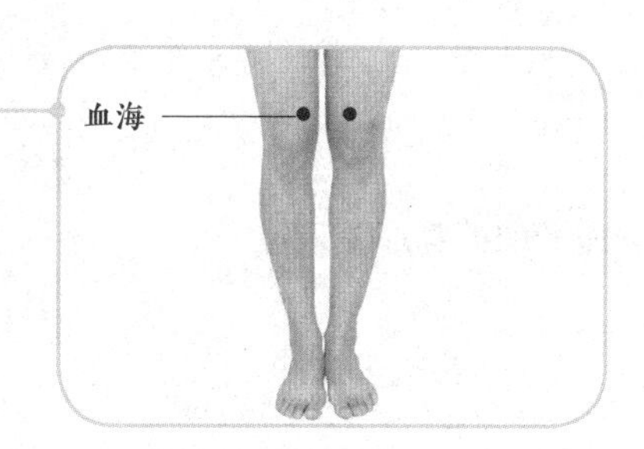

温和灸法灸治血海穴

用艾条温和灸法灸治血海穴，操作 15 分钟。

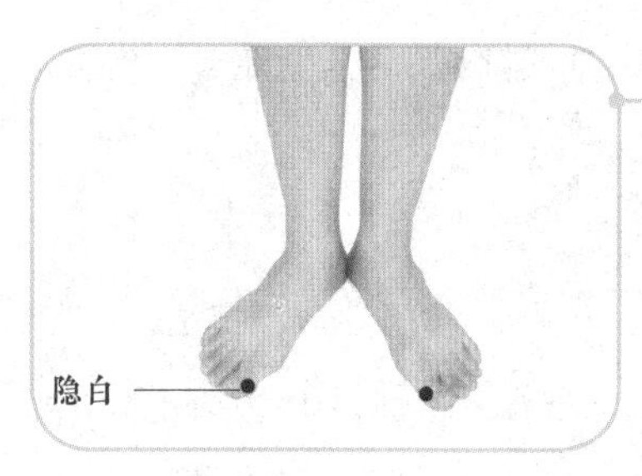

温和法灸治隐白穴

用艾条温和法灸治隐白穴，操作 15 分钟。

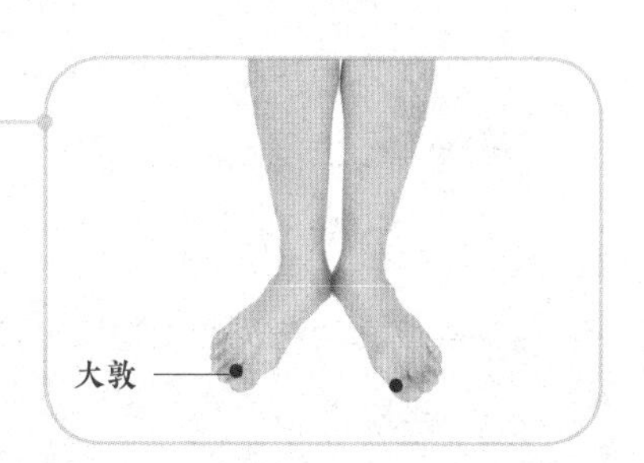

温和法灸治大敦穴

用艾条温和法灸治大敦穴，操作 15 分钟。

血热内扰者加减穴位

穴位 → **大敦 · 行间**

症状 经血量多或淋漓不净，血色深红或紫红，质黏稠，夹有少量血块，面赤头晕，烦躁易怒，渴喜冷饮，便秘尿赤，舌红、苔黄，脉弦数或滑数。

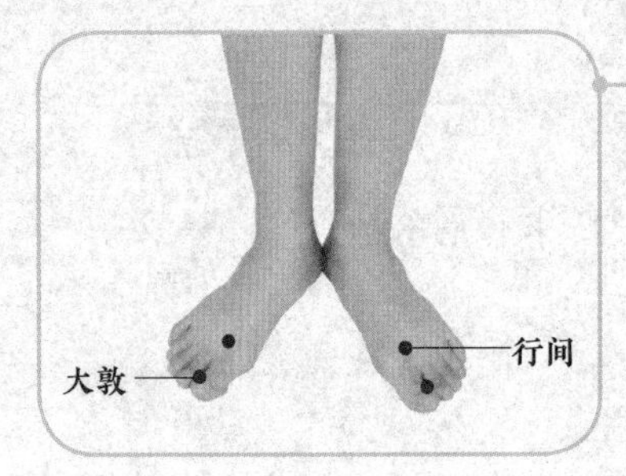

1 用艾条温和灸法灸治大敦穴，操作 15 分钟。

2 用艾条温和灸法灸治行间穴，操作 15 分钟。

气滞血瘀者加减穴位

穴位 → **合谷 · 太冲**

症状 月经漏下淋漓不绝或骤然暴下，色暗或黑，小腹疼痛，血下痛减，舌质紫黯或有瘀斑，脉沉涩或弦紧。

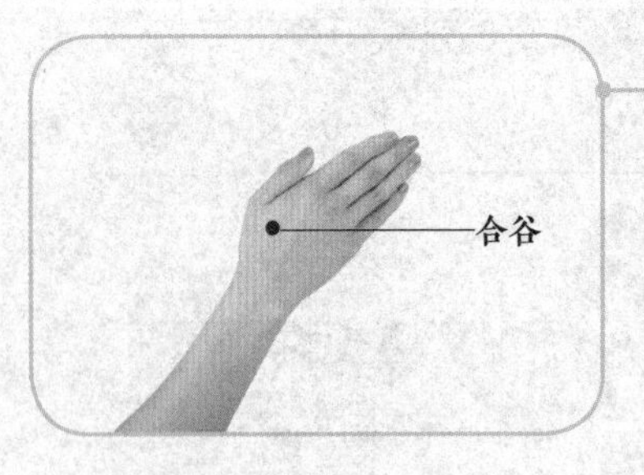

1 用艾条雀啄灸法灸治合谷穴，操作 15 分钟。

2 用艾条温和灸法灸治太冲穴，操作 15 分钟。

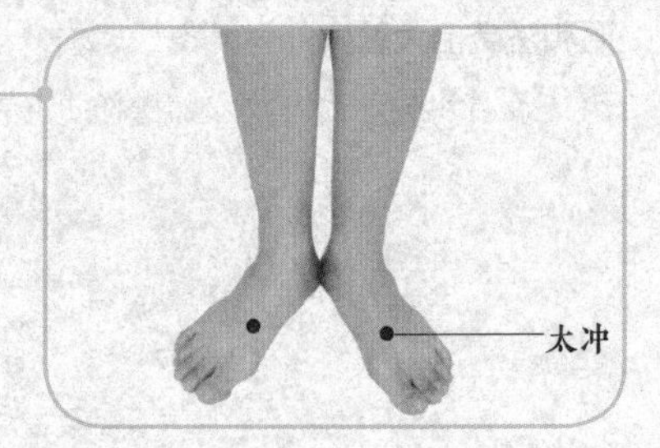

带下病

典型案例

珊珊最近总感觉下身有些不舒服，分泌物比原来多了，白带量很多且清稀，经常要更换护垫。珊珊去医院检查，医院开了消炎药，服用后白带量有所减少，可过不了多长时间白带又增多了。

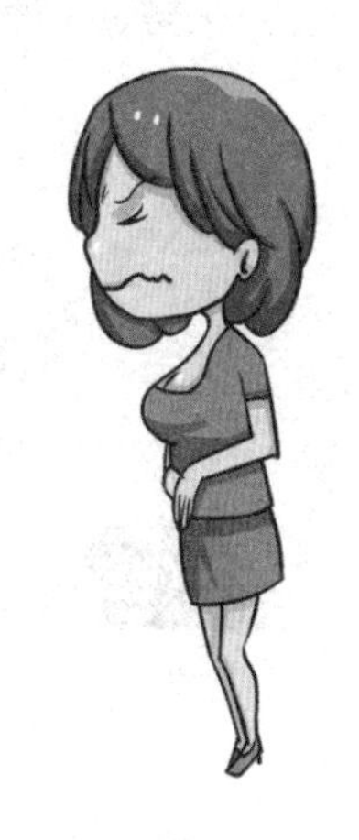

中医诊断

带下的量明显增多，色、质、气味发生异常，或伴全身、局部症状者，称为“带下病”。频繁使用阴道清洁剂，容易破坏阴道里的微环境，导致酸碱平衡失调，降低了阴道的自我抗菌能力，因而大大提高了白带异常爆发的概率。湿热内蕴，会阻碍脾胃运化，湿热下注，损伤任督二脉，即会导致湿热内蕴型的带下。

完带汤配方

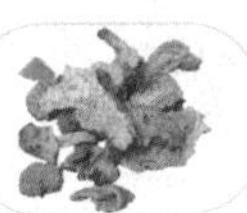
白术 30 克

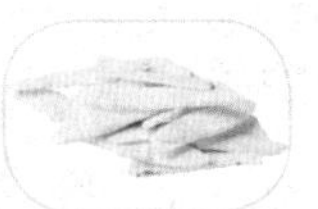
山药 30 克

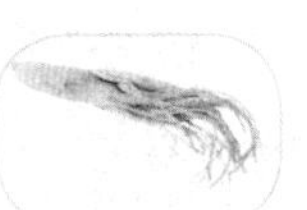
人参 6 克

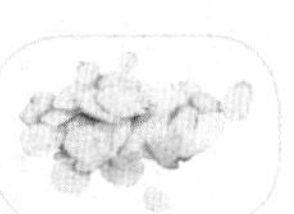
白芍 15 克

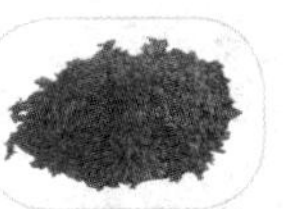
车前子 9 克

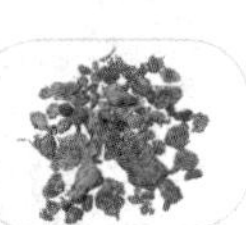
苍术 9 克

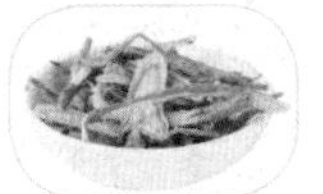
甘草 3 克

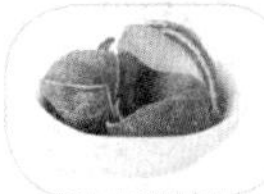
陈皮 2 克

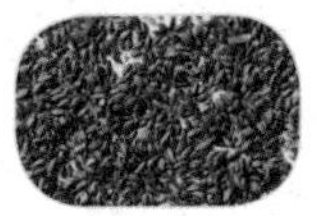
黑芥穗 2 克

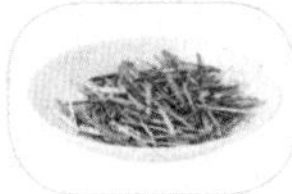
柴胡 2 克

具体功效：补脾疏肝，化湿止带。

主治范围：主治脾虚肝郁，湿浊带下。症见带下色白，清稀如涕，面色白，倦怠便溏，舌淡苔白，脉缓或懦弱。

用法：水煎服。

对症治疗方・艾灸

基础穴位 → **带脉・神阙・气海・关元**

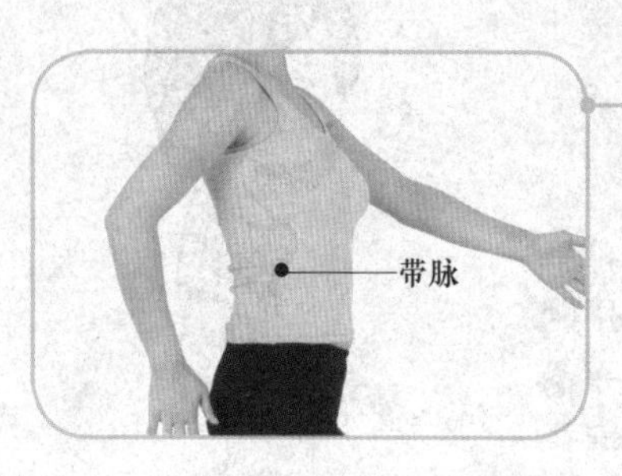

温和灸法灸治带脉穴

用艾条温和灸法灸治带脉穴，操作 15 分钟。

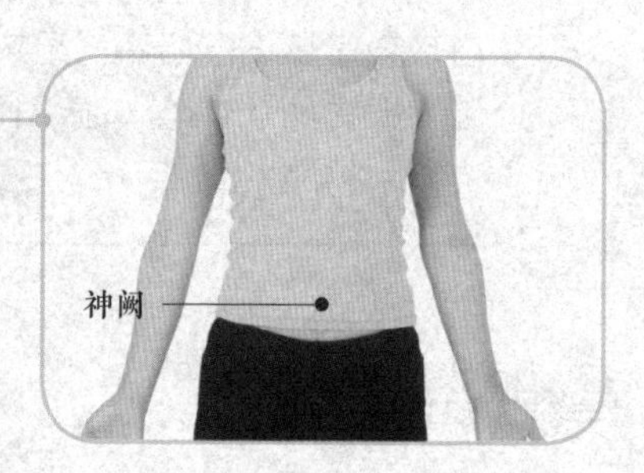

温和灸法灸治神阙穴

用艾灸盒温和灸法灸治神阙穴，操作 15 分钟。

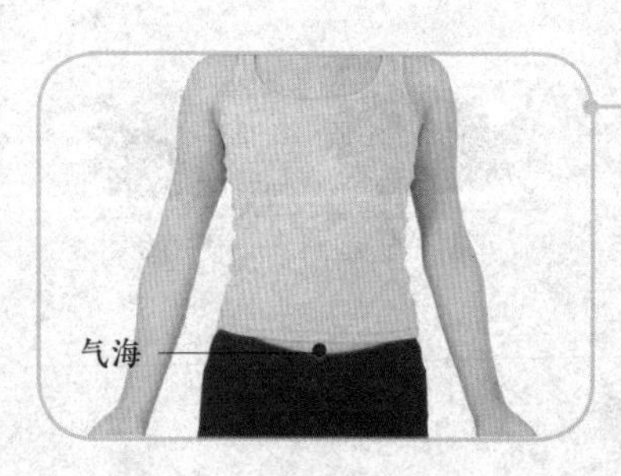

温和灸法灸治气海穴

用艾灸盒温和灸法灸治气海穴，操作 15 分钟。

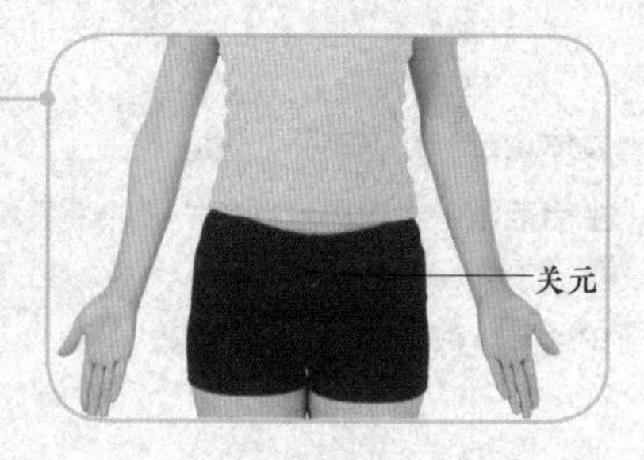

温和灸法灸治关元穴

用艾灸盒温和灸法灸治关元穴，操作 15 分钟。

湿热下注者加减穴位

穴位 → **阴陵泉・水道**

症状 带下量多，色黄或赤，质稠，有臭味，兼阴部瘙痒。

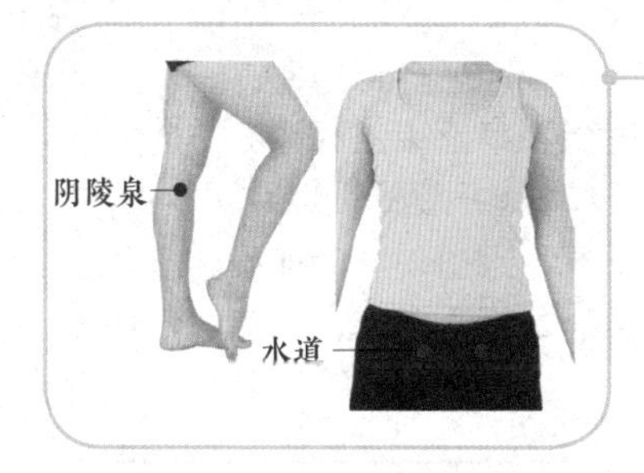

1 用艾条温和灸法灸治阴陵泉穴，操作 15 分钟。

2 用艾条温和灸法灸治水道穴，操作 15 分钟。

脾气虚弱者加减穴位

穴位 → **肺俞・胃俞**

症状 带下色白，质黏，无臭味，绵绵不断。

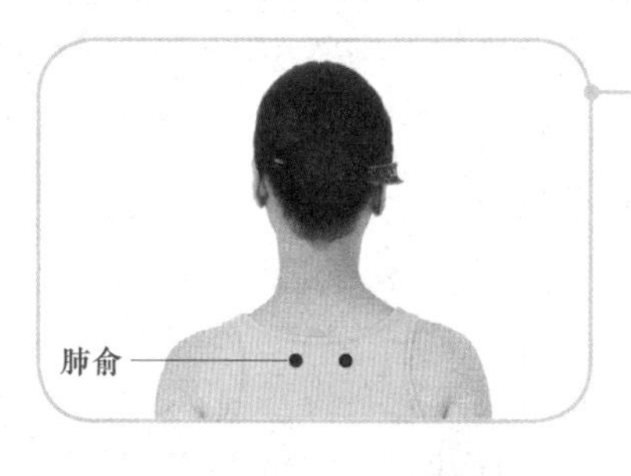

1 用艾灸盒温和灸法灸治肺俞穴，操作 15 分钟。

2 用艾灸盒温和灸法灸治胃俞穴，操作 15 分钟。

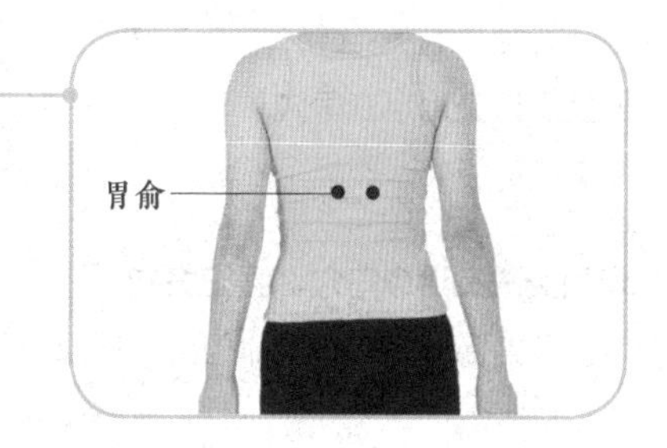

盆腔炎

典型案例

吴女士在做了流产手术后，因为工作繁忙，只在家休息了短短三天就去上班了。就在上班的第一个星期，吴女士感觉下腹疼痛难忍，每天都感觉腰骶部酸胀疼痛，实在受不了了，只好到医院检查，被诊断为盆腔炎。

中医诊断

盆腔炎是女性常见病之一，一般人流手术之后很容易感染盆腔炎。中医认为盆腔炎病变部位主要在肝、脾、肾三脏，涉及冲任二脉。病变初期以实证为主，多见湿热壅盛、瘀热内结，病久邪气滞留，损伤正气，则出现气滞血瘀、脾肾不足的虚实夹杂证。解决湿、热、瘀、虚并存是辨治本病之关键，治疗原则以清热利湿、行气活血、化瘀止痛为主。

对症治疗方·艾灸

基础穴位 → **中脘·气海·中极·血海·足三里·命门·腰阳关**

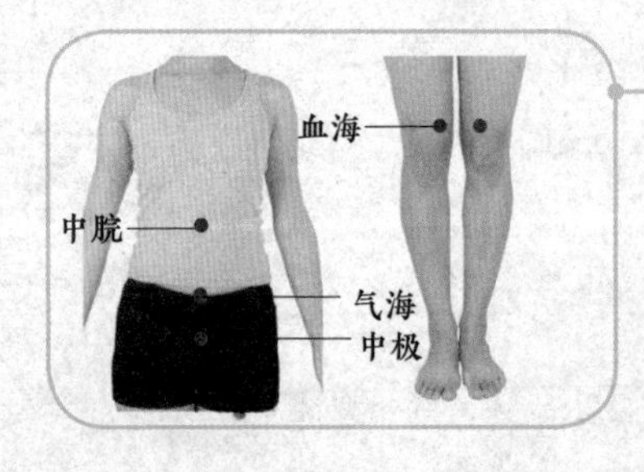

温和灸法灸治中脘穴、气海穴和中极穴

用艾灸盒温和灸法灸治中脘穴、气海穴和中极穴，操作 15 分钟。

雀啄灸法灸治血海穴

用艾条雀啄灸法灸治血海穴，操作 15 分钟。

回旋灸法灸治足三里穴

用艾条回旋灸法灸治足三里穴，操作 15 分钟。

温和灸法灸治命门穴、腰阳关穴

用艾灸盒温和灸法灸治命门穴、腰阳关穴，操作 15 分钟。

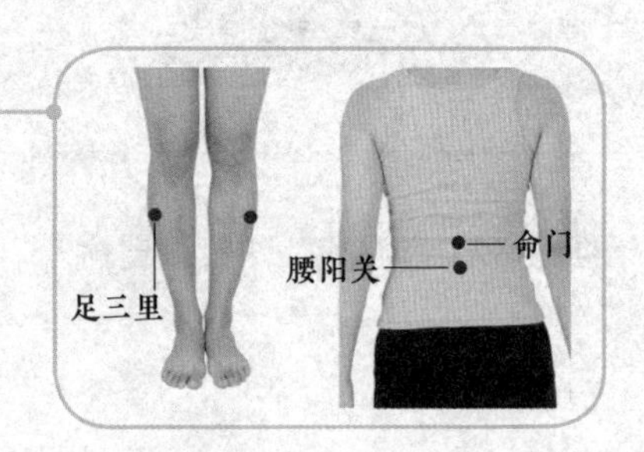

湿热下注者加减穴位

穴位 → **阴陵泉 · 水道**

症状 经行前后发热，下腹部疼痛拒按，带色黄或臭，小便黄赤，大便不调。

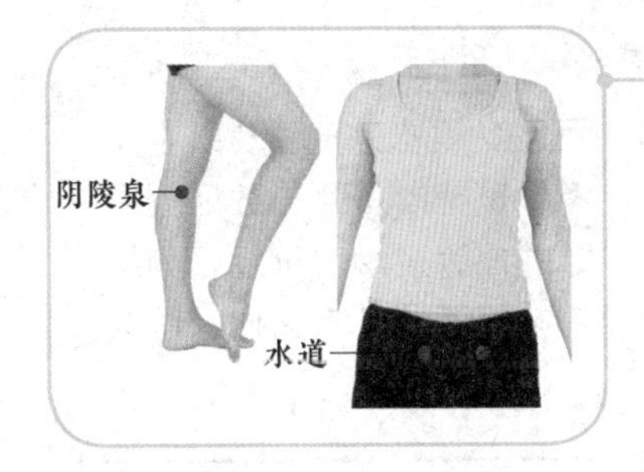

1 用艾条温和灸法灸治阴陵泉穴，操作 15 分钟。

2 用艾条温和灸法灸治水道穴，操作 15 分钟。

气滞血瘀者加减穴位

穴位 → **太冲 · 三阴交**

症状 下腹部疼痛拒按，或有低热，腰骶酸痛，痛经，经前乳胀，月经失调，盆腔有包块。

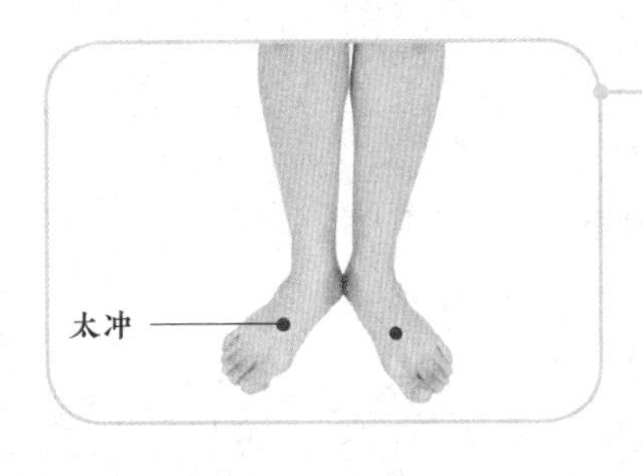

1 用艾条温和灸法灸治太冲穴，操作 15 分钟。

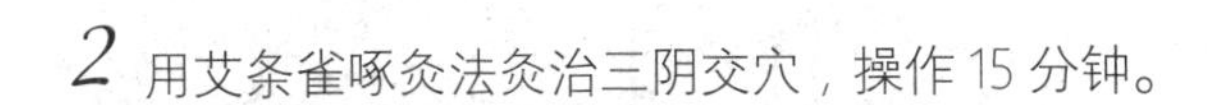

2 用艾条雀啄灸法灸治三阴交穴，操作 15 分钟。

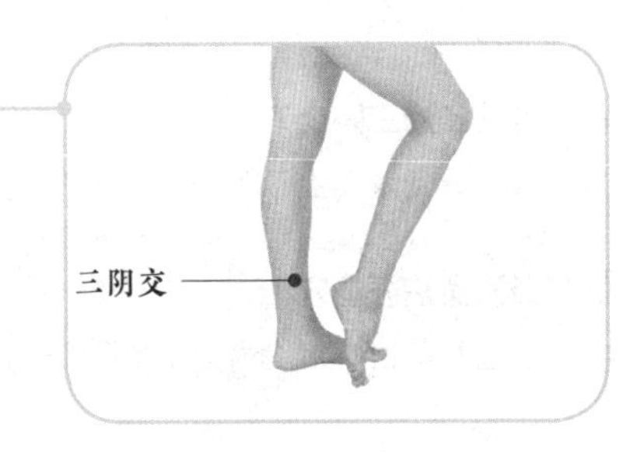

乳腺增生

典型案例

倩倩从小开始就喜欢穿紧身内衣来掩盖她的胸部。有一天倩倩发现胸胀得很厉害，碰一下就觉得很痛，而且感觉身体沉重，什么都没干就觉得很累。每次经期都会腹泻、腹胀，而且时间越久胸胀痛得越厉害，最后发展成非经期也会疼痛。

中医诊断

经医生检查发现她面色淡白，舌淡，脉细弱，而且双侧乳房可触及大小不同的肿块，伴有神疲、身体困重、头痛如裹等症，考虑是脾虚痰阻导致痰凝于乳房，从而导致乳腺增生。女性的乳房部有很多丰富的血管及淋巴神经，如果内衣太紧会挤压乳房，乳房的血液循环会因此大受影响，而使乳房缺血、肌肉痉挛，从而易引发乳腺增生。

对症治疗方 · 艾灸

基础穴位 → **天突 · 肩井 · 三阴交 · 肝俞**

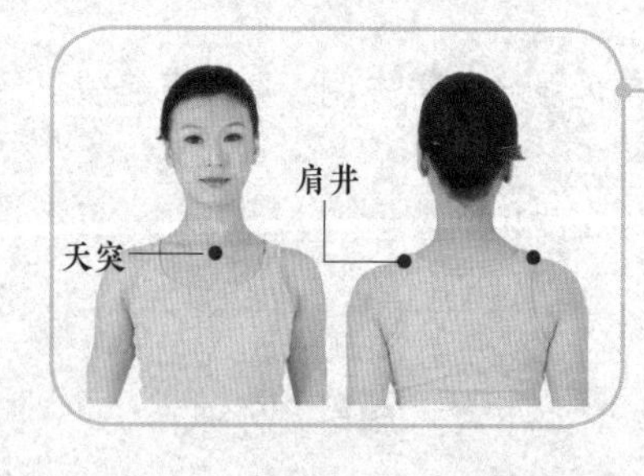

温和灸法灸治天突穴

用艾条温和灸法灸治天突穴，操作 15 分钟。

温和灸法灸治肩井穴

用艾条温和灸法灸治肩井穴，操作 15 分钟。

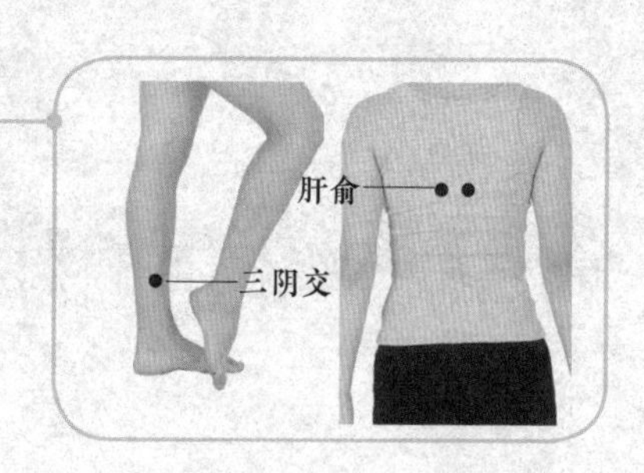

雀啄灸法灸治三阴交穴

用艾条雀啄灸法灸治三阴交穴，操作 15 分钟。

温和灸法灸治肝俞穴

艾灸盒温和灸法灸治肝俞穴，操作 15 分钟。

肝郁气滞者加减穴位

穴位 → **行间·膻中**

症状 乳房肿块和疼痛随喜怒消长。伴急躁易怒、胸闷胁胀、心烦、口苦、喜叹息、经行不畅。苔薄黄，脉弦滑。

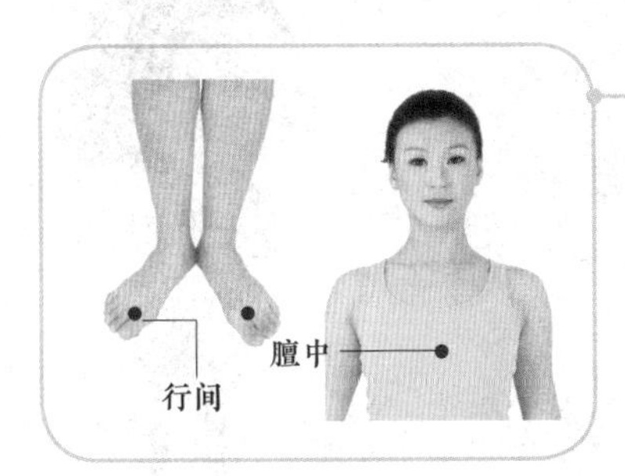

1 用艾条温和灸法灸治行间穴，操作 15 分钟。

2 用艾条温和灸法灸治膻中穴，操作 15 分钟。

痰湿阻络者加减穴位

穴位 → **内关·丰隆**

症状 乳房肿块坚实，胸闷不舒，恶心欲呕，头重身重，苔腻，脉滑。

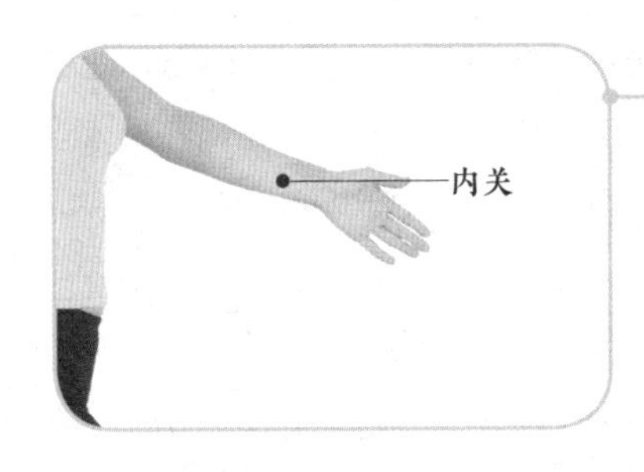

1 用艾条温和灸法灸治内关穴，操作 15 分钟。

2 用艾条温和灸法灸治丰隆穴，操作 15 分钟。

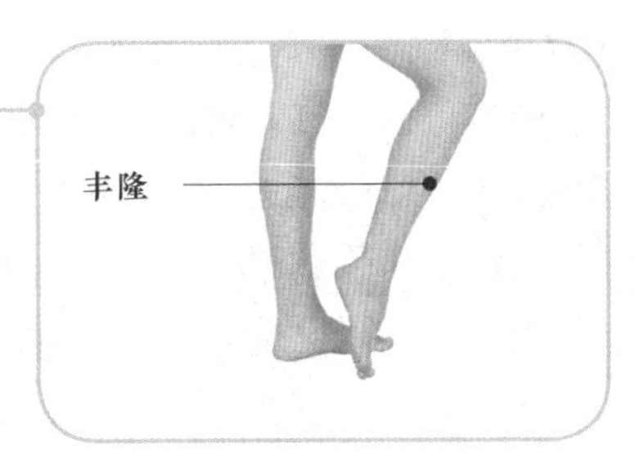

更年期综合征

典型案例

宁女士今年 50 岁，一向规律的月经时而推迟，时而提前，尤其是常常因为一点小事和女儿争吵，丈夫也时常被她数落。宁女士意识到自己身体心理状态都不太一样了，她觉得自己可能是进入了更年期。

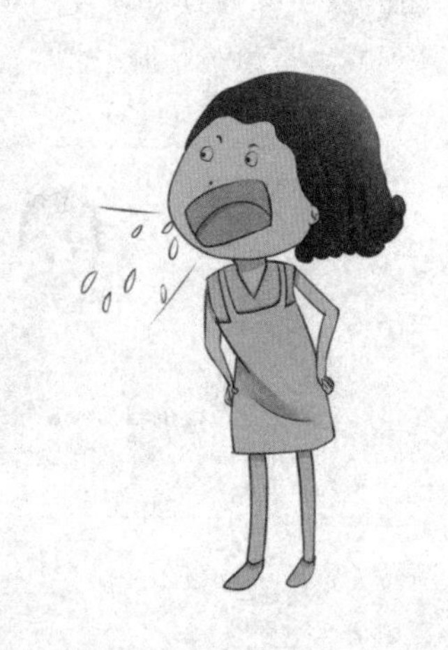

中医诊断

更年期综合征是指妇女在五十岁左右绝经前后所出现的眩晕、耳鸣、面色潮红、潮热汗出、精神疲倦、情绪烦躁、易怒、心悸、失眠、多梦、不思饮食、口干舌燥、腰膝酸软、背痛、月经异常等一系列症状。中医认为妇女“七七任脉虚，脉衰少，天癸竭”，此时出现的一系列症状源于肾精亏虚所造成的五脏虚损。

逍遥散配方

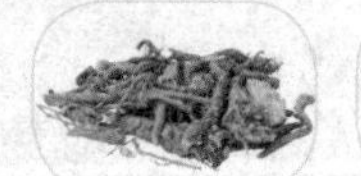
柴胡 10 克

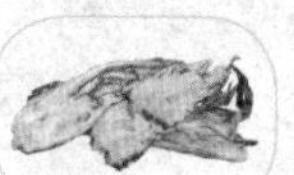
当归 10 克

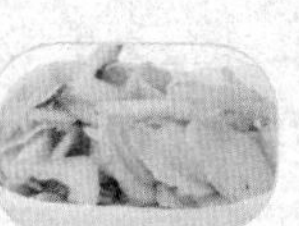
芍药 10 克

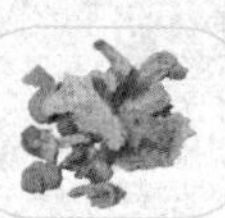
白术 10 克

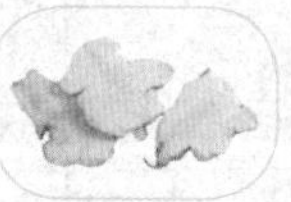
茯苓 10 克

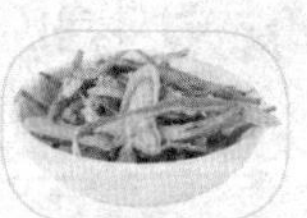
炙甘草 5 克

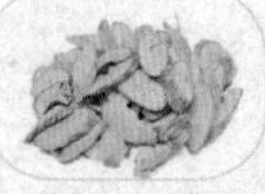
煨生姜 3 克

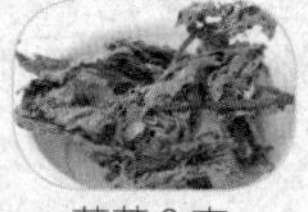
薄荷 3 克

具体功效：疏肝解郁，健脾养血。

主治范围：适用于五心烦热，肢体疼痛，头目昏重，发热盗汗，脐腹胀痛，左胁痛，手不可按者。

用法：上药共研为粗末，每次取 6 ~ 9 克，煨姜、薄荷少许，共煎汤温服，每日 3 次。

对症治疗方·艾灸

基础穴位 → **肾俞·足三里·三阴交·太溪·涌泉**

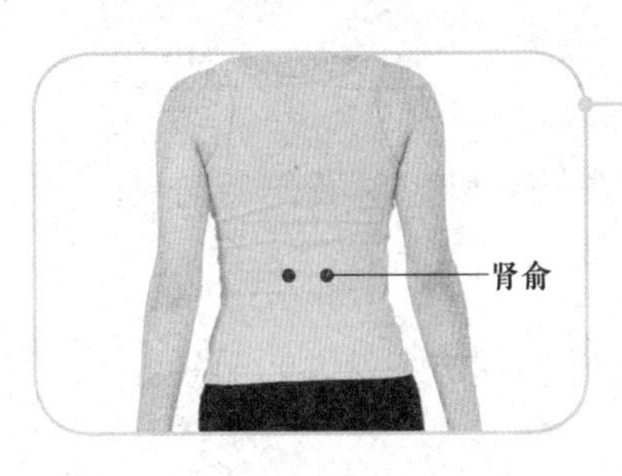

温和灸法灸治肾俞穴

用艾灸盒温和灸法灸治肾俞穴，操作 15 分钟。

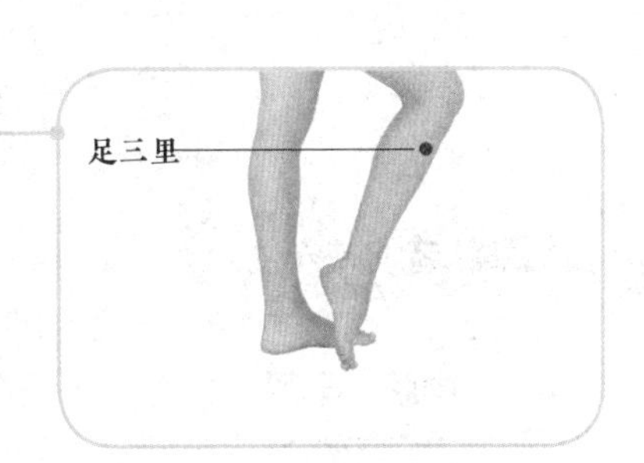

温和灸法灸治足三里穴

用艾条温和灸法灸治足三里穴，操作 15 分钟。

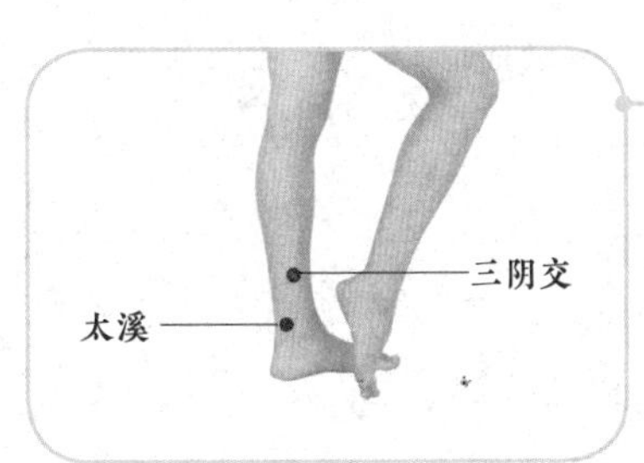

回旋灸法灸治三阴交穴和太溪穴

用艾条回旋灸法灸治三阴交穴和太溪穴，操作 15 分钟。

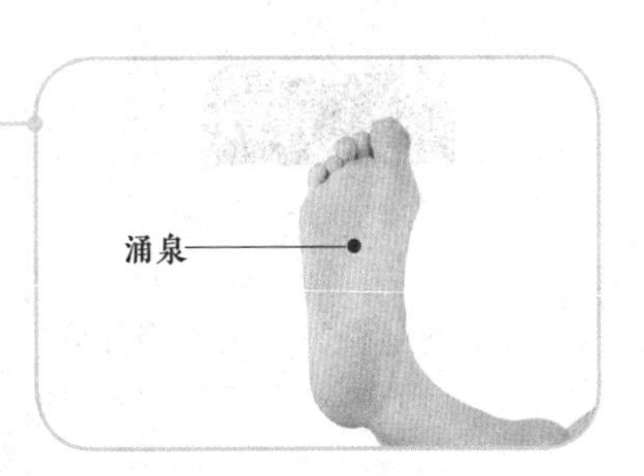

雀啄灸法灸治涌泉穴

用艾条雀啄灸法灸治涌泉穴，操作 15 分钟。

肝阳上亢者加减穴位

穴位 → **风池 · 太冲**

症状 兼头晕目眩，心烦易怒，烘热汗出，腰膝酸软，经来量多。

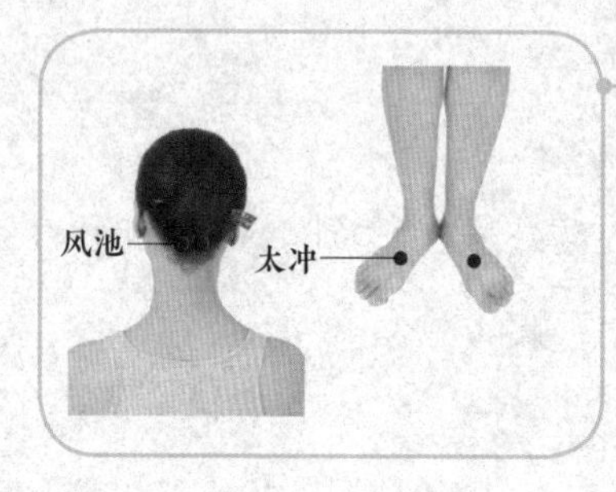

1 用艾灸盒温和灸法灸治风池穴，操作 15 分钟。

2 用艾条温和灸法灸治太冲穴，操作 15 分钟。

痰气郁结者加减穴位

穴位 → **中脘 · 丰隆**

症状 兼形体肥胖，胸闷痰多，脘腹胀满，食少，浮肿，大便不成形。

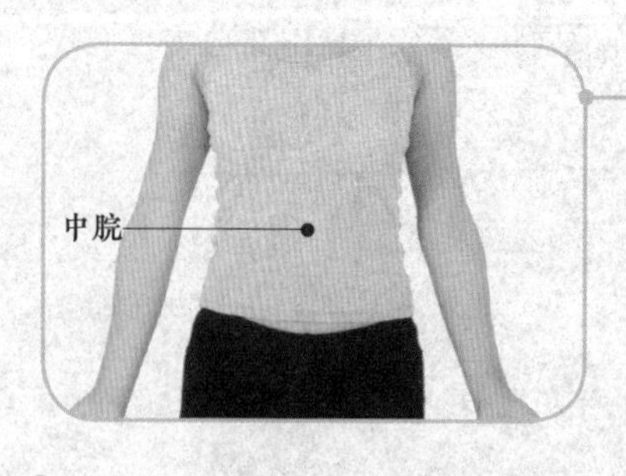

1 用艾灸盒温和灸法灸治中脘穴，操作 15 分钟。

2 用艾条温和灸法灸治丰隆穴，操作 15 分钟。

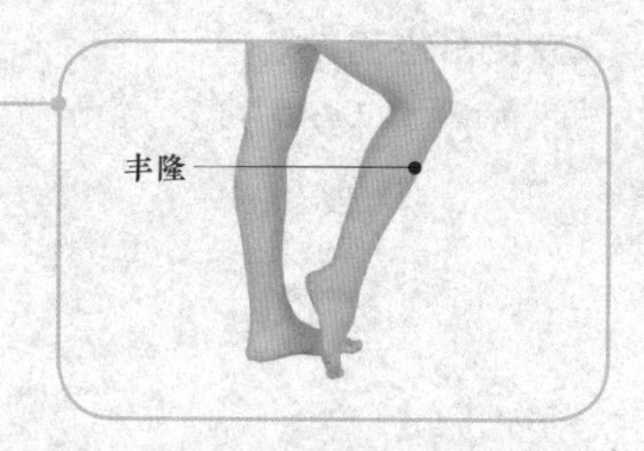

前列腺炎

典型案例

张先生是一名老出租车司机，干这一行已经十多年，由于工作原因经常性憋尿，并且经常用抽烟喝酒来解除压力。张先生前一阵子感觉自己排尿的次数多了，原本一觉睡到天亮，现在要起来两三次夜尿，而且排尿比以前困难了。

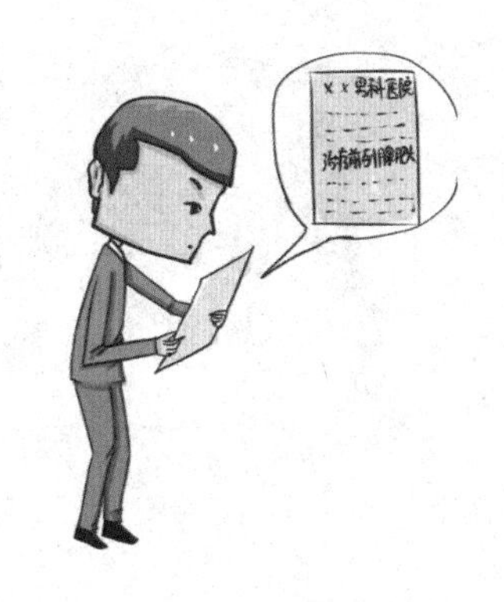

中医诊断

前列腺炎可以称为是职业病，引起前列腺炎有三个常见的原因：一是休息不好，精神紧张；二是烟酒的刺激；三是长时间久坐，憋尿而引起。烟酒会影响前列腺的血液循环；久坐不动，会直接压迫前列腺，使得血液循环不畅，导致局部的代谢产物堆积而无法顺利排出。中医认为，湿热下注、气滞血瘀皆可引起前列腺炎。嗜食肥甘酒酪和辛辣之品，积湿生热，下注膀胱，可导致本病。长期久坐以致气血流行不畅，经脉受阻，气血瘀滞，亦可诱发本病。因此，想要治疗前列腺炎，需要从清热利湿、活血化瘀入手。

大黄汤配方

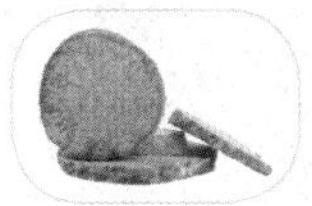
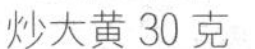
炒大黄 30 克

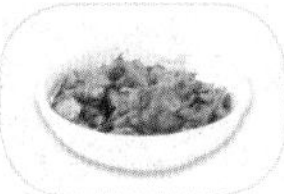
黄芩 30 克

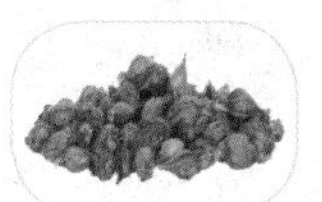
栀子 40 克

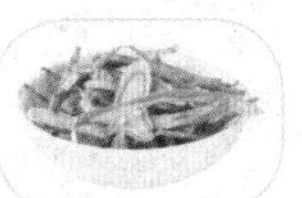
炙甘草 15 克

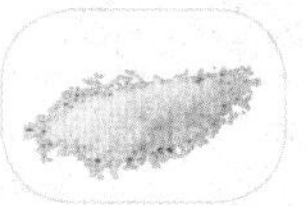
芒硝 15 克

具体功效：清热利小便。

主治范围：治虚劳，肾经有热，膀胱不通，小便不利。

用法：水煎，不拘时服。

对症治疗方·刮痧

基础穴位 → **命门·中极·曲泉·三阴交**

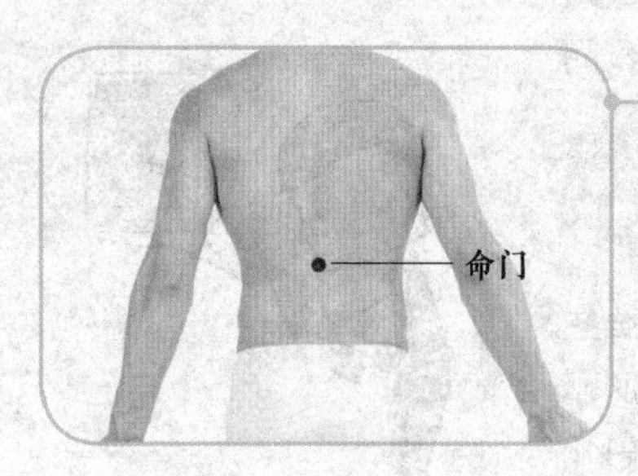

刮拭命门穴

用平刮法刮拭命门穴，操作 3 ～ 5 分钟。

刮拭中极穴

用推刮法刮拭中极穴，操作 3 ～ 5 分钟。

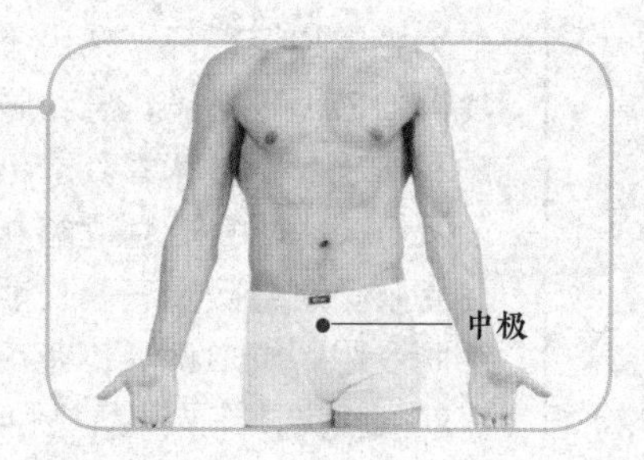

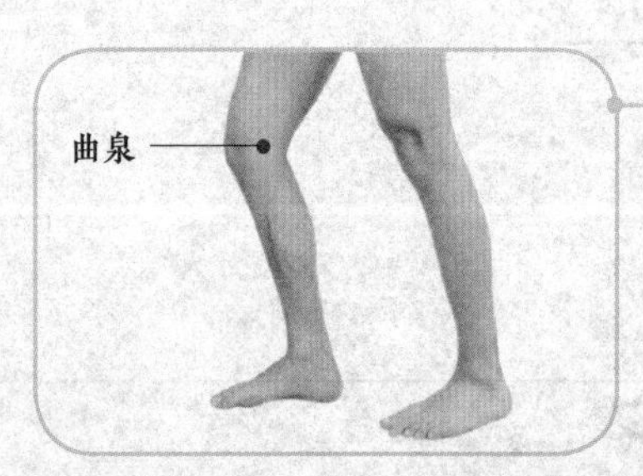

刮拭曲泉穴

用立刮法刮拭曲泉穴，操作 3 ～ 5 分钟。

刮拭三阴交穴

用角刮法刮拭三阴交穴，操作 3 ～ 5 分钟。

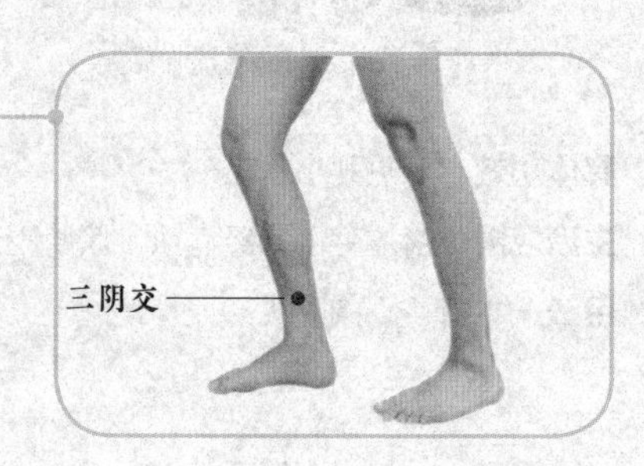

湿热下注者加减穴位

穴位 → **三焦俞·委阳**

症状 尿频、尿急、尿痛，尿道口时有白浊溢出。

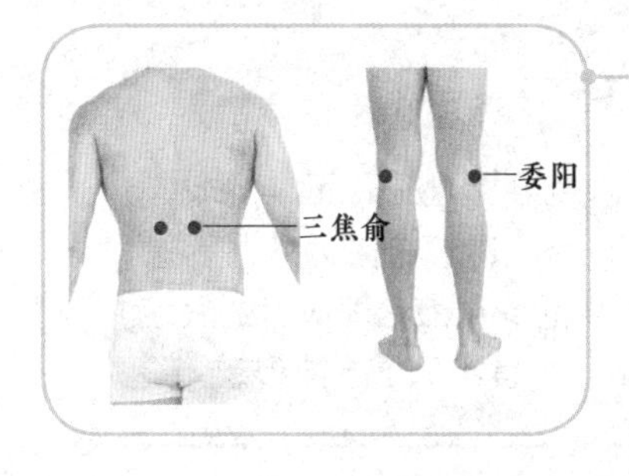

1 用平刮法刮拭三焦俞穴，操作 3 ～ 5 分钟。

2 用推刮法刮拭委阳穴，操作 3 ～ 5 分钟。

脾虚下陷者加减穴位

穴位 → **脾俞·气海**

症状 尿滴白，尿意不尽，尿后余沥，兼劳累后加剧。

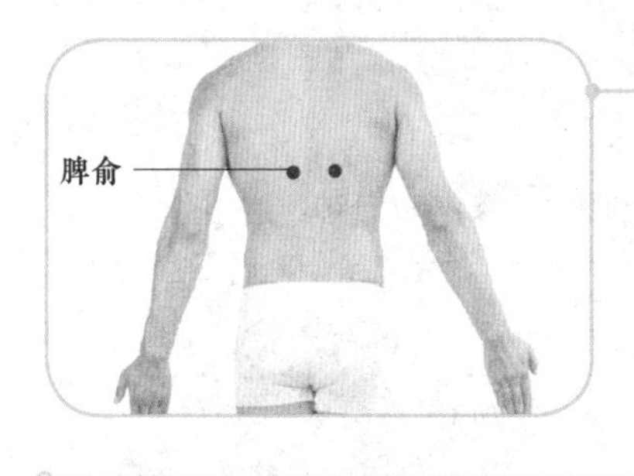

1 用平刮法刮拭脾俞穴，操作 3 ～ 5 分钟。

2 用推刮法刮拭气海穴，操作 3 ～ 5 分钟。

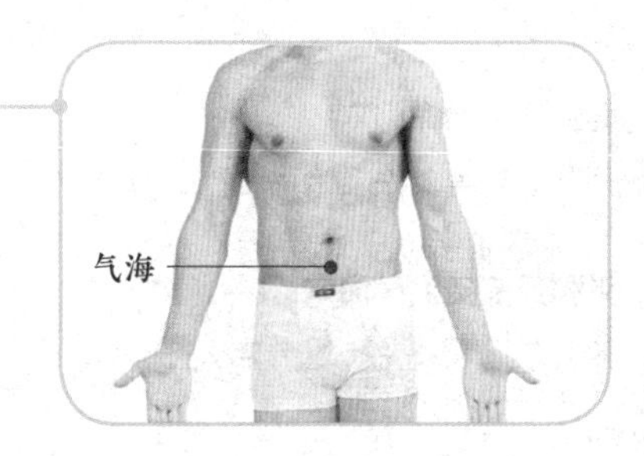

遗精

典型案例

开学还没几个月，郑同学就开始睡不好，最近每天醒来床单都会湿了一块，有时候半夜醒来床单就是湿的，多的时候一个晚上会醒来两三次，有时候是伴着做梦，有时平白无故就遗精了。现在每天都感觉很困倦，老是想睡觉，上课听不进去，还经常丢三落四，有时耳朵还嗡嗡作响。

中医诊断

古语说“精满自溢”，就像一个容器装满了水就会漏出来，正常的成年未婚男子每月遗精 1 ~ 5 次都属于正常情况。中医认为，遗精是因为脾肾亏虚，精关不固，或者火旺湿热，扰动精室所致，不因性生活而精液频繁遗泄的病症。发病的原因主要有房事过度、先天不足、思欲过度、饮食不调、湿热侵袭等。

对症治疗方 · 艾灸

基础穴位 → **肾俞 · 腰眼 · 命门 · 气海**

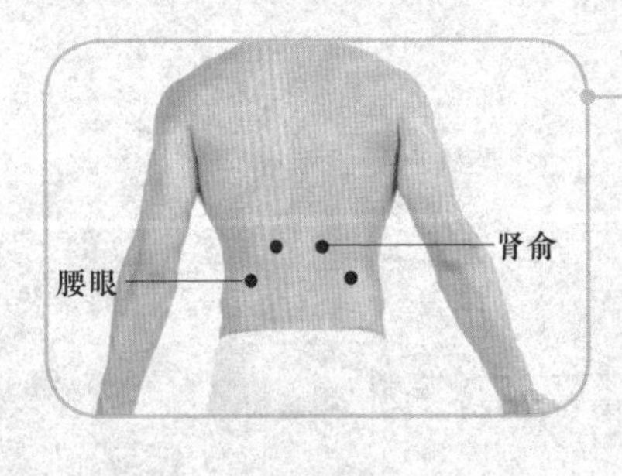

温和灸法灸治肾俞穴

用艾灸盒温和灸法灸治肾俞穴，操作 15 分钟。

温和灸法灸治腰眼穴

用艾灸盒温和灸法灸治腰眼穴，操作 15 分钟。

姜灸法灸治命门穴

用艾炷隔姜灸法灸治命门穴，操作 15 分钟。

温和灸法灸治气海穴

用艾条温和灸法灸治气海穴，操作 15 分钟。

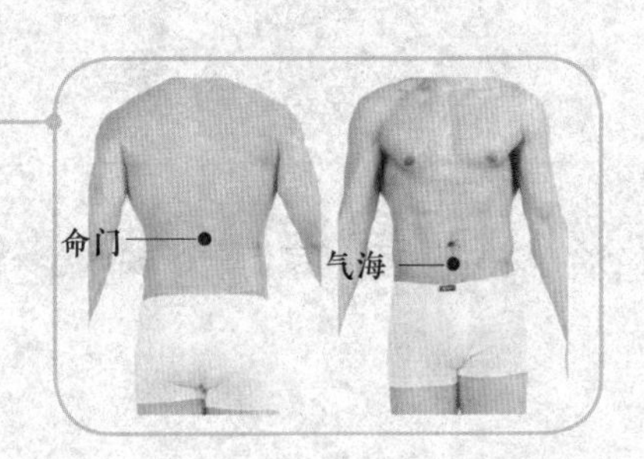

湿热下注者加减穴位

穴位 → **血海 · 阴陵泉**

症状 遗精时作，小便黄赤，热涩不畅，口苦而黏。

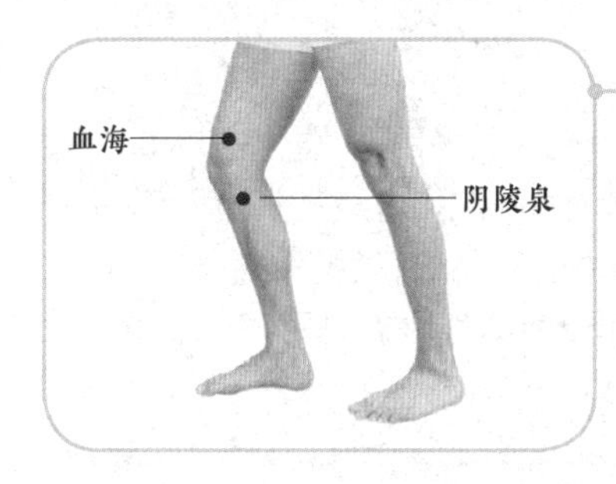

1 用艾条温和灸法灸治血海穴，操作 15 分钟。

2 用艾条温和灸法灸治阴陵泉穴，操作 15 分钟。

劳伤心脾者加减穴位

穴位 → **心俞 · 脾俞**

症状 劳则遗精，失眠健忘，心悸不宁，面色萎黄，食少便溏。

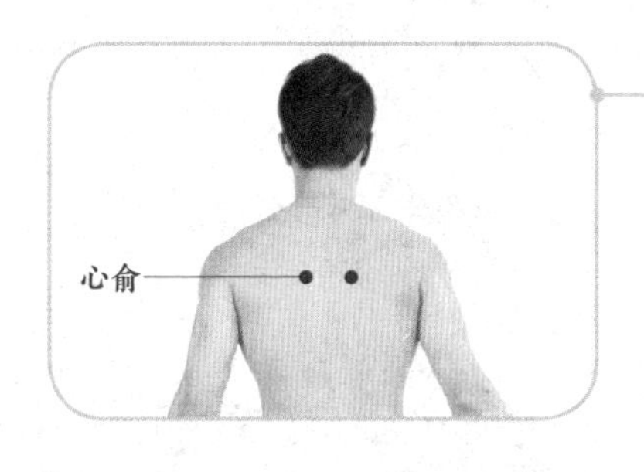

1 用艾灸盒温和灸法灸治心俞穴，操作 15 分钟。

2 用艾灸盒温和灸法灸治脾俞穴，操作 15 分钟。

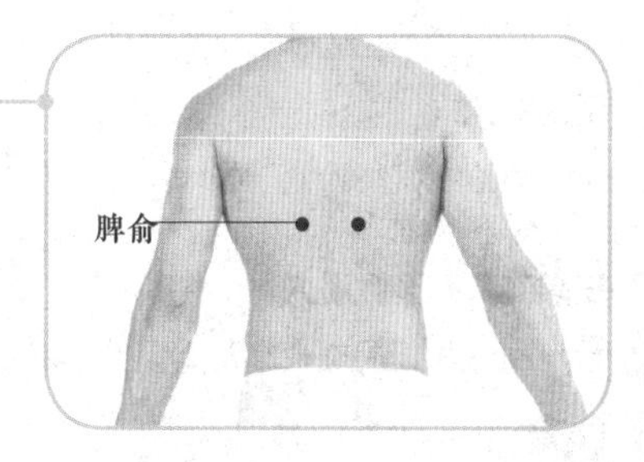

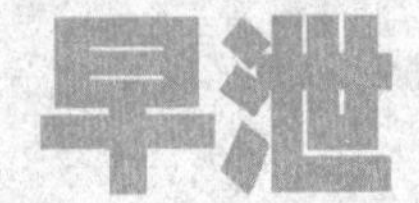

早泄

典型案例

赵先生近年来在房事方面越来越感到力不从心，早泄的次数多了，愈来愈怀疑自己是真的不行了。身上开始出现各种不适症状，不仅性交时早泄，晚上睡觉的时候常常会遗精，白天醒来伴有头晕目眩、心悸耳鸣、口燥咽干。

中医诊断

经医生检查发现赵先生舌红，少苔，脉弦数。通过以上分析，医生告诉刘先生是阴虚火旺而致早泄。中医早泄是指由于阴虚火旺、阴阳两虚或紧张所引起的男子刚进行性交不久即射精，或阴茎未插入阴道即发生射精的病症，而影响正常的性生活，主要表现为性交时射精过早、过快。由于临床表现的不同，可分为阴虚火旺和阴阳两虚两大类。

对症治疗方·刮痧

基础穴位 → **命门·肾俞·志室·膀胱俞·关元·三阴交·太溪**

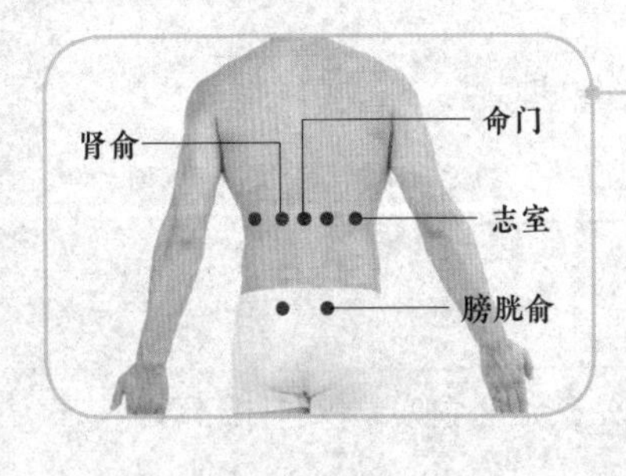

命门穴刮至志室穴

用推刮法从命门穴刮至志室穴，操作 3 ~ 5 分钟。

肾俞穴刮至膀胱俞穴

用面刮法从肾俞穴刮至膀胱俞穴，操作 3 ~ 5 分钟。

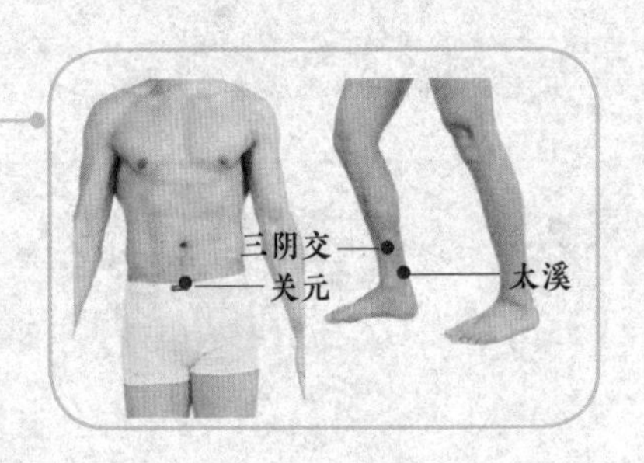

刮拭关元穴

用立刮法刮拭关元穴，操作 3 ~ 5 分钟。

三阴交穴刮至太溪穴

用角刮法从三阴交穴刮至太溪穴，操作 3 ~ 5 分钟。

肾虚不固者加减穴位

穴位 → **气海・地机**

症状 早泄，性欲减退，遗精或阳痿，腰膝酸软，夜尿多，小便清长。

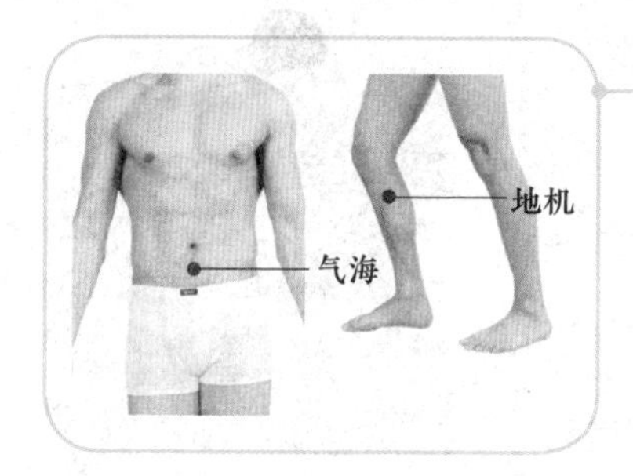

1 用推刮法刮拭气海穴，操作 3 ～ 5 分钟。

2 用面刮法刮拭地机穴，操作 3 ～ 5 分钟。

心脾亏虚者加减穴位

穴位 → **血海・足三里**

症状 早泄，倦怠乏力，形体消瘦，面色少华，心悸，食少便溏。

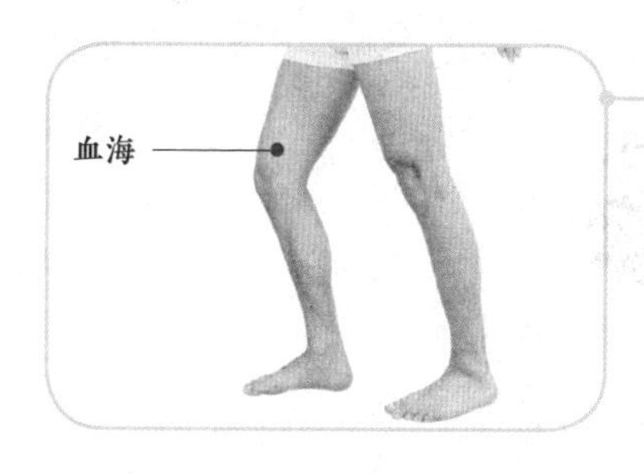

1 用推刮法刮拭血海穴，操作 3 ～ 5 分钟。

2 用面刮法刮拭足三里穴，操作 3 ～ 5 分钟。

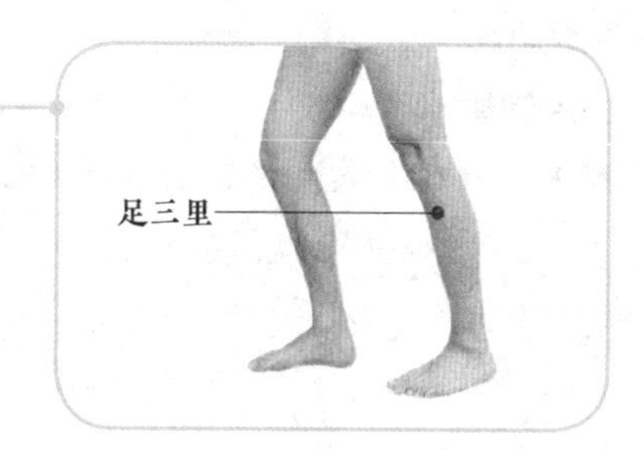

阳痿

典型案例

严先生夫妻俩这一两年来性生活不是很如意，常常在性生活开始后，严先生就败下阵来，怎么也硬不起来，性生活都无法进行，家庭的小成员更是没指望了。除了阳痿，严先生平时还有腰膝酸软、四肢发冷的情况。

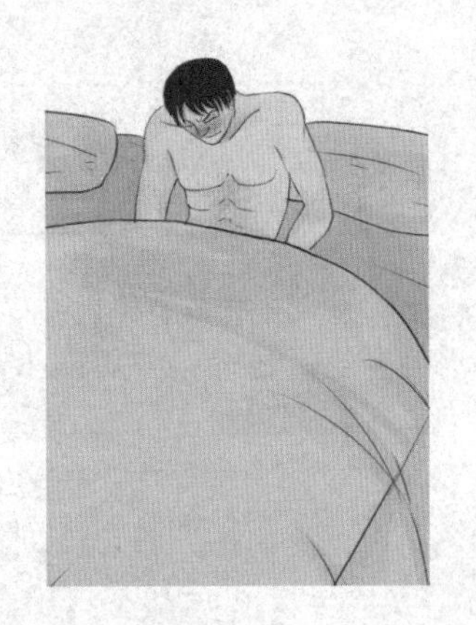

中医诊断

虚证阳痿一般是由于肾阳亏虚、气血生化不足所导致，常表现为行房前阴茎萎软不举或举而不坚，精液清冷或射精障碍，常伴有头晕目眩、腰酸耳鸣、畏寒肢冷等。严先生腰酸、精神萎靡等一系列症状表明是属于虚证引起的阳痿。综合严先生的症状，他属于阳痿肾阳虚证，当温补肾阳、填精益髓，可用右归丸来治疗。

荆防败毒散配方

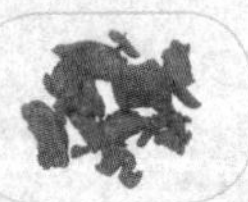
熟地 240 克

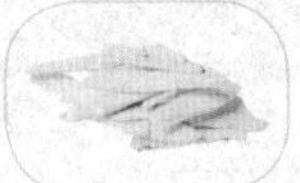
山药 120 克

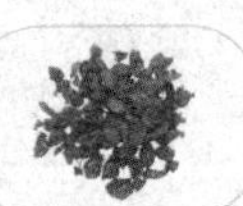
山萸肉 90 克

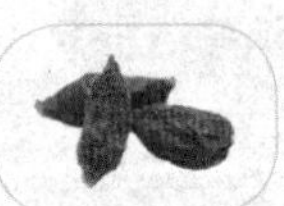
枸杞子 120 克

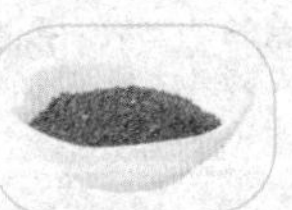
菟丝子 120 克

鹿角胶 120 克

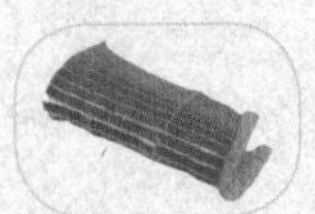
杜仲 120 克

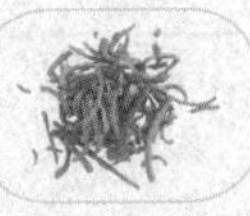
肉桂 60 克

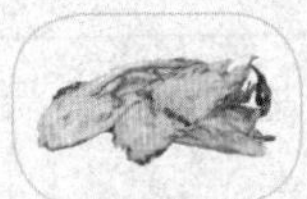
当归 90 克

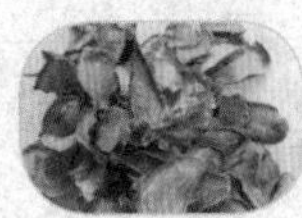
制附片 60 克

具体功效：温补肾阳，填精益髓。

主治范围：适用于神疲气衰，畏寒肢冷，阳痿，遗精，不能生育，腰膝酸软，小便自遗或大便溏稀者。

用法：先将熟地蒸烂杵膏，余药研为细末，加炼蜜为丸，每次口服 9 克，每日 3 次。

对症治疗方 · 艾灸

基础穴位 → **关元 · 中极 · 心俞 · 肾俞 · 腰阳关**

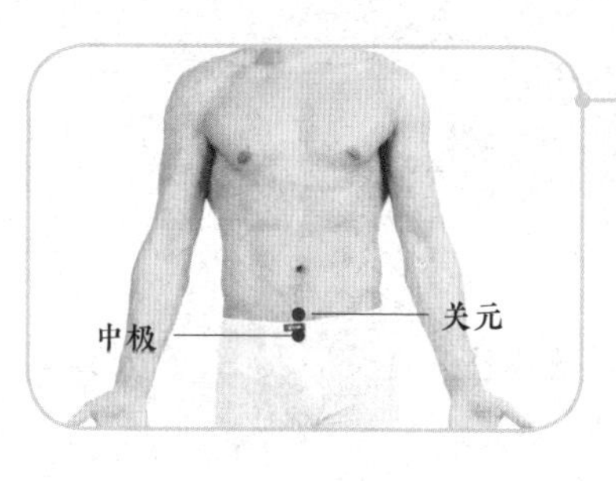

温和灸法灸治关元穴和中极穴

用艾灸盒温和灸法灸治关元穴和中极穴，操作 15 分钟。

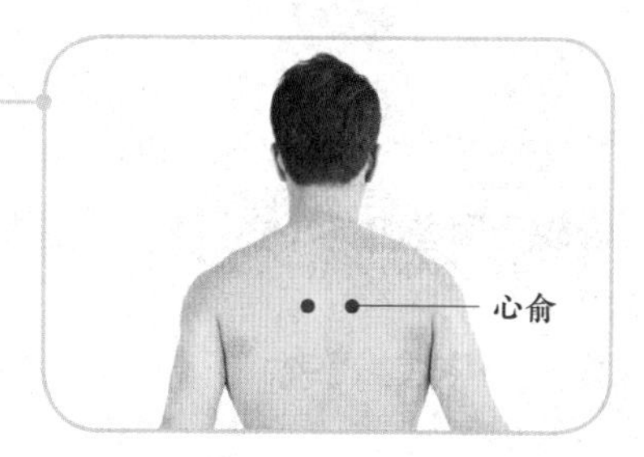

温和灸法灸治心俞穴

用艾条温和灸法灸治心俞穴，操作 15 分钟。

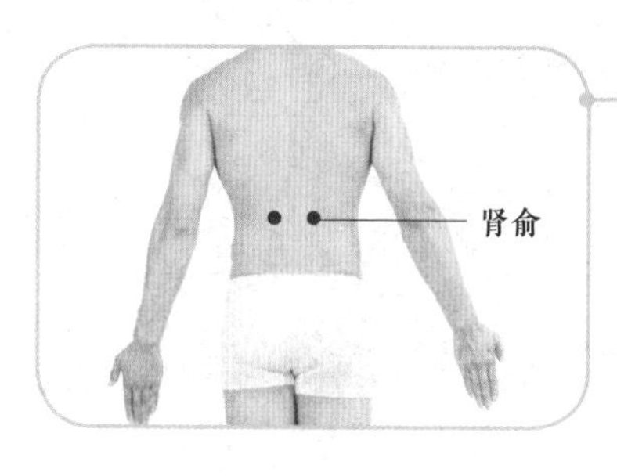

温和灸法灸治肾俞穴

用艾条温和灸法灸治肾俞穴，操作 15 分钟。

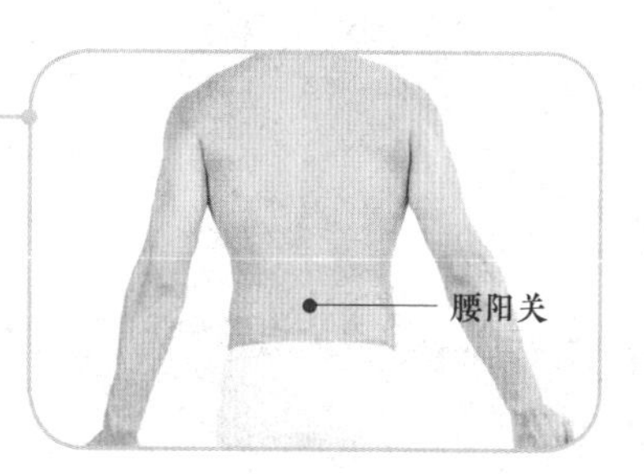

隔姜灸法灸治腰阳关穴

用艾炷隔姜灸法灸治腰阳关穴，操作 15 分钟。

命门火衰加减穴位

穴位 → **命门 · 志室**

症状 阳事不举，精薄清冷，阴囊阴茎冰凉冷缩，或局部冷湿，腰酸膝软，头晕耳鸣，畏寒肢冷，精神萎靡，面色㿠白。

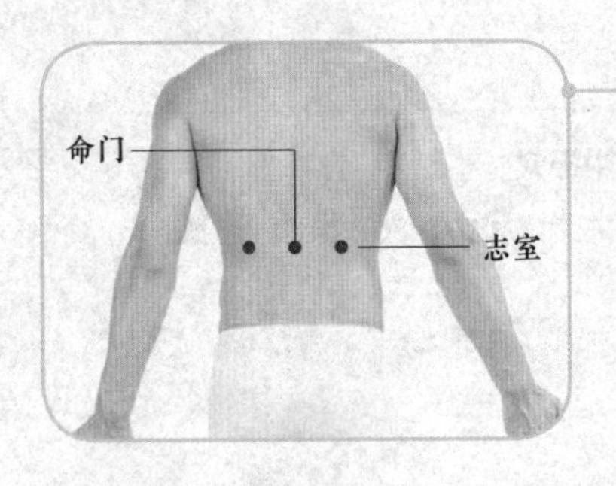

1 将燃着的艾灸盒放于命门穴上灸治 10 ~ 15 分钟，至温热为宜。

2 将燃着的艾灸盒放于志室穴上灸治 10 ~ 15 分钟，至温热为宜。

心脾受损者加减穴位

穴位 → **神堂 · 脾俞**

症状 阳事不举，精神不振，夜寐不安，健忘，胃纳不佳，面色少华。

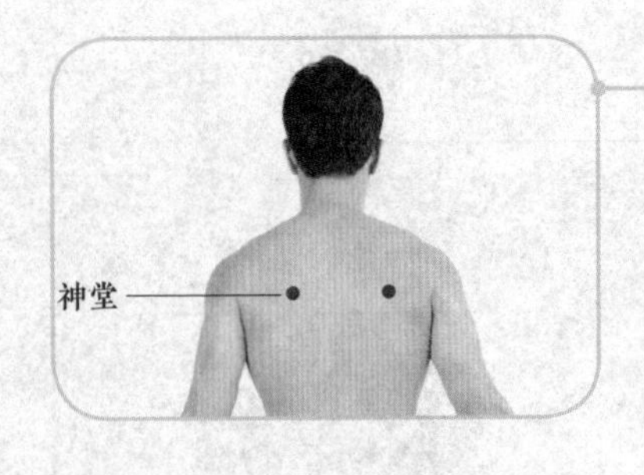

1 用温和灸法灸治神堂穴 10 ~ 15 分钟，至温热为宜。

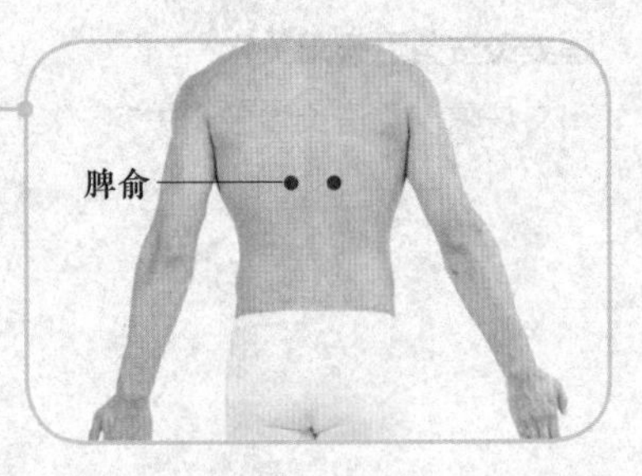

2 用温和灸法灸治脾俞穴 10 ~ 15 分钟，至温热为宜。

高血压

典型案例

老吴近来发现自从他患上高血压后，经常感觉头晕、头痛，时间一长老是忘东忘西，还时常睡不着觉，容易烦躁发脾气。医生交代他要定时测量血压，按时吃药。可他坚持了几天又给忘了，有时血压一上来，他顿时感觉天旋地转。

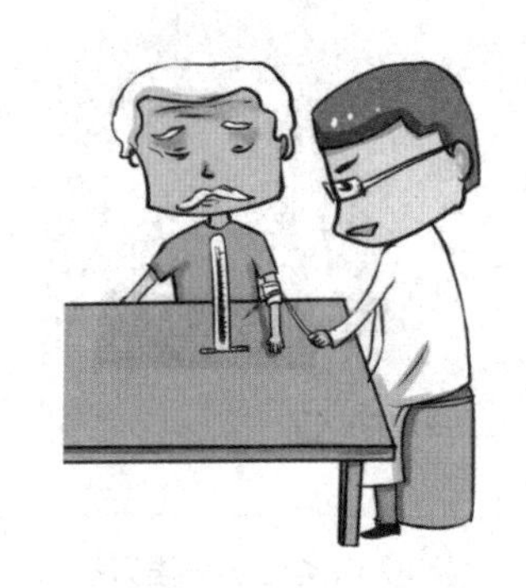

中医诊断

世界卫生组织（WHO）提出，收缩压大于或等于140毫米汞柱或舒张压大于或等于90毫米汞柱即可诊断为高血压。中医将高血压归属“眩晕”“头痛”的范畴，认为情志失调、饮食不节、内伤虚损是导致本病的主要病因。

艾灸虽然能起到一定作用，但是一定要结合良好的生活习惯来配合治疗。要控制血压，最好戒烟限酒，减少钠盐、动物脂肪的摄入；积极锻炼身体，多打打太极、散散步；每天监测血压，按医嘱定时吃药，不可随意增减降压。

钩藤牡蛎汤配方

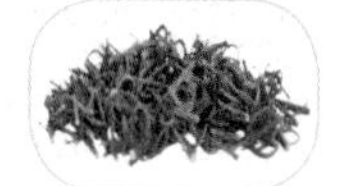
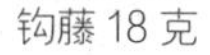
钩藤 18 克

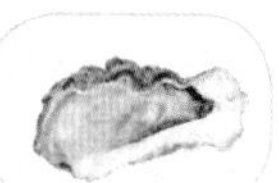
牡蛎 30 克

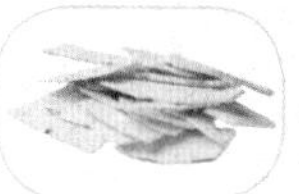
葛根 24 克

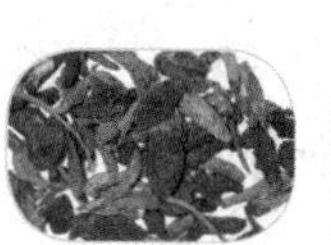
川地榆 20 克

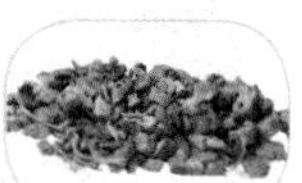
牛膝 24 克

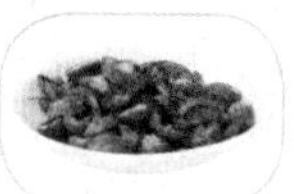
山楂 30 克

具体功效：平肝潜阳。

主治范围：高血压、头晕目眩等病症。

用法：水煎，饭后1.5小时服。

对症治疗方·艾灸

基础穴位 → **膈俞·足三里·太冲·涌泉**

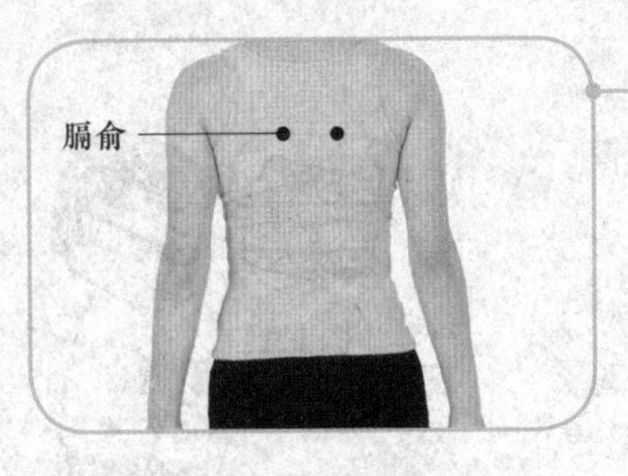

温和灸法灸治膈俞穴

用艾灸盒温和灸法灸治膈俞穴，操作 15 分钟。

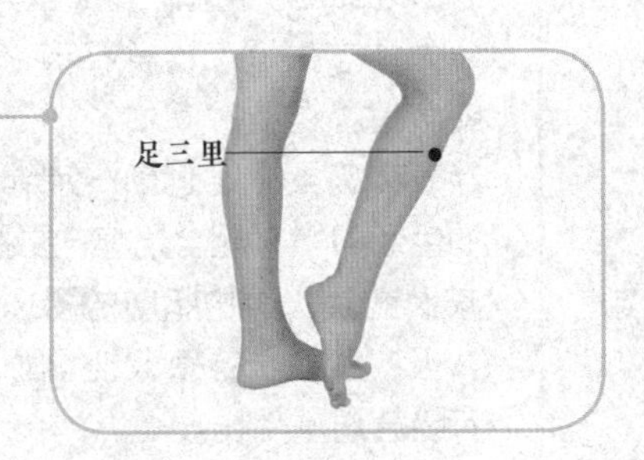

温和灸法灸治足三里穴

用艾条温和灸法灸治足三里穴，操作 15 分钟。

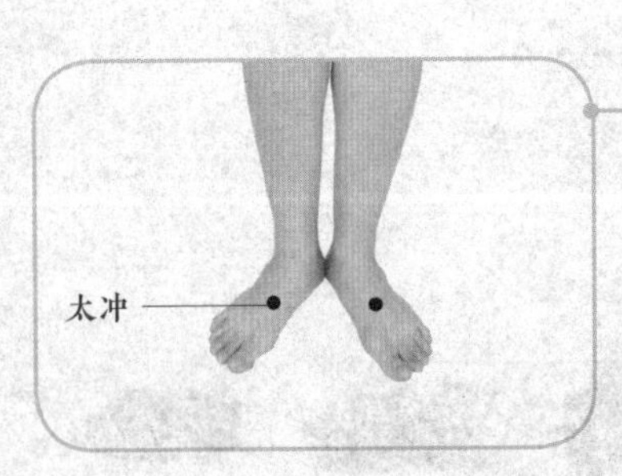

雀啄灸法灸治太冲穴

用艾条雀啄灸法灸治太冲穴，操作 15 分钟。

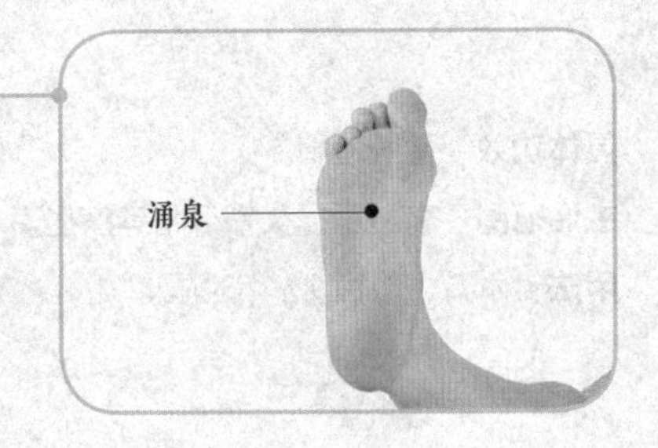

温和灸法灸治涌泉穴

用艾条温和灸法灸治涌泉穴，操作 15 分钟。

痰浊内蕴者加减穴位

穴位 → **丰隆・脾俞**

症状 血压升高，头痛昏蒙，或眩晕而见头重如裹，胸脘满闷，呕恶痰涎，身重困倦，肢体麻木，心烦而悸。

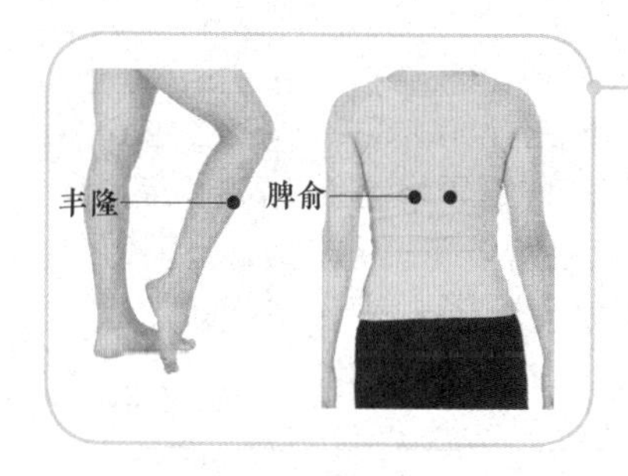

1 用艾条温和灸法灸治丰隆穴 10 ~ 15 分钟，以潮红为度。

2 将燃着的艾灸盒放于脾俞穴上灸治 10 ~ 15 分钟，至温热为宜。

气滞血瘀者加减穴位

穴位 → **血海・气海**

症状 血压升高，头痛如刺，痛有定处，胸闷或痛，心悸怔忡，两胁刺痛，四肢疼痛或麻木，夜间尤甚。

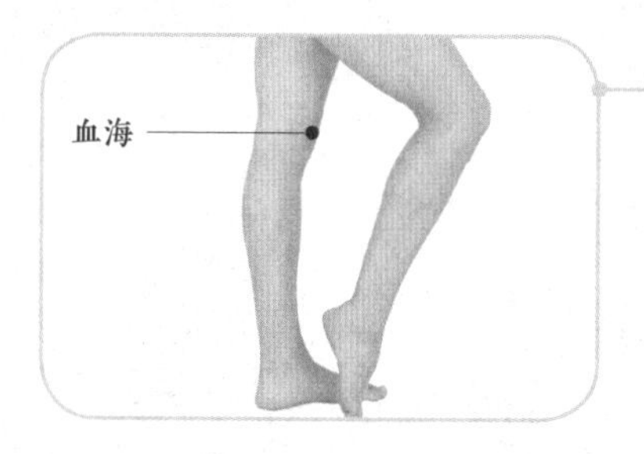

1 用艾条温和灸法灸治血海穴 10 ~ 15 分钟，以潮红为度。

2 将燃着的艾灸盒放于气海穴上灸治 10 ~ 15 分钟，至温热为宜。

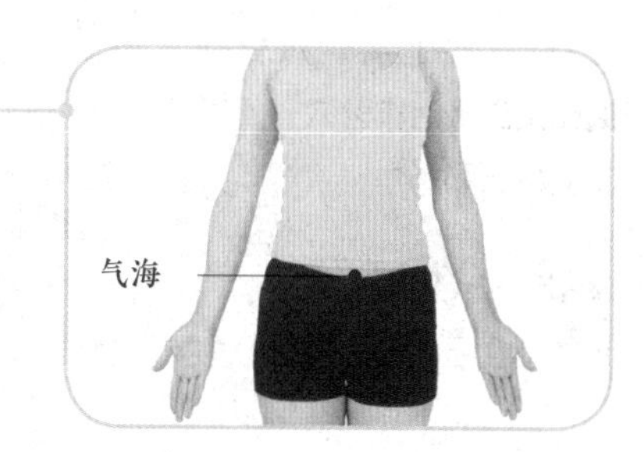

冠心病

典型案例

黄老太在农村长大，勤劳一生，身体素质一直很好，但七十几岁以后患了冠心病，一直离不开吃药。由于体力活动、情绪激动等诱发，黄老太会出现心前区疼痛，痛以绞痛或压榨痛为主，有时还会有憋闷感。

中医诊断

气血有“遇温则行，遇寒则凝”的特点。使用艾灸，可以对人体的经络穴位产生温热刺激，使气血运行，从而预防和缓解冠心病。对于慢性心绞痛的患者，艾灸的保健治疗作用尤其好。对于黄老太的冠心病之所以能够见奇效，是因为艾灸温经通络，改善了气血不足，让黄老太全身气机通畅，疼痛得以缓解。

对症治疗方 · 艾灸

基础穴位 → **通里 · 内关 · 膻中 · 丰隆 · 心俞**

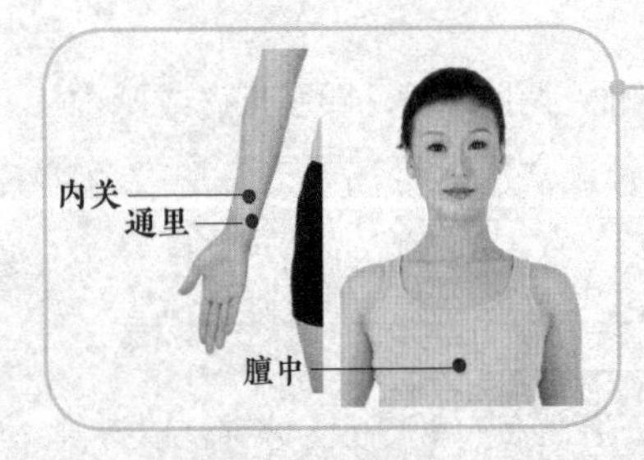

回旋灸法灸治通里穴和内关穴

用艾条回旋灸法灸治通里穴和内关穴，操作 15 分钟。

雀啄灸法灸治膻中穴

用艾条雀啄灸法灸治膻中穴，操作 15 分钟。

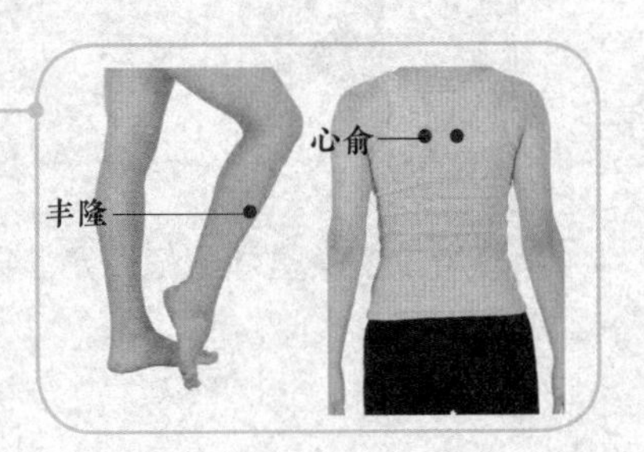

温和灸法灸治丰隆穴

用艾条温和灸法灸治丰隆穴，操作 15 分钟。

温和灸法灸治心俞穴

用艾灸盒温和灸法灸治心俞穴，操作 15 分钟。

寒疑心脉者加减穴位

穴位 → **神堂 · 太渊**

症状 卒然心痛如绞，或心痛彻背，背痛彻心，或感寒痛甚，心悸气短，形寒肢冷，冷汗自出。

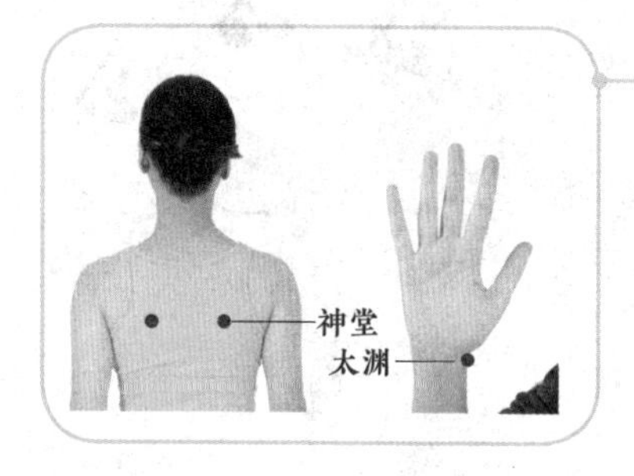

1 将燃着的艾灸盒放于神堂穴上灸治 10 ~ 15 分钟，至温热为宜。

2 用艾条温和灸法灸太渊穴 10 ~ 15 分钟，以有热感为度。

气滞心胸者加减穴位

穴位 → **肝俞 · 中脘**

症状 心胸满闷不适，隐痛阵发，痛无定处，时欲太息，遇情志不遂时容易诱发或加重，或兼有脘腹胀闷，得嗳气或矢气则舒。

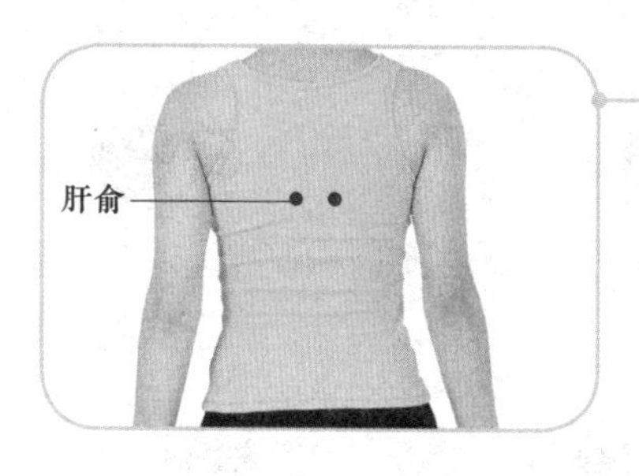

1 将燃着的艾灸盒放于肝俞穴上灸治 10 ~ 15 分钟，至温热为宜。

2 将燃着的艾灸盒放于中脘穴上灸治 10 ~ 15 分钟，至温热为宜。

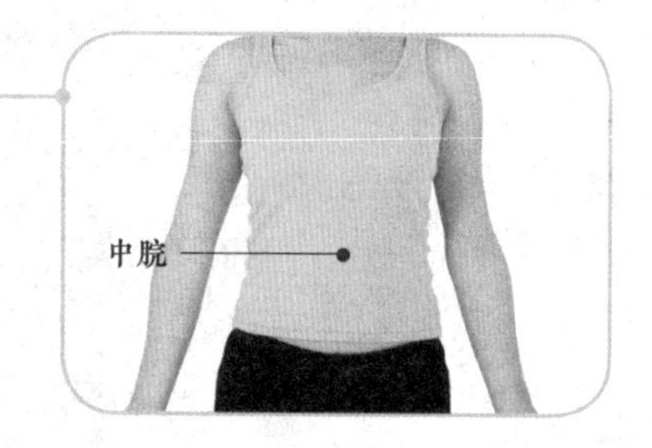

糖尿病

典型案例

王阿姨前段时间经常有口干、口渴、尿频量多的感觉，每餐的饭量越来越大了，但是体重却在直线下降。后来单位组织大家体检，王阿姨才发现自己患了糖尿病。

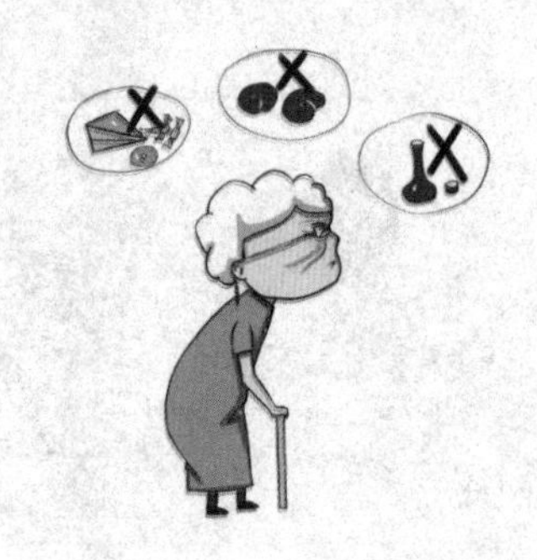

中医诊断

糖尿病在中医称为消渴。消渴病是由于先天禀赋不足，复因情志失调、饮食不节等原因所导致的以阴虚燥热为基本病机，以多尿、多饮、多食、乏力、消瘦或尿有甜味为典型临床表现的一种疾病。糖尿病病变脏腑在肺、胃、肾。肺燥津伤，津液失于敷布，则脾胃不得濡养，肾精不得滋长；脾胃燥热偏盛，上可灼伤肺津，下可耗伤肾阴；肾阴不足则阴虚火旺，亦可上灼肺胃，终致肺燥胃热肾虚，故“三多”之证常可相互并见。

荆防败毒散配方

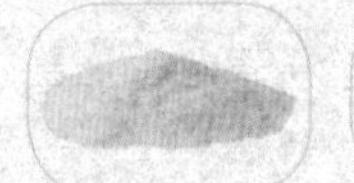
石膏 20 克

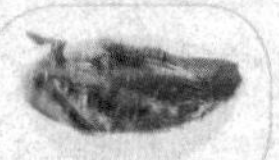
知母 10 克

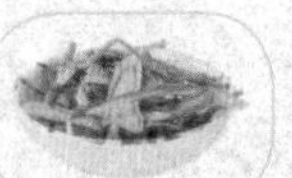
甘草 3 克

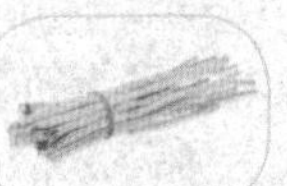
沙参 12 克

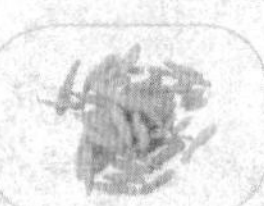
麦门冬 10 克

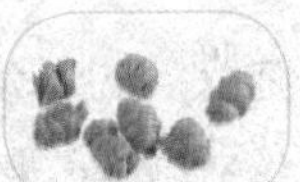
石斛 12 克

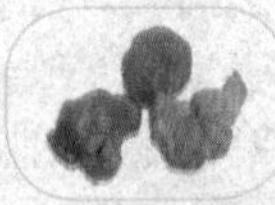
生地黄 12 克

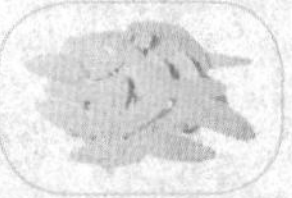
山药 12 克

茯苓 12 克

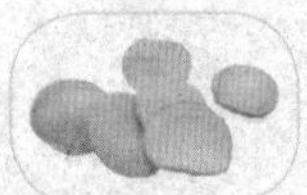
泽泻 12 克

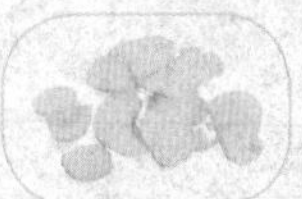
天花粉 15 克

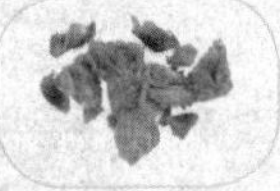
鸡内金 6 克

具体功效：润肺生津。

主治范围：主治消渴易饥多食，口渴多饮。若见小便频数、浑浊如膏脂的症状就是肾虚有热，本方不适应。

用法：水煎，温服。

对症治疗方・艾灸

基础穴位 → **大椎・肺俞・脾俞・神阙**

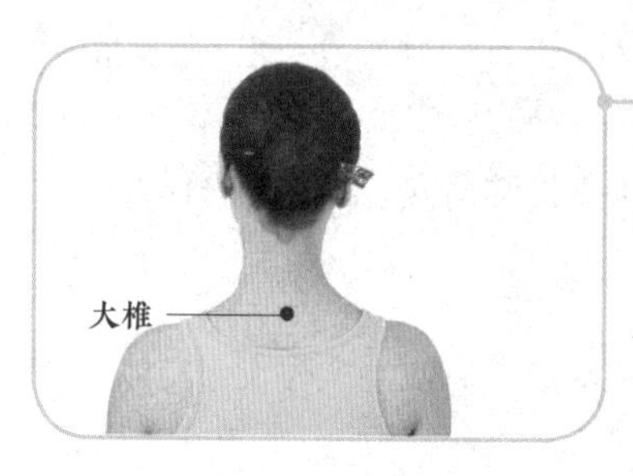

温和灸法灸治大椎穴

用艾灸盒温和灸法灸治大椎穴，操作 15 分钟。

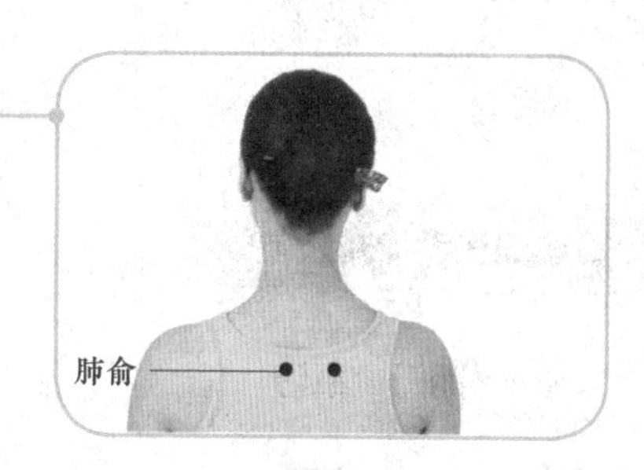

温和灸法灸治肺俞穴

用艾灸盒温和灸法灸治肺俞穴，操作 15 分钟。

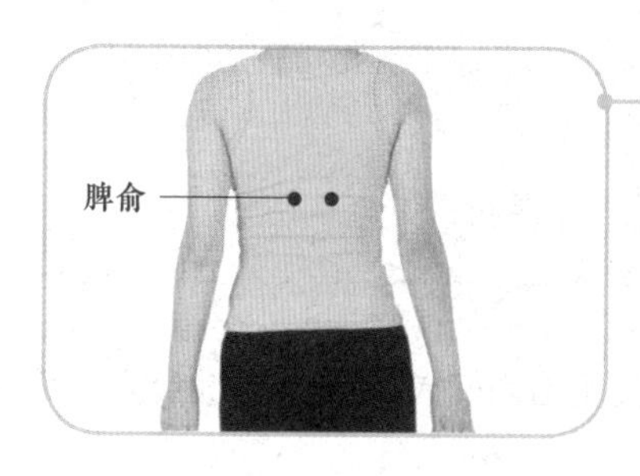

隔姜灸法灸治脾俞穴

用艾炷隔姜灸法灸治脾俞穴，操作 15 分钟。

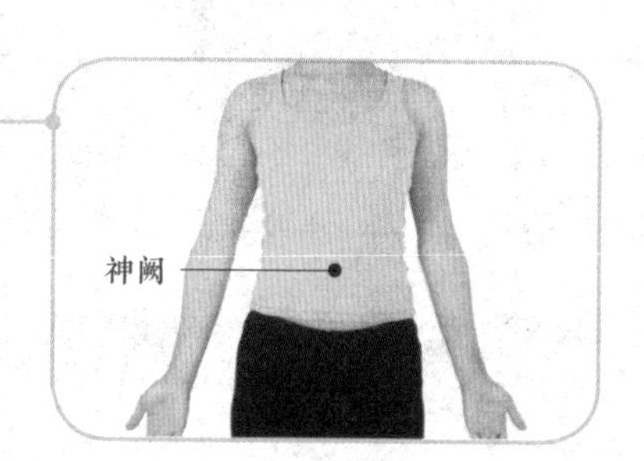

隔姜灸法灸治神阙穴

用艾炷隔姜灸法灸治神阙穴，操作 15 分钟。

燥热伤肺者加减穴位

穴位 → **肺俞 · 中府**

症状 烦渴多饮，口干咽燥，多食易饥，小便量多，大便干结。

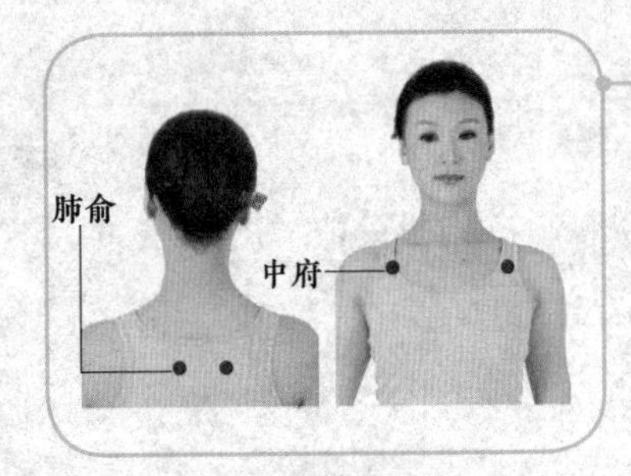

1 用艾灸盒温和灸法灸治肺俞穴，操作 15 分钟。

2 用艾灸盒温和灸法灸治中府穴，操作 15 分钟。

胃燥津伤者加减穴位

穴位 → **期门 · 章门**

症状 消谷善饥，大便秘结，口干欲饮，形体消瘦。

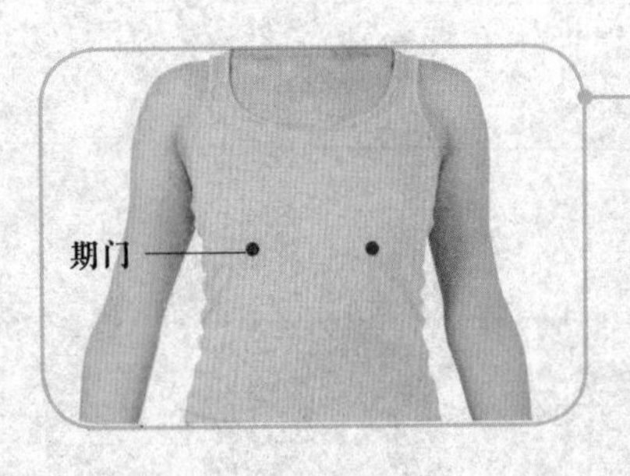

1 用艾灸盒温和灸法灸治期门穴，操作 15 分钟。

2 用艾灸盒温和灸法灸治章门穴，操作 15 分钟。

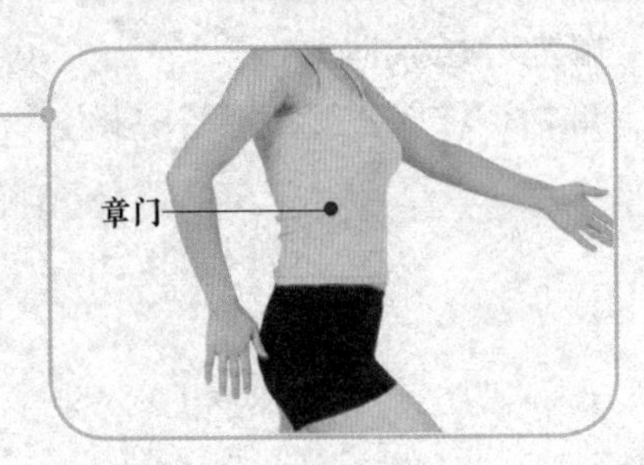